医工融合系列教材

物联网医学导论

主　编：阎红灿　尤海鑫
副主编：闫海波　谷建涛　张东春

上海交通大学出版社

内容提要

全书共分 10 章,第 1 章物联网与物联网医学,总体概述物联网和物联网医学的概念及应用领域;第 2 章物联网体系结构和医学物联网架构,综述物联网的体系结构和关键技术,系统介绍物联网医学的平台构建和系统组成;第 3~5 章分别从物联网的自动识别技术、传感器和传感器网络以及定位技术综述物联网感知层技术和传输层的通信协议,附有案例开发的详细设计过程;第 6 章物联网的数据编码和数据管理,在详述物品信息编码和数据存储基础上,介绍物联网处理层的数据管理技术,尤其大数据与物联网的关系和在移动医疗中的应用;第 7 章系统介绍物联网医学的分级诊疗,是物联网医学的关键应用;第 8 章健康物联网介绍物联网医学在人类健康、中医养生和健康咨询等领域的应用;第 9 章系统介绍物联网安全的关键技术和管理方案;第 10 章通过介绍物联网在健康家居、精准医疗、医学机器人和临床流行病学研究中的应用和案例,展示物联网医学的应用前景。

本书每章初始配有学习目标和思政目标,可作为高等院校本科生和研究生医工融合拓展课程的教材或参考资料,也可供各级医院临床医师及从物联网医学获益的患者和健康人群阅读。

图书在版编目(CIP)数据

物联网医学导论/ 阎红灿,尤海鑫主编. —上海:
上海交通大学出版社,2023.2
ISBN 978-7-313-26555-5

Ⅰ.①物… Ⅱ.①阎… ②尤… Ⅲ.①物联网-应用
-医学 Ⅳ.①R-39

中国国家版本馆 CIP 数据核字(2023)第 006453 号

物联网医学导论

WULIANWANG YIXUE DAOLUN

主　　编:	阎红灿　尤海鑫		
出版发行:	上海交通大学出版社	地　　址:	上海市番禺路 951 号
邮政编码:	200030	电　　话:	021-64071208
印　　制:	上海新艺印刷有限公司	经　　销:	全国新华书店
开　　本:	787 mm×1092 mm　1/16	印　　张:	19.25
字　　数:	419 千字		
版　　次:	2023 年 2 月第 1 版	印　　次:	2023 年 2 月第 1 次印刷
书　　号:	ISBN 978-7-313-26555-5		
定　　价:	68.00 元		

编 委 会

编委会主任

许　莹　华北理工大学教授、硕士生导师

丛 书 主 编

阎红灿　华北理工大学教授、硕士生导师

赵艳君　华北理工大学副教授

编　　　委（以姓氏笔画为序）

于荣霞　马会霞　王希胤　王晓雷　尤海鑫

刘　盈　齐　峰　闫　昕　闫海波　许　莹

李伟芳　杨爱民　谷建涛　张东春　张　景

赵世磊　赵冰倩　赵艳君　郝　晶　郭小雨

阎红灿　蒋守芳

前言
PREFACE

科技创新改变生活，新的 IT 浪潮将是云计算、物联网、人工智能和生物技术，随着物联网技术的广泛应用，智能电网、智能交通、精细农业、智能环保、智能家居等相继出现在我们的工作和生活中，在医疗领域的应用更是潜力巨大，能够帮助医院实现对人的智慧化医疗和对药品的智慧化管理工作，能够满足医疗健康信息、医疗设备与用品、公共卫生安全的智能化管理与监控，从而解决医疗平台支撑薄弱、医疗服务水平整体较低、医疗安全生产隐患等问题。通过物联网技术可以建立分级诊疗平台，实现大小医院医师、患者与医疗设备的整合，改善医疗资源不平衡和医师经验存在差别的现状。

所以，无论是学习信息技术的理工科学生，还是掌握医学知识的医科学生，甚至医院工作的医务工作者，都有必要了解物联网技术在医学的需求背景和应用现状与前景，熟知物联网医学的感知技术、传输技术、分析技术和医院现代化管理，为将来健康大数据的管理和分析、实现精准医疗做必要的知识储备。

本书的初衷是为工科类和医科类读者提供医工融合类 IT 新技术学习的帮助，力图避开物联网深层技术，浅显易懂地阐述物联网技术的医学应用。特点有三：

第一，内容尽量做到浅显生动，让医科读者读懂物联网技术，理解物联网医学的感知、传输和信息化分析管理；让理工科读者了解物联网的医学应用前景，掌握关键技术，为我国健康医疗事业做出贡献。

第二，让读者感知物联网医学的顶层设计，解析我国实现分级诊疗的现状和前景，为从根本上消除"三低、二难和四差"问题做好知识储备。

第三，物联网技术可以应用于医疗教育、预防、保健、诊断、治疗、康复和养老等医学领域，无论工科、医科学生还是从物联网医学受益的患者，熟知了物联网的支撑技术，可以更好地为健康和疾病管理服务。

本书第 6、8、9、10 章由阎红灿和谷建涛、张东春老师编写，第 1、2、7 章由尤海鑫老师编写，第 3、5 章由闫海波老师编写，第 4 章由谷建涛老师编写。全书由阎红灿统稿并审稿，每章配有学习导读和总结，还特别设置思政目标。此外，华北理工大学研究生王子茹、窦桂梅和李铂初同学做了文字编辑和插图绘制工作，本书的出版也有他们无私的贡献。

在此一并表示感谢。

在本书的编写过程中,我们秉承初心,反复讨论修订,力求做到核心内容既服务于医学背景,又能兼顾技术实践,简化理论,重在应用,最终的成稿凝结了每一位编写者的辛勤付出。本书在编写过程中参阅了有关专家和学者的著作及论文等,汲取了大量的思想、理论及实践精华,在此,向参考文献的作者致以诚挚的谢意。

由于编者水平有限,书中存在疏漏或不妥之处,敬请广大读者批评指正。

编　者

2022 年 5 月

目录
CONTENTS

第1章　物联网与物联网医学

学习目标

（1）通晓物联网的发展历史。

（2）熟知物联网的应用，以及在具体应用中用到了哪些物联网技术。

（3）明晰物联网和医学互联网的概念，熟练掌握物联网具有的三大基本流程和十大功能。

（4）了解物联网在医疗健康领域的应用现状。

思政目标

物联网走进百姓生活，纳入国家发展战略新兴产业规划，"感知中国"作为信息化社会建设的重要目标，无论是核心技术，还是信息安全，都需要政府、企业和科研机构的多方力量加以推进。中国实现强国复兴需要物联网的助力，我们的任务就是学好知识，掌握技术，助力物联网发展和应用。

物联网（internet of things，IoT）就是在物品与物品之间能够自动实现信息交换的通信网络。物联网利用自动识别、传感器等技术采集物品信息，通过互联网把所有物品连接起来，实现物品的智能化管理。

物联网是信息技术发展到一定阶段后出现的集成技术，这种集成技术具有高度的聚合性和提升性，所涉及的领域比较广泛，被认为是继计算机、互联网和移动通信技术之后信息产业新的革命性发展。

1.1　物联网的发展历史

物联网起源于两种技术：射频识别（radio frequency identification，RFID）和无线传感器网络（wireless sensor network，WSN）。

1999 年，美国麻省理工学院的自动识别（auto-ID）中心（2003 年改为实验室）在研究射频识别时提出了物联网的概念雏形，物联网最初是针对物流行业的自动监控和管理系统设计的，其设想是给每个物品都添上电子标签，通过自动扫描设备，在互联网的基础上，构造一个物—物通信的全球网络,目的是实现物品信息的实时共享。同年,中国科学院启动传感网项目,开始了中国物联网的研究,以便利用传感器组成的网络采集真实环境中的物体信息。2003年,美国《技术评论》把传感网络技术评为未来改变人们生活的十大技术之首。

2005年,国际电信联盟(International Telecommunications Union, ITU)发布了《ITU互联网报告2005:物联网》,正式提出了物联网的概念。报告指出,世界上所有的物体,从轮胎到牙刷,从房屋到纸巾都可以通过互联网主动进行信息交换。ITU扩展了物联网的定义和范围,不再只是基于射频识别和无线传感器网络,而是利用嵌入各种物品中的短距离移动收发器,把人与人的通信延伸到人与物、物与物的通信。

2009年,IBM公司提出智慧地球的概念,认为信息技术(information technology, IT)产业下阶段的任务是把新一代IT技术充分应用到各行各业中,具体来说,就是把传感器嵌入电网、铁路、桥梁、隧道、公路、建筑、供水系统、大坝和油气管道等各种物体中,并进行连接,形成新一代的智慧型基础设施物联网。

2009年,我国政府提出"感知中国"战略,物联网被正式列为国家五大新兴战略性产业之一,写入"政府工作报告",使物联网在中国受到全社会极大的关注,一些高等院校也开设了物联网工程专业。2011年我国正式颁布的"十二五"规划指出,在新兴战略性产业中,新一代信息技术产业的发展重点是物联网、云计算、三网融合和集成电路等。2016年"十三五"规划提出,实施"互联网+"行动计划,大力发展物联网技术和应用。

目前,物联网的发展如火如荼,验证了IBM前首席执行官郭士纳(Louis V. Gerstner)提出的"十五年周期定律",即计算模式每隔15年发生一次变革。该定律认为1965年前后发生的变革以大型机为标志,1980年前后以个人计算机的普及为标志,而1995年前后则发生了互联网革命,2010年前后物联网的兴起展开了一个新的周期。

2008年,欧洲智能系统集成技术平台(The European Technology Platform on Smart Systems Integration, EPoSS)是一个行业驱动的政策计划,在其《2020年的物联网》报告中,对物联网的发展做了分析预测,认为未来物联网的发展将经历四个阶段:2010年之前RFID被广泛应用于物流、零售和制药领域;2010—2015年物体互联;2015—2020年物体进入半智能化;2020年之后物体进入全智能化。

物联网的发展最终将取决于智能技术的发展。要使物体具有一定的智能,起码要在每个物体中植入一个识别芯片。物体的种类、数量及芯片的成本和处理能力等,都是限制物联网全球普及的因素,因此真正步入理想的物联网时代还需要一个漫长的过程。

1.2　物联网的概念

物联网,顾名思义,就是物—物相连的互联网。这说明物联网首先是一种通信网络,其次物联网的重点是物与物之间的互联。物联网并不是简单地把物品连接起来,而是通过物与物之间、人与物之间的信息互动,使社会活动的管理更加有效,人类的生活更加舒适。

在物联网时代,人们可以做到一部手机走天下,现金甚至银行都可能从人们的生活中逐渐消失。手机既可以实现出行预订、身份验证和购物付款,也可以遥控家里的智能电器,接收安防设备自动发送的报警信息。物联网提供了一个全球性的自动反映真实世界信息的通信网络,让人们可以无意识地享受真实世界提供的一切服务。

物联网基于大家都熟悉的互联网,此时的互联网终端除了人之外,还有大量的物品。在物联网时代,除了常见的人与人之间的数据流动外,物与物之间也存在着数据流动,而且数据量更大,更为频繁,这些数据由物品通过对周围环境的感知自动产生,通过互联网传递给相应的应用程序进行处理。

1.2.1　物联网的定义

对于物联网这种具有明显集成特征的产物,涉及行业较多,其定义自然仁者见仁,智者见智。

我国对物联网的定义较为具体化:物联网是一种通过各种信息传感设备,按约定的协议,利用互联网把各种物品连接起来,进行信息自动交换和通信,以实现对物品的智能化识别、定位、跟踪、监控和管理的一种网络。该定义关注的是各种传感器与互联网的相互衔接。信息传感设备主要包括射频识别装置、红外感应器、激光扫描器、全球定位系统和摄像机等。

国际电信联盟电信分部(ITU‐T)对物联网的定义较为抽象:物联网是一种信息社会的全球网络基础设施,它利用信息通信技术(information communication technology,ICT)把物理对象和虚拟对象连接起来,提供更为先进的服务。该定义关注的是数据捕获、事件传递、网络连通性和互操作性的自动化程度,强调任意时间、任意地点和任意事物之间的通信。

总之,物联网是一种广泛存在于人们生活中的通信网络,这种网络利用互联网将世界上的物体都连接在一起,使世界万物都可以上网,并且这些物体能够被识别,能够被集成到通信网络中。

当前物联网的定义和范围已经从技术层面上升到战略性产业,不再仅指基于传感网或 RFID 技术的物—物通信网络,每个行业都会从自己的角度去诠释物联网的概念,如图 1.1 所示。

(1) 政法部门关注的是物联网的发展规划和安全管理,制定物联网产业的政策和法规,认为物联网是一种新兴的战略性信息技术产业。2011 年,我国政府在"十二五"规划中就明确提出,将会在智能电网、智能交通、智能物流、金融与服务业、国防军事等十大领域重点部署物联网。其他各国政府也推出了自己的基于物联网的国家信息化战略,如美国的"智慧地球"、日本的 u-Japan、韩国的 u-Korea 和欧盟的"欧盟物联网行动计划"等。

(2) 风险投资关注的是企业资质的获取、制造能力及物联网的运营能力。经济管理

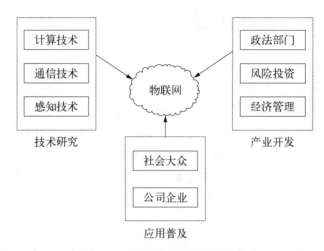

图 1.1   各领域对物联网的诠释

关注的是物联网的成本和经济效益,认为物联网是一种概念经济,将会成为推进经济发展的又一个驱动器,为产业开拓了又一个潜力无穷的发展机会。据有关机构预测,物—物互联的业务是人—人通信业务的 30 倍。物联网普及后,用于动物、植物、机器、物品上的传感器、电子标签及其配套的接口装置的数量将大大超过手机的数量。根据中国互联网协会发布的《中国互联网发展报告(2021)》,中国物联网产业规模超过 1.75 万亿元,预计2025 年,中国移动物联网连接数将达到 80.1 亿。

(3) 社会大众关注的是物联网对生活舒适度的提高,认为物联网是自互联网以来的又一次生活方式的改变。物联网可以让人们自觉或不自觉地从网络中获取物品或环境信息,直接与真实世界进行互动,这可从《ITU 互联网报告 2005:物联网》中罗莎的例子一窥端倪,该例子描述了学生罗莎在物联网时代一天的生活情景,涉及众多物联网技术的应用。

(4) 公司企业关注的是物联网的建设和实施,认为物联网是人类社会与物理系统的整合。智能电网、智能交通、智慧物流、精细农业、智能环保和智能家居等都是物联网的具体应用。

(5) 计算技术关注的是物联网的数据智能处理和服务交付模式,认为物联网是下一代互联网,是万维网(WWW)的一种应用形式,是互联网从面向人到面向物的延伸。

(6) 通信技术关注的是无线信号的传输和通信网络的建设,认为物联网是一个具有自组织能力的、动态的全球网络基础设施,物品通过标准协议和智能接口无缝连接到信息网络上。

(7) 感知技术关注的是物品信息的获取和识别,认为物联网是基于感知技术建立起来的传感网,由包含传感器、RFID 等在内的一些嵌入式系统互联而成。

综上所述,物联网就是现代信息技术发展到一定阶段后出现的一种应用与技术的聚合性提升,它将各种感知技术、现代网络技术、人工智能和自动化技术集成起来,使人与物进行智慧对话,创造一个智慧的世界。

1.2.2　物联网的特征

物联网作为一个迅速发展的、众多行业参与的新生事物,其定义会随着行业的不同而不同,也会随着物联网的不同发展阶段而变化。对于一个新生事物,没有一个公认的学术定义是正常的,其概念不外乎两个极端:从当前可实施的技术形态直至未来的理想形态。虽然物联网的集成特征比较明显,但也不能认为物联网无所不包。物联网主要包括以下三个本质特征。

1. 全面感知

物联网包括物与人通信、物与物通信的不同通信模式,物品信息能够自动采集和相互通信。物品的信息有两种:一种是物品本身的属性;另一种是物品周围环境的属性。物品本身信息的采集一般使用 RFID 技术,这时需要具备以下几个条件:

(1) 唯一的物品编号。

(2) 足够的存储容量。

(3) 必要的数据处理能力。

(4) 畅通的数据传输通路。

(5) 专门的应用程序。

(6) 统一的通信协议。

可见,物联网中的每件物品都需要贴上电子标签,物品实际上指的是产品。采集物品周围环境信息时一般使用无线传感器网络技术,通过传感器直接采集真实世界的信息。

2. 可靠传送

物联网广泛采用互联网协议、技术和服务,如网际协议(Internet Protocol,IP)、云计算等。物联网是建立在特有的基础设施之上的一系列新的独立系统,利用各种技术手段把各种物体接入互联网,实现基于互联网的连接和交互。互联网为将来物联网的全球融合奠定了基础。

3. 智能处理

物联网为产品信息的交互和处理提供基础设施,但并不是把物品嵌入一些传感器、贴上 RFID 标签就组成了物联网,物联网应具有自动识别、自动处理、自我反馈与智能控制等特点。

1.3　物联网应用

物联网具有三大本质特征和十大功能。三大本质特征为全面感知、可靠传送和智能处理,通过智能感知、识别技术与普适计算和智能处理广泛服务和造福社会。物联网最基本的功能特征为提供"无处不在的连接和在线服务(ubiquitous connectivity)",具体可分为十大基本功能。

（1）在线监测：这是物联网最基本的功能，一般以集中监测为主，控制为辅。

（2）定位追溯：通常基于传感器、移动终端、家庭智能设施、视频监控系统等GPS和无线通信技术，或只依赖于无线通信技术定位，如基于移动基站的定位、实时定位系统等。

（3）报警联动：主要提供事件报警和提示，有时还会提供基于工作流或规则引擎的联动功能。

（4）指挥调度：基于时间排程和事件响应规则的指挥、调度和派遣功能。

（5）预案管理：基于预先设定的规章或法规对事物产生的事件进行处置。

（6）安全隐私：由于物联网所有权属性和隐私保护的重要性，物联网系统必须提供相应的安全保障机制。

（7）远程维保：这是物联网技术能够提供或提升的服务，主要适用于企业产品售后联网服务。

（8）在线升级：这是保证物联网系统本身能够正常运行的手段，也是企业产品售后自动服务的手段之一。

（9）领导桌面：主要指仪表盘或智能商务个性化门户，经过多层过滤提炼的实时资讯，可供主管负责人实现对全局的"一目了然"。

（10）统计决策：指的是基于联网信息的数据挖掘和统计分析，提供决策支持和统计报表功能。

物联网三大本质特征和十大功能在各个领域应用前景非常广泛，遍及各行各业，智能电网、智能交通、智慧环保、智能家居、智能消防、智能医疗、智慧校园、智慧社区、工业4.0和智慧地球等都是物联网应用的具体体现。由此可见，物联网的应用与机器的"智能"密切相关。机器智能有3个层次：第一层是计算智能，也就是系统能够利用计算机进行计算和存储，如早期公共交换电话网（PSTN）中的智能网；第二层是感知智能，也就是机器具有超过人类的视觉、嗅觉和听觉等，目前的物联网基本上处于这个阶段；第三层是认知智能，也就是机器通过了图灵测试，机器智能超越人类智能，这是物联网未来发展的趋势，也是目前语义网和泛在网的追求目标。

物联网的应用技术与实际环境联系比较密切，在建设各种用途的物联网时，选用的感知设备、接入技术和承载网络等可能迥然不同。

1.3.1　智能电网

智能电网也称为智能供电网络，是下一代电力生产、传输和分布的解决方案，用于解决传统电网技术所面临的资源短缺、信息交互不足、供给不平衡，以及缺乏与用户的互动性等问题。

1. 智能电网的特点

智能电网建立在集成的、高速双向通信网络的基础上，通过先进的感测技术、设备技术、控制方法和决策支持技术的应用，实现电网的可靠、安全、经济、高效和环保的目标。可见，智能电网意味着一种基于计算机驱动的、自动的、双向供电的系统，可以提供实时的数据信息,通过这些实时信息,智能电网可以调控电力供给,满足各种电力需求。

智能电网源于智能能源技术的应用,智能能源技术用于优化发电资源和电力传输技术。与传统电网相比,智能电网的特点有以下几项。

(1) 自愈。智能电网是一个"自愈"性的网络,也就是说智能电网通过传感器设备和监控设备系统,持续地采集电网运行数据,通过智能电网中的宽带通信功能,将本地与远程设备之间的供电故障、电压过低、电能质量差和电路过载等供电问题发送到节点处理中心,根据决策支持算法,动态控制供电功率流,避免限制和中断电力供应,防止供电事故发生,并在出现事故后尽快恢复供电服务。

(2) 激励机制与用户参与。供电企业可以采取分时电价等激励措施,电价会随用电高峰和波谷浮动变化,消费者可以通过电力部门提供的一套在线电力查看接口,查看智能电网提供的各种电力信息和相应时段的电价,鼓励家庭消费者错峰使用电量,甚至付费给用户,让用户把自产的多余电力,如用户自己的太阳能电池的储能,反馈回电网。

(3) 抵御攻击。智能电网的很多设备安装在室外,不法分子可能通过篡改或伪造这些重要设备的监测数据和状态参数,导致电网的调度控制系统出错,甚至发出错误的操作指令,严重影响电网的稳定性和安全性。例如,智能电表遭受黑客攻击可引起计费欺骗,甚至能关闭主电源,导致大面积停电。智能电网是一种更加富有弹性的供电网络,可以抵御多种攻击,例如针对电网多个部分的并发攻击和多重的长时间的协同攻击等。

(4) 提供满足用户需求的电能质量。智能电网将以不同的价格提供不同等级的电能质量,此外,电力系统中输电和配电时产生的电能质量问题将会被降至最低,由终端用户过载导致的冲击将会得到缓冲,从而阻止用户对电力系统中的其他终端用户造成影响。

(5) 允许各种不同发电形式的接入。智能电网能够使用清洁能源,吸收各种可再生能源和分布式发电设备的电力输入,通过一种非常简单的互联方式,把多种形式的发电站和蓄电系统无缝地集成起来。各种环保形式的能源,如风能、水电和太阳能等在智能电网中将发挥出重要作用。增强的输电系统可以满足将遥远的不同位置的用电设备和各种发电站以尽可能小的电能损耗连接起来。

2. 智能电网的功能框架

智能电网的功能框架可分为高级计量体系(advanced metering infrastructure, AMI)、高级配电运行(advanced distribution operation, ADO)、高级输电运行(advanced transmission operation, ATO)和高级资产管理(advanced asset management, AAM)4 个部分,如图 1.2 所示。这 4 部分实现了整个智能电网的运行、维护、管理和信息交互功能。

(1) AMI 包含各种智能仪表。通过智能仪表,电网公司可以与用户建立双向的即时通信,同时为用户提供各种实时供电信息。AMI 可以管理用户家中的各种智能家电,使家庭生活变得更加环保省电。智能电表也可以作为互联网路由器,推动电力部门采用电力线接入方式,提供互联网业务和传播电视信号,从而实现电信、电网、电视网和互联网的四网融合。

(2) ADO 的主要功能是实现系统自愈。ADO 能够自动控制整个配电网,实现分布式能源并网运行、交直流微网运行等。分布式能源的并网运行会在配电网支路上造成双向

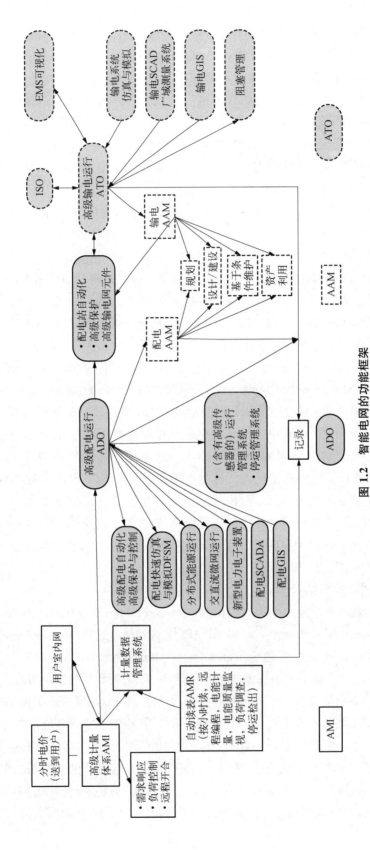

图 1.2　智能电网的功能框架

注：SCADA 为监控和数据记录系统；EMS 为能量管理系统；GIS 为地理信息系统；ISO 为独立系统运行组织（协调和监控区域内各电网的运行）。

潮流(潮流是指电网各处电压、有功功率和无功功率等的分布)。微网是利用储能装置将不同类型的新能源渗透到传统能源输送系统中的分布式发电技术。

(3) AAM 改进电网的运行和效率。要实现 AAM,需要在系统中部署大量可以提供系统参数和设备"健康"状况的传感器,传感器之间自组成网,并把所收集到的实时信息集成到以下 7 个过程中:优化资产使用的运行,输/配电网规划,基于条件(如可靠性水平)的维修,工程设计与建造,顾客服务,工作与资源管理,模拟与仿真。

(4) ATO 实现输电系统的运行和资产管理优化,强调阻塞管理和降低大规模停运的风险。ATO 的技术组成和功能主要包括变电站自动化、输电的地理信息系统、广域测量系统、高速信息处理、高级保护与控制、模拟仿真和可视化工具,以及高级的输电网络元件和先进的区域电网运行。

智能电网的 4 个运行部分之间密切关联。AMI 同用户建立通信联系,提供带时标的系统信息。ADO 使用 AMI 的通信功能收集配电信息,改善配电运行。ATO 使用 ADO 信息改善输电系统运行和管理输电阻塞,使用 AMI 让用户了解电力供需现状。AAM 使用 AMI、ADO 和 ATO 的信息与控制功能,改善运行效率和资产使用。只有这 4 个部分衔接紧密,无缝融合,才能使得整个电网系统的资源实现最大的使用效率。

3. 智能电网的组成

作为物联网技术的典型应用,智能电网体系中各模块之间通过物联网技术互通互联,将传统的电网系统变革成为一个完整的智能能源管理体系。整个智能电网体系分为智能输电配电系统、设备资产管理系统、信息技术支持系统和市场运维服务系统等几大组成模块,通过物联网技术,几大模块系统间紧密相连,如图 1.3 所示。

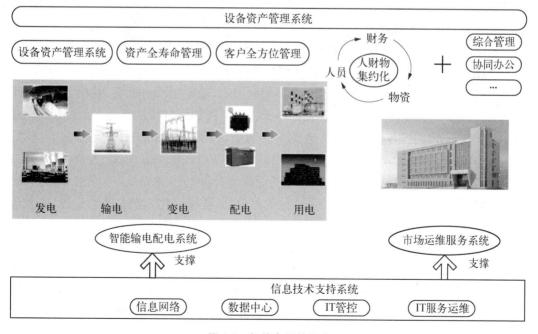

图 1.3　智能电网的组成

（1）智能输电配电系统是整个智能电网的核心主体，包含发电、输电、变电和配电等几部分，各部分通过大量的传感器设备自组织成各种传感器网络。传感器不断收集供电设备的运行状态，通过传感器网络将收集的数据传递到信息化技术支持系统中的信息集成处理系统，供中央调度系统分析决策。

（2）信息技术支持系统是整个智能电网体系的数据处理和决策支撑中心，该系统包含信息网络、数据中心、IT 管控和 IT 服务运维 4 部分，可实现信息标准化、信息集成、信息展现和信息安全等功能。信息化技术支持系统维护整个智能电网的运转状态和数据处理，它通过中央调度系统统筹支配智能输电配电系统正常运转，智能监控电力负载，统筹输电配电，同时兼顾吸收和调度各种分布的电源部分，如各种分立的小型风电系统、太阳能发电系统，以及消费者富余的电能资源的加入。

（3）设备资产管理系统包括全面风险管理、能量全过程管理和资产设备全寿命管理等部分，通过信息化技术支持系统收集设备的运行健康状况，管理整个电网各部分设备，保障资产安全健康。

（4）市场运维服务系统面向用户，根据信息化技术支持系统监控的电网负荷状态浮动调整电价，同时使用信息化技术支持系统提供的各种电力接口向用户提供管理电量资源的查询系统。电网用户通过查询系统提供的各种电力信息调配自身电力资源的使用，并可将自身富余的电力资源输送给电网。此外，市场运维服务系统将在每个电网用户家中配置智能电表，供用户管理家庭电力资源的使用和家庭智能家电的运转，同时智能电表也可将用户接入到智能电网提供的四网融合方案中，使电网用户可以通过智能电表接入由智能电网承载的互联网、电信网和广播电视网系统中，从而降低未来社会的基础资源冗余度，避免重复性的设备资源消耗。

4. 智能电网的关键技术

智能电网的关键是智能，至少需要以下 6 项智能化技术的支持，这些技术已被广泛应用于智能电网领域，其中许多技术也在其他行业中使用。

（1）智能化信息技术。智能化信息技术贯穿发电、输电、变电、配电、用电与调度各环节，是智能电网建设的重要内容和基础。基于智能电网的信息技术具有三大特征：一是数字化程度更高，内含各种智能的传感器、电力设备、控制系统和应用系统等，可以连接更多的设备，深化发电、输电、变电、配电、用电和调度环节的数据采集、传输、存储和利用；二是利用面向服务的体系结构（SOA）整合相关业务数据和应用，建立统一的信息平台，自动完成数据和应用的整合，实现全部业务系统的集成；三是利用生产管理、人力资源、电力营销和调度管理等数据，构建一个辅助分析和智能决策系统，满足跨业务系统的综合查询，为管理决策层提供有效的数据分析服务。

（2）智能化通信技术。建立与电网和通信紧密联系的网络是智能电网的目标和主要特征。以通信技术为基础的智能电网通过连续不断地自我监测和校正，并利用先进的信息技术，实现电网各系统的自愈功能。通信系统还可以监测各种扰动并进行补偿，重新分配潮流，以避免事故的扩大。

（3）智能化测量技术。智能化测量技术是实现智能电网的手段，可以评估电网设备的健康状况和电网的完整性，防止窃电、减缓电网阻塞等。智能电表除了可以计量不同时段的电费外，还可储存电力公司下达的高峰电力价格、电费费率和相应的费率政策，用户可以根据费率政策，自行编制时间表，自动控制电力的使用。

（4）智能化设备技术。智能电网中的设备充分应用材料、超导、储能、电力电子和微电子等技术的最新研究成果，以提高功率密度、供电可靠性、电能质量和电力生产的效率。智能电网通过采用新技术，以及在电网和负荷特性之间寻求最佳的平衡点，来提高电能质量，通过应用和改造各种先进设备，如基于电力电子技术和新型导体技术的设备，来提高电网输送容量和可靠性。配电系统中需要引进新的储能设备和电源，同时考虑采用新的网络结构，如微电网。

（5）智能化控制技术。智能化控制技术是指在智能电网中，通过分析、诊断和预测电网状态，确定和采取适当的措施，以消除、减轻和防止供电中断和电能质量扰动的控制方法。智能化控制技术将优化输电、配电和用户侧的控制方法，实现电网的有功功率和无功功率的合理分配。

（6）智能化决策支持技术。智能化决策支持技术将复杂的电力系统数据转化为系统运行人员可理解的信息，利用动画技术、动态着色技术、虚拟现实技术，以及其他数据展示技术，帮助系统运行人员认识、分析和处理紧急问题，使系统运行人员做出决策的时间从小时级缩短到分钟级，甚至秒级。

1.3.2　智能交通

智能交通系统（intelligent transportation systems，ITS）是利用物联网技术将车辆、驾驶员、道路设施和管理部门联系在一起，通过把握交通流背后的信息流，完成对交通信息的采集、传输、处理和发布，从而建立起实时、准确、高效的交通运输控制和管理系统。在交通系统中，凡是与交通运输行业的信息化和智能化有关的内容都可以归为 ITS。

1. 智能交通的体系结构

智能交通系统由交通信息采集、互联通信、交通状况监视、交通控制和信息发布 5 个子系统组成，具有典型的物联网 4 层架构，由感知层、传输层、处理层和应用层组成，如图 1.4 所示。

（1）感知层主要通过传感器、射频识别（RFID）、二维码、定位和地理信息系统等技术实现车辆、道路和出行者等多方面交通信息的感知，如交通流量、车辆标识和车辆位置等。常用的交通信息感知技术主要有标识技术、地理感知技术和交通流量采集技术等。交通流量采集技术主要有基于卫星定位、蜂窝网络和固定传感器（磁频线圈检测器、波频检测器和视频摄像头）等几种类型。

（2）传输层主要实现交通信息的高可靠性、高安全性传输，可以使用互联网和移动通信网等公共通信网络，也可以使用专门的车联网技术。

（3）处理层主要实现传输层与各类交通应用服务间的接口和能力调用，包括对交通

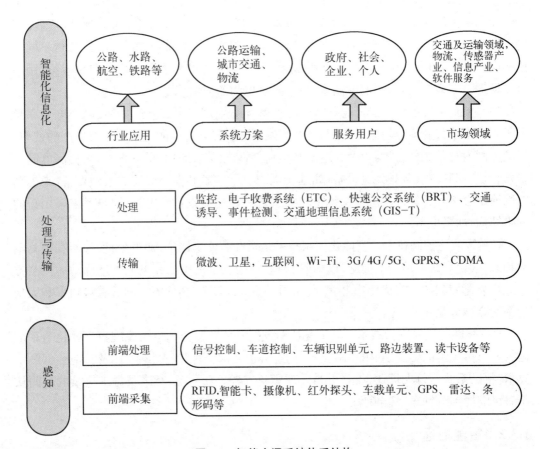

图 1.4 智能交通系统体系结构

流数据进行清洗、融合,以及与地理信息系统的协同等。

(4) 应用层包含种类繁多的应用,既包括局部区域的独立应用,如交通信号的控制服务和车辆智能控制服务等,也包括大范围的应用,如交通诱导服务、出行信息服务和不停车收费等。电子收费系统(electronic toll collection,ETC)是智能交通的典型应用,利用 RFID 技术实现不停车收费。ETC 系统由车载单元(OBU)、路边装置(RSU)、ETC 管理中心及后端的银行结算系统 4 个部分组成。车载单元就是电子标签,一般使用 IC 卡+CPU 单元组成的"双片式"结构,其中 IC 卡存储账号、余额等信息,CPU 单元存储车主、车型等物理参数,并为车载单元与路边设备之间的高速数据交换提供保障。路边装置就是 RFID 阅读器,负责完成与车载单元的高速通信,它实时读取通过车辆中车载单元的数据,进行合法性判断后,发送控制信号,并将车辆通信信息发送到管理中心。ETC 管理中心对整个系统进行监控和管理,与银行收费系统进行通信和业务处理数据交换。后端的银行收费系统对收到的扣费请求进行结账和对账处理。

2. 车联网

车联网就是通过车辆网络动态地收集、分发和处理数据,利用无线通信技术实现车与车之间、车与人之间,以及车与其他基础设施之间的信息交换,实现对车、人、路和物等状况的实时监控、科学调度和有效管理,进而改善道路运输状况,提高交通管理效率的综合性智能决策信息系统。车联网可以看作一种特殊的无线传感器网络,主要标准有专用短距离通信(DSRC)、IEEE 802.11p 和 IEEE 1609,三者的体系结构关系如图 1.5 所示。

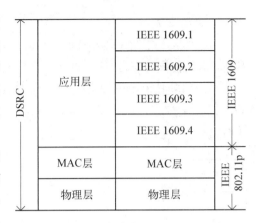

图 1.5 DSRC 标准与 IEEE 802.11p 和 IEEE 1609 三者的体系结构关系

(1) DSRC 是一种专门为车联网设计的无线通信机制,用于实现汽车与汽车(V2V)通信和汽车与基础设施(V2I)通信,通信距离为 10～30 m,工作频段为 5.8 GHz、915 MHz 或 2.45 GHz,数据速率为 250 Kbit/s 或 500 Kbit/s。ETC 系统中车载单元与路边装置采用的就是 DSRC。

(2) IEEE 802.11p 标准是对 IEEE 802.11 标准的扩展和补充,克服了 IEEE 802.11 标准中信号覆盖范围小、服务质量支持能力弱、难以适应车辆高速移动中信道切换等缺点,对 DSRC 标准中的物理层和媒介访问控制层进行了规范,引入了先进的数据传输、移动互联、通信安全和身份认证等机制。

(3) IEEE 1609 系列标准是为了完善 DSRC 标准应用层提出的。目前,有 IEEE 1609.1～IEEE 1609.4 4 个标准。IEEE1609.1 提供资源管理,规范了远程应用和资源管理间的控制流程,使具有控制能力的节点能够对一个区域内的所有节点进行远程控制。IEEE 1609.2 提供安全服务,为车联网应用和信息管理提供安全保障机制,如防范信道窃听、电子欺诈等。IEEE 1609.3 提供网络层协议及管理机制,降低信息在网络设备中的传输时延。IEEE 1609.4 主要用于多信道的协调通信,通过控制信道协调其他服务信道的网络设备之间交换信息。

车联网与传统的互联网相比,有其自身独特的优势与特点:① 车联网的网络结构呈现动态拓扑。高速移动的车辆节点使得车联网的拓扑结构快速变化,接入方式也会随之改变。② 能量和存储空间充足。车联网中的通信节点是车辆,具有足够的存储空间和数据处理能力,以及不间断的续航能力。③ 车辆移动轨迹可预测。车辆行驶遵循已有的道路,只要获取道路信息及车辆速度,车辆在一定时间内的运行状态就可以被预测。④ 应用场景多样化。车联网的应用广泛,可提供车辆安全、道路维护、交通监控、生活娱乐和移动互联网接入等服务。⑤ 通信的可靠性和实时性要求高。车联网中车辆的运行速度快,要求节点之间通信的可靠性和实时性高。

车联网是未来智能交通的发展方向,通信技术是车联网技术的关键支撑,决定了车联网信息传输的实时性和可靠性。车联网目前还处于不断演进的阶段,各种应用完全独立,不能体现出车联网的特性,通信技术也面临着较多的问题。移动互联网和物联网的广泛应用,特别是大数据、云计算和无线通信技术的快速发展,将给车联网通信技术的发展带来新的动力。

3. 自动驾驶

自动驾驶是指通过计算机系统实现无人驾驶,依靠人工智能、视觉计算、雷达、监控设备和定位系统协同合作,让计算机在没有任何人的主动操作下,自动、安全地驾驶机动车辆。

自动驾驶技术由感知系统、控制系统和执行系统3部分组成,如图1.6所示。自动驾驶系统通过感知系统,获取车辆自身信息及外界环境信息,经过控制系统分析信息、做出决策,执行系统实现车辆的加速、减速或者转向等,从而在无人操作时完成自动行驶。

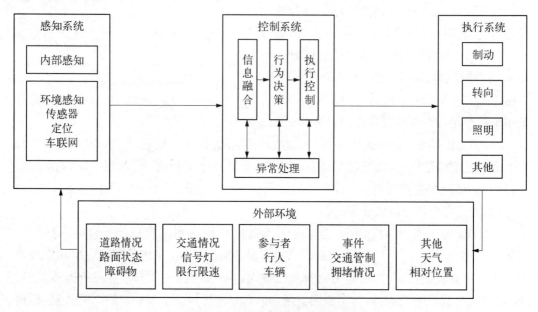

图1.6　自动驾驶技术系统组成

感知系统包括内部感知和环境感知。内部感知主要是通过如控制器局域网(CAN)等现场总线采集车内各电子控制单元信息,以及车载传感器产生的数据信息,来获取车辆的状态。环境感知是指通过传感器、定位和车联网等技术获取周边物体、实时路况、导航定位和停车场等信息。

传感器感知的对象包括行驶路径、周围障碍物和行驶环境等。感知行驶路径是对可通行道路的识别,包括红绿灯、标志牌和路障等;感知障碍物是识别影响车辆正常行驶的静止或者移动的障碍物,包括路障、行人和其他车辆等;感知行驶环境是判别对自动驾驶车辆影响较大的环境,如路面、交通和天气等。

传感器感知系统虽然给自动驾驶汽车提供了周边环境信息,但是难以实现全局的高精度定位,在大范围感知环境、规划路径等方面有所不足。定位导航系统应用车辆定位技术、地理信息系统、数据库技术、信息技术、多媒体及远程通信技术为车辆提供全局定位、路线规划和综合信息等功能。

车联网技术是自动驾驶的关键,它可以将具体的实时路况信息和车辆的实时位置信息记录在网络中,协调统筹每辆车的行驶,为每辆车安排合理路线,避免拥堵和交通事故发生,能够在很大程度上提高自动驾驶的可靠性。

自动驾驶汽车在复杂的环境中或者不断变化的街道上行驶,需要有很好的感知和决策能力,目前主要采用人工智能中的深度学习方法,让控制系统通过实例学习,学会如何对一个输入做出正确的响应,其具体步骤如下:

（1）准备数据,对数据进行预处理,再选用合适的数据结构存储训练数据。

（2）输入大量数据对第一层进行无监督学习。深度学习分为监督学习和无监督学习两种,学习模型通常采用分层结构,每一层提取数据的一个或多个不同方面的特征,并把提取的特征作为下一层的输入。

（3）通过第一层对数据进行分类,将相近的数据划分成同一类。

（4）运用监督学习的方法调整第二层中各个节点的阈值,提高第二层数据输入的正确性。

（5）用大量数据对每一层网络进行无监督学习,并且每次用无监督学习只训练一层,将其训练结果作为其高一层的输入。

（6）输入之后用监督学习去调整所有层。

例如,自动驾驶过程中,将前方是否有行人以及与行人之间的距离作为是否制动和鸣笛的输入数据。通过大量数据的输入,第一层网络将与行人间距离相近的划为一类,第二层网络对不同的距离类进行监督学习,调整当与行人间的距离在多少范围内时执行制动和鸣笛,提高第二层分类和训练结果的正确性。

通过对自动驾驶汽车的车联网、人工智能、定位导航、高清地图、传感器及智能交通设施的进一步研究,未来自动驾驶汽车的交通事故发生率几乎可以忽略不计。

1.3.3　智能物流

物流（logistics）是一种古老而传统的经济活动,它是指物品从供应地到接收地的实体流动过程。现代物流包括运输、存储、装卸、搬运、包装、流通加工、配送和信息处理等环节。智能物流是在物流系统自动化的过程中逐渐形成的,它通过使用 RFID 等技术,减少了人工干预。物联网概念的起源之一就是智能物流系统。

智能物流作为物联网的重要应用,其体系结构也同样分为感知层、传输层、处理层和应用层。感知层大量使用物品编码、自动识别和定位系统,对具体商品进行标识和识别。传输层使用电信移动网络传输信息比较适合。处理层在高性能计算技术的支撑下,通过对网络内的海量物流信息进行实时、高速处理,对物流数据进行智能化挖掘、管理、控制与存储。应用层为供货方和最终用户提供物流各环节的状态信息,为物流管理者提供决策支持。

1. 智能物流的相关技术

智能物流是一个庞大的系统,随着物联网技术的发展,一些新的技术被引入到物流系统,如无线射频识别技术、EPC 系统、定位技术和数据挖掘技术等。

1）物品编码

在物流系统中,条形码仍是应用最为普遍的物品编码系统,目前,二维码和 4G 核心网(EPC)也逐步普及起来。条码、二维码和 EPC 等编码可以标识物体、货物、集装箱及各种单据,甚至车辆、人员等信息,是整个物流环节的链条。EPC 的独特魅力和众多知名企业的加盟,使得物流企业不断向 EPC 网络靠拢,从而实现全球化电子物流的"大同世界"。

2) 无线射频识别技术

与条形码相比,无线射频识别 RFID 系统反应速度快,数据容量大,可以进一步提高物流系统的自动化水平。例如,将 RFID 技术应用于库存管理中,企业能够实时掌握商品的库存信息,从中了解每种商品的需求模式,及时进行补货,结合自动补货系统及供应商库存管理(VMI)解决方案,提高库存管理能力,降低库存存量。在企业资产管理中使用 RFID 技术,对叉车、运输车辆等设备的运作过程采用标签化的方式进行实时追踪,可实现企业资产的可视化管理,有助于企业对其整体资产进行合理的规划使用。

3) 定位技术

小到某件物品在仓库中的存放位置,大到运输车辆的实时位置和行进路线,智能物流大量采用各种定位技术对物品进行跟踪管理。目前常用的定位技术有 GPS 定位、基站定位、Wi-Fi 定位和声波定位等。其中,GPS 定位技术被广泛应用到下列物流领域。

(1) 车辆跟踪调度。系统建立了车辆与系统用户之间迅速、准确、有效的信息传递通道,用户可以随时掌握车辆状态,迅速下达调度命令。同时,可以根据需要对车辆进行远程控制,还可以为车辆提供服务信息。

(2) 实时调度。调度中心接到货主的叫车电话后,立即以电话、短信和即时通信等方式,通知离其位置最近的空载物流车,并将货主的位置信息显示在车载液晶显示屏上。物流车接到调度指令后前往载货。

(3) 车辆定位查询。调度中心随时了解物流车辆的实时位置,并能在中心的电子地图上准确地显示车辆当时的状态(如速度、运行方向等信息)。

(4) 运力资源的合理调配。系统根据货物派送单的产生地点,自动查询可供调用车辆,向用户推荐与目的地较近的车辆,同时将货物派送单派送到距离客户位置最近的物流基地。保证了客户订单快速、准确地得到处理。同时地理信息系统 GIS 的地理分析功能可以快速地为用户选择合理的物流路线,从而达到合理配置运力资源的目的。

(5) 敏感区域监控。物流涵盖的地理范围非常广,GPS 能使管理者实时获知各个区域内车辆的运行状况、任务的执行情况和安排情况,让所辖区域的运输状况一览无余。例如,在运输过程中,某些区域可能易发生运输事故等,当运输车辆进入该区域后,就可以自动即时地给予车辆提示信息。

4) EDI

电子数据交换(electronic data interchange,EDI)可以提供一套统一的数据格式标准,广泛应用于在线订货、库存管理、发货管理、报关和支付等物流环节中。

供应者在接到订货单后,制订货物运送计划,并把货物清单及发货安排等信息转化为 EDI 数据,发送给物流企业和接收者。物流企业从供应者处收到货物,在产品整理、集装、存储和分发等过程中,通过 EDI 系统产生数据,进行跟踪管理和运费结算。接收者收到产品后,利用 EDI 系统向供应者和物流企业发送收货确认信息,同时利用 EDI 系统进行结算。

5) 人工智能技术

与传统物流相比,智能物流不仅需要实现流程的自动化,还需要利用人工智能技术从现场获取信息、整合信息并代替人自动地进行流程规划和资源调配,以实现物流系统的整体优化。例如,在库存控制方面,通过分析历史消费数据,动态调整库存水平;在仓储环节,根据现实环境的约束条件,给出接近最优解决方案的选址模式;在配送环节,引入智能机器人进行投递分拣,实现从用户下单到出库的全程机械化、自动化,推荐最合理的快递员数量和线路划分,优化安排包裹和快递员的配对。

6) 数据挖掘技术

数据挖掘技术可以帮助企业及时、准确地对运输、仓储、配送和搬运等环节的数据进行处理,提取有价值的信息,用以辅助决策,提高企业的运作效率,降低物流成本,增加收益。例如,利用数据挖掘中的关联模式分析,可以分析出不同仓储货物之间同时出现的概率,从而合理地安排货位,提高拣货效率;利用数据挖掘中的分类算法,可以对库存管理中货物的存储序号、货物的存储量,货物单价及占全部库存货物数量的百分比,以及占货物总价值的百分比等数据进行分析。确定不同库存货物的管理措施,制定合理的库存策略。

通过从客户与企业交互过程中收集到的各种数据,数据挖掘技术能够帮助企业完成对客户行为及市场趋势的有效分析。例如,通过分析客户对物流服务的应用频率、持续性等数据来判别客户的忠诚度;通过对交易数据的详细分析来挖掘哪些是企业希望保存的有价值的客户,哪些是有待开发的潜在客户;通过挖掘找到流失客户的共同特征,就可以在那些具有相似特征的客户未流失前进行针对性的弥补来挽留他们。

7) GIS 技术

智能物流使用的地理信息系统(geographic information system, GIS)可以将订单信息、网点信息、送货信息、车辆信息和客户信息等数据整合到一张图中进行管理,实现快速智能分单、网点合理布局、送货路线合理规划、包裹监控与管理等功能。GIS 可以帮助物流企业实现以下基于地图的服务。

(1) 网点标注。在地图上标注物流企业的网点及网点信息(如地址、电话和提送货等信息),便于用户和企业管理者快速查询。

(2) 片区划分。从“地理空间”的角度管理大数据,为物流业务系统提供业务区划管理基础服务,如划分物流分单责任区等,并与网点进行关联。

(3) 快速分单。使用 GIS 地址匹配技术,搜索定位区划单元,将地址快速分派到区域及网点,并根据该物流区划单元的属性找到责任人以实现“最后一公里”配送。

(4) 物流配送路线规划辅助系统用于辅助物流配送规划。合理规划路线,保证货物快速到达,节省企业资源,提高用户满意度。

(5) 数据统计与服务。将物流企业的数据信息在地图上可视化地直观显示,通过科学的业务模型、GIS 专业算法和空间挖掘分析,洞察通过其他方式无法了解的趋势和内在关系,从而为企业的各种商业行为,如制定市场营销策略、规划物流路线、合理选址分析和分析预测发展趋势等构建良好的基础,使商业决策系统更加智能和精准,从而帮助物流企业获取更大的市场契机。

2.智能物流中的配送系统

物流配送是物流的重要环节,也是体现智能物流高效、快捷的标尺。基于电子标签技术的智能物流配送系统如图1.7所示,整个系统可分为电子标签应用、仓储物流中心管理和多级计算机控制3个方面。

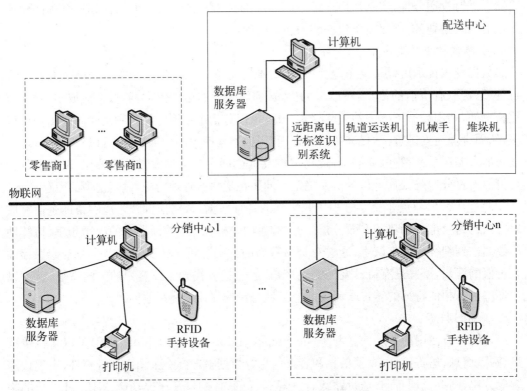

图1.7　物流配送系统示意图

1)电子标签应用

物流配送实际上是物流、信息流和资金流的相互流通过程,如何高效、快捷、方便、安全地传递物流信息,是现代物流需要解决的关键问题。利用电子标签技术,在物流配送的每个节点,从营销总部、配送中心、分销中心直到零售商、客户,均可实现对物流信息的识别、控制与管理,以及根据客户订单,快速准确地集结其所需求的货物。在物流配送系统中,电子标签常用于以下几个子系统。

(1)基于远距离电子标签的固定识别系统。该系统由电子标签、电子标签读写器和数据交换、信息管理系统等组成,置于配送中心货物进出口处。系统总体上可以分为硬件和软件交换,硬件部分包括电子标签和RFID读写器。每张电子标签的序列号唯一,通信过程中的所有数据均加密以防止信号被拦截。读写器部分包括控制部分、存储器、I/O端口、与电子标签通信有关的编解码器，以及射频天线。软件部分实现计算机与读写器的数据交换，进而实现电子标签信息的写入与读取。

（2）进货识别系统。当货物进入轨道输送机时，进货识别系统根据 RFID 读写器读取的电子标签信息，正确判断出货物的相关信息，如商品名称、种类、等级、时间、存放地点和来源等，并与仓储物流中心管理系统交互这些信息。

（3）仓库货物的自动摆放与提取系统。该系统通过 RFID 读写器读取进库物品表面上的电子标签中的相关信息，根据货物库存和货架信息，按照货物存放位置的优化算法，控制轨道输送机、四自由度机械手和自动堆垛机将物品自动存入货架。反之，自动堆垛机根据要求接收计算机的命令将货物从指定位置提出，并由可编程控制器（PLC）机械手和轨道输送机将货物送出。

2）仓储物流中心管理

仓储物流中心管理系统实现进库、出库、库存管理与控制，以及进销存的报表管理等。具体功能如下：

（1）订单管理。包括网上订单受理系统、电话或传真订单受理系统、常规订单受理系统。

（2）进库管理。系统登记物品名称、种类、等级、时间、存放地点和来源等信息，并分配电子标签，通过电子标签读写器在电子标签内写入相关信息，然后入库。

（3）出库管理。物品从库房内调出时需经管理人员进行电子签名、审批和核验，其结果将存储到相应数据库中。物品出库时，若发现出库物品与审核数据不符，系统将会给出报警提示。符合出库条件的物品，系统会记录该物品代号、名称、去向、出库时间、审批人和经手人等信息。

（4）库存管理。对制造业或服务业生产、经营全过程的各种物品及其他资源进行管理和控制，使其储备保持在经济合理的水平上。

（5）进销存报表管理。通过进销存管理软件对物流全程进行跟踪管理，从订单接获、物料采购、入库、领用到产品完工入库、交货、回收货款和支付原材料款等，每一步都能提供详尽准确的数据。

（6）查询与统计功能。包括物品入库、出库、临时管理、审核查询与统计等。

（7）与各分销中心的网上数据交换的功能。

3）多级计算机控制

多级计算机控制系统是计算机控制技术与物流管理技术的融合，实现物流与信息流的协调统一，并使得物流配送成本最低。系统中的工作站可用于整个物流的管理与决策，以协调电子标签信息与轨道输送机、四自由度机械手及自动堆垛机之间的配合与控制。

1.3.4　精细农业

精细农业（precision agriculture，PA）是当今世界农业发展的新潮流，是由信息技术支持，根据空间变异定位、定时、定量地实施一整套现代化农事操作技术与管理的系统。其基本含义是根据作物生长的土壤性状，调节对作物的投入，即一方面要查清田地内部的土壤性状与生产力空间变异,另一方面要确定农作物的生产目标,通过系统诊断、优化配方、技术组装和科学管理,调动土壤生产力,以最少或最节省的投入达到最好的效益,并能够改善环境,高效地利用各类农业资源。

1.精细农业的组成

精细农业主要由 10 个系统组成,包括全球定位系统(GPS)、遥感系统(RS)、农田地理信息系统(GIS)、农田信息采集系统、农业专家系统、智能化农机具系统、环境监测系统、系统集成、网络化管理系统和培训系统。目前,食品安全溯源系统也逐渐成为精细农业研究应用的一个新方向。精细农业的核心是全球定位系统(GPS)、遥感系统(RS)和农田地理信息系统(GIS),即通常所指的"3S"(GPS、RS、GIS)。其贯通点在于:由全球卫星定位系统为农机具提供实时的位置信息,指导精细作业;利用遥感系统采集农业生产全程各时段的资料,包括土壤和作物水分监测、作物营养状况监测及农作物病虫害监测等;最后由农田地理信息系统整理分析土壤和作物的信息资料,将之作为属性数据,并与矢量化地图数据一起,制成具有实效性和可操作性的农田管理信息系统。

2.精细农业的相关技术

精细农业的实现需要各个系统的相互配合,除了 3S 技术外,还需要决策支持系统、专家系统、计算机自动控制技术及其他农业专用技术等,以达到降低成本、减少资源消耗和保护生态环境的目标。

1) 全球定位系统(GPS)技术

GPS 配合 GIS,可以引导飞机播种、施肥和除草等。GPS 设备装在农具机械上,可以监测作物产量、计算病虫害区域面积等。GPS 在精细农业的具体应用如下:

(1) 土壤养分分布调查。在采样车上配置装有 GPS 接收机和 GIS 软件的计算机,采集土壤样品时,利用 GPS 准确定位采样点的地理位置,计算机利用 GIS 绘制土壤样品点位分布图。

(2) 监视作物产量。在收割机上配置 GPS 接收机、产量监视器(不同的作物有不同的产量监视器)和计算机,当收割作物时,产量监视器记录作物的产量,GPS 记录每株作物的地点,计算机据此绘制出每块土地的产量分布图。结合土壤养分分布图,就可以找到影响作物产量的相关因素,从而实施具体的施肥、改造等措施。

(3) 土地面积的测绘。利用 GPS 可以准确划定病虫害区域,跟踪害虫的扩散,定位害虫的迁飞路径。

2) 遥感系统(RS)技术

遥感技术属于非接触性传感技术,是指从不同高度的平台上使用不同的传感器,收集地球表层各类地物的电磁波信息,并对这些信息进行分析处理,提取各类地物特征,以探求和识别各类地物的综合技术。

遥感系统主要由信息源、信息获取、信息处理和信息应用 4 部分组成。信息源是指需要利用遥感技术进行探测的目标物。信息获取是指应用遥感设备接收并记录目标物电磁波特性的探测过程。信息获取部分主要包括遥感平台和遥感器,其中遥感平台是用来搭载传感器的运载工具,常用的有车载、手提、气球、飞机和人造卫星等;遥感器是用来探测目标物电磁波特性的仪器设备,常用的有照相机、扫描仪和成像雷达等。信息处理是指应用光学仪器和计算机设备对所获取的遥感信息进行校正、分析和解析处理,从遥感信息中识别并提取所需的有用信息。信息处理设备包括彩色合成仪、图像判读仪和数字图像处理机等。信息应用是指专业人员按照不同的目的将遥感信息应用于各业务领域的使用过程。

通过不同波段的反射光谱分析,遥感系统可提供农田内作物的生长环境和生长状况,并能实时地反馈到计算机中,帮助了解土壤和作物的空间变异情况,以便进行科学管理和决策。

3) 地理信息系统(GIS)技术

地理信息系统(geographic information system,GIS)是集计算机科学、地理学、环境科学、信息科学和管理科学为一体的新兴学科。GIS 利用计算机技术管理空间分布数据和地理分布数据,进行一系列操作和动态分析,以提供所需要的信息和规划设计方案。

GIS 是精准农业的技术核心,它可以将土地边界、土壤类型、灌水系统、历年的土壤测试结果、化肥和农药等使用情况,以及历年产量结果做成各自的地理信息图,统一管理,并能通过对历年产量图的分析,得到田间产量变异情况,找出低产区域,然后通过产量图与其他因素图层的比较分析,找出影响产量的主要限制因素。在此基础上制定出该地块的优化管理信息系统,指导当年的播种、施肥、除草、病虫害防治和灌水等管理措施。

4) 决策支持系统(DSS)技术

决策支持系统(decisions support system,DSS)以管理科学、运筹学、控制论和行为科学为基础,运用计算机技术、模拟技术和信息技术为决策者提供所需要的数据、信息和背景材料,通过分析、比较和判断,帮助明确决策目标和识别存在的问题,建立或修改决策模型,提供各种备选方案,并对各种方案进行评价和优选。

在精细农业领域内,决策支持系统综合了专家系统和模拟系统,可根据农业生产者和专家在长期生产中获得的知识,建立作物栽培与经济分析模型、空间分析与时间序列模型、统计趋势分析与预测模型,以及技术经济分析模型。

5) 变量施肥技术(VRF)

变量施肥技术(variable-rate fertilization)是精细农业的重要组成部分,它是以不同空间单元的产量数据与土壤理化性质、病虫草害、气候等多层数据的综合分析为依据,以作物生长模型、作物营养专家系统为支持,以高产、优质、环保为目的的施肥技术,从而可以实现在每一操作单元上按需施肥,有效控制物质循环中养分的输入和输出,防止农作物品质变坏及化肥对环境的破坏,大大提高肥料的利用率,减少多余肥料对环境的不良影响,从而降低生产成本,增加农民收入。

6) 计算机分类处理技术

计算机分类处理是从遥感影像上提取地物信息的一种重要手段,传统的分类方法只考虑地物的光谱特性,采用影像元素进行逐点分类的方法。由于该方法没有利用光谱以外的其他辅助信息,因而分类精度不高,比如植被类型,其分布就经常受到地形、地貌等因素的影响。因此,合理利用地形等辅助信息参与影像的分类,或利用这些信息对影像的分类结果进行后续处理,能达到提高分类精度的目的。

7) 获取机械产量计量与产量分布图生成技术

获取农作物小区产量信息,建立小区产量空间分布图,是实施精细农业的起点,是实现作物生产过程中科学调控投入和制订管理决策措施的基础。

8) 农田信息采集与处理技术

农田信息采集与处理是实施精细农业实践的基础工作,是地理信息系统和作物生产管理辅助决策系统的主要数据参数源,它还是智能化农机具行为的基本依据。射频识别技术(RFID)和无线传感网络技术(WSN)都可以被应用到农田信息采集、信息传输的过程中。例如,使用 RFID 技术的田间管理监测设备能够自动记录田间影像与土壤酸碱度、温湿度、日照量,甚至风速、雨量等微气象,详细记录农产品的生长信息。

9) 系统集成技术

系统集成技术的目的是解决各子系统间的接口设计、数据格式和通信协议标准化等问题,以便将上述技术协作起来,构成一个完整的精细农业技术体系。

3. 精细农业的应用实例

20 世纪末,精细农业技术已在我国北京、新疆、黑龙江和广东等地进行了中等规模的试验,同时一些高校和科研院所也开展了精细农业技术的研究,并取得了初步成果,如采摘机器人技术、变量施肥播种技术和变量灌溉决策支持技术等。部分成果如遥感农情诊断技术和 GIS 支持下的精耕细作技术,已经用于大面积生产。下面以精细灌溉系统为例,介绍精细农业的具体应用状况。该精细灌溉系统由无线传感节点、无线路由节点、无线网关和监控中心 4 部分组成,如图 1.8 所示。

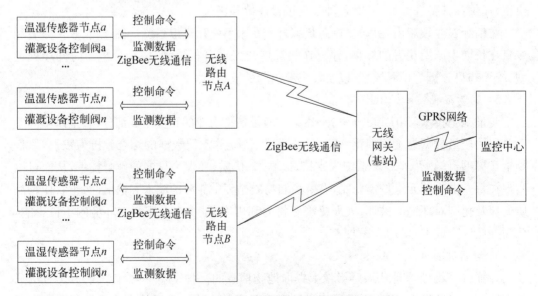

图 1.8　基于无线传感器网络的节水灌溉控制系统

各传感器节点通过 ZigBee 构成自组网络,监控中心和无线网关之间通过 GPRS 进行土壤及控制信息的传递。每个传感器节点通过温度和湿度触发传感器自动采集土壤信息,并结合预设的湿度上下限进行分析,判断是否需要灌溉及何时停止灌溉。每个节点通过太阳能电池供电,电池电压被随时监控,一旦电压过低,节点就会发出报警信号。报警信号发送成功后,节点进入睡眠状态直到电量充满。无线网关用于连接 ZigBee 无线网络和 GPRS 网络,它是基于无线传感器网络的节水灌溉控制系统的核心部分,负责无线传感器节点的管理。温湿度传感器分布于监测区域内,将采集到的数据发送给就近的无线路由节点,路由节点根据路由算法选择最佳路由,建立相应的路由列表,表中包括自身的信息和邻居网关的信息。路由节点通过网关连接到广域网,最后把数据传给远程监控中心,便于用户远程监控管理。

精细灌溉系统采用混合网,底层为多个 ZigBee 监测网络,负责监测数据的采集。每个 ZigBee 监测网络有一个网关节点和若干个土壤温湿度数据采集节点,采用星形结构,中心的网关节点作为每个监测网络的基站。网关节点具有双重功能:一是充当网络协调器的角色,负责网络的自动建立、维护和数据汇集;二是连接监测网络与监控中心,与监控中心交换信息。此系统具有自动组网功能,无线网关一直处于监听状态,新添加的无线传感器节点会被网络自动发现,这时无线路由会把节点的信息传送给无线网关,由无线网关进行编址并计算其路由信息,更新数据转发表和设备关联表等。

该系统的土壤含水率传感器采用 ECH20 水分传感器。传感器节点采用 4 节 1.5 V 的 AA 电池供电,通过稳压芯片控制工作电压,电压值为 3.0 V。网关节点采用太阳能供电,工作电压为 12 V。传感器网络在能量管理上采用休眠/同步机制,使全部节点同时工作,然后同时进入休眠状态以节省能量,通信时利用网络层的洪泛机制进行全网同步。

1.3.5　智能环保

智能环保是指通过布设在水体、陆地和空气中的传感设施及太空中的卫星,对水体、大气、噪声、污染源、放射源、废弃物等重点环保监测对象进行状态、参数、位置等多元化监测感知,并结合网络技术和软件技术,对海量数据进行传输、存储和数据挖掘,实现远程控制和智能管理。

1. 智能环保系统的组成

一个城市的智能环保系统通常采用"前端采集+中心管理"的二级架构,也可以采取基于授权的多级管理的阶梯架构方式,整个系统包括前端采集设备、环境监测网络及其接入和指挥中心几部分。

1)前端采集设备

前端采集设备以环保监测主机为核心,数据监控子系统将各监测点的环保监测主机采集的数据与具体污染对应,存储在数据库中,进行实时展现和数据分析。监测范围包括水站、气站和噪声等多种监测对象,每种对象又有多种指标(如二氧化硫浓度、水质等)。这些指标由中心平台统一表述,以保证数据含义的一致性。

在大气污染监测中,气体传感器可分为以下几类:半导体气体传感器、电化学气体传感器、固体电解质气体传感器、接触燃烧式气体传感器和光化学性气体传感器等。部分气体传感器外形如图1.9所示。

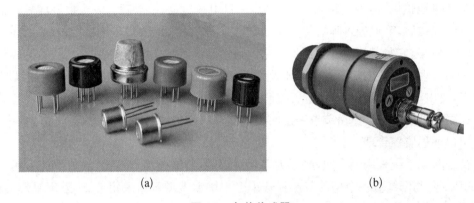

(a)　　　　　　　　　　　　　　　(b)

图1.9　气体传感器

(a) 半导体气体传感器;(b) 电化学气体传感器

在水体污染和土壤污染的监测中,利用传感器监测重金属的技术主要有光纤化学传感器技术、微电极阵列技术、纳米阵列电极技术、激光诱导击穿光谱技术和生物传感器技术等。监测有机物污染的技术主要包括基于荧光机制的光线感知技术、基于生化需氧量的生物感知技术、渐逝波感知技术、表面声波化学感知技术和化学阻抗感知技术等。另外,视频监控子系统配备专用摄像机和前端视频服务器,主要针对重点污染源进行远程视频监控,向客户提供视频浏览、图像抓拍、语音监听、存储和云台控制等视频监控功能。

2) 环境监测网络及其接入

由于环境监测网络可能部署在恶劣环境条件下,因此无线传感器网络成为物联网智能环保必不可少的基础设施。在城市环境中,由于有大量的手机用户和机动车辆,可以将各种环境探测传感器内置到这些移动设备中,用以监测城市环境信息,形成城市中的协作感知环境监测网络。在野外环境监测中,传感器节点往往部署在人们不易接近的区域,而利用监测环境中的移动物体(如野生环境中的动物等)的移动性收集传感信息,形成环境监测中的稀疏网络,则可解决监测区域基本通信设施和供电设施缺乏的问题。另外,常用的环境感知网络还包括无线水下传感网络、无线地下传感网络等。

由前端采集设备构成的环境监测网络可以采用多种方式接入互联网。多方式接入是指支持前端通过有线或无线方式上传数据,前端采集的数据通过移动通信网、WiFi 或者有线的方式接入互联网。

3) 指挥中心

指挥中心由服务器、管理终端和浏览终端组成,工作人员可通过计算机或手机对环境监测网络中的设备进行监测。采集的信息先送往连接系统各节点的信息中转站,中转站利用数据融合技术、不确定性数据处理技术和环境预测技术等对信息进行处理,同时负责警情上传分发、报警联动和音视频流的转发工作,并在系统前端主机与客户端之间提供流媒体通路,以减轻网络和设备的负载压力。指挥中心统筹管理整个系统的配置和运作,随时掌握远程监控数据,通过实时视频监视环境状况。

2. 智能环保系统实例

早在物联网概念提出之前,环境保护已经是传感网探索和实践并大力推进的热点领域之一。环保物联网的建设强化了环境执法,提升了污染监控效率,促进了节能减排。环保与城市管理是物联网初期的重点部署领域。下面以无锡市太湖治藻护水系统为例,分析水环境保护系统的感知层和传输层的解决方案。

太湖水污染监测系统的感知层负责水质、蓝藻等信息的实时采集,对污染进行全程定位、跟踪和监控。该系统利用光纤化学传感器监测水质中的重金属离子。光纤化学传感器工作原理如图 1.10 所示。

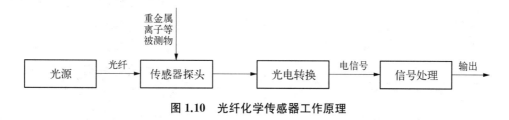

图 1.10　光纤化学传感器工作原理

光源发出的光经由光纤进入调制区(固定有敏感试剂),被测物质(如含有重金属离子污染物的水体)与试剂作用会引起光的强度、波长、频率、相位和偏振态等光学特性发生变化,被调制的信号光经过光纤送入光探测器和一些信号处理装置,最终获得被测物的信息。以水体环境中的镍离子污染检测为例,由于镍的水合离子在可见光区有 3 个吸收峰,因此采用白炽灯、光纤、单色仪和硅电池构成传感器,测量镍的水合离子在 740 nm 处(其中的一个吸收峰值)的吸光度值,就可以计算出镍离子的浓度。

传输层负责水下传感网络的信息收集,并将收集到的信息通过 GPRS 等手段传输至水利局现有的中心设备,由处理层进行数据处理分析。由于部分传感器位于水下,而无线电波在水下衰减严重,且频率越高衰减越大,不能满足远距离组网的要求。考虑到声波是唯一能在水介质中进行长距离传输的能量形式,因此水下传感网络采用了水声进行通信和组网。水下声学调制解调器的工作原理为:发送数据时,数据信息经过调制编码,然后通过水声换能器的电致伸缩效应将电信号转换成声信号发送出去;接收信号时,利用水声换能器的压电效应进行声电转换,将接收的信息解码还原成有效数据。

1.3.6　智慧工厂

工业化是一个动态的、不断发展的过程,随着科学和技术的发展,工业化的内涵也不断地发生变化。随着物联网技术的快速发展和广泛应用,制造方式也随之发生了变化。把物联网、云计算和大数据等技术应用于工厂中形成"智慧工厂"已成为工业化发展的必然趋势,各国政府相继提出工业 4.0、中国智造等战略。

智慧工厂是数字化工厂向智能化工厂的转变。数字化工厂实现了产品的数字化设计和制造,智慧工厂就是在数字化的基础上,使用信息物理系统(cyber physical system,CPS),形成智能制造系统(intelligent manufacturing system,IMS)。IMS 是种由智能装备、智能控制和智能信息共同组成的人机一体化制造系统,它集合了人工智能、柔性制造、虚拟制造、系统控制、网络集成和信息处理等技术,以实现产品设计和制造的智能化。

1. 信息物理系统(CPS)

CPS 的核心是 3C(计算 computer,通信 communication,控制 control)的融合,通过现实世界与信息世界的相互作用,提供实时感知、动态控制和信息反馈等服务,如图 1.11 所

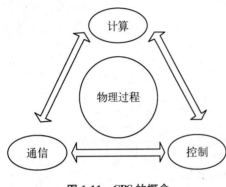

图 1.11　CPS 的概念

示。CPS 从物理过程采集实时数据,通过信息空间的智能数据管理、分析和计算,再将控制信息反馈给物理过程。

CPS 把通信、计算、远程协作和控制等功能赋予物理系统,同时 CPS 还强调生物、网络的虚拟作用和传感器网络的感知作用。在微观上,CPS 通过反馈回路使计算和物理过程相互影响,实现系统的可靠和高效控制。在宏观上,CPS 是分布式和异构系统的混合系统,包括感知、决策和控制等模块,能够实现系统的实时感知和动态控制。

2. 工业物联网

工业物联网(industrial internet of things,IIoT)是物联网技术在智慧工厂中的应用,是智慧工厂的一种解决方案。工业物联网的功能包括自主控制、同层内点对点控制、工业强度可靠性、实时性和工业级信息安全等。基于无线通信技术的工业物联网是目前的研究热点,主要有 3 大国际标准:中国的 WIA - PA 标准、国际自动化协会的 ISA100.11a 标准和 HART 基金会的 WirelessHART 标准。

工业物联网的架构分为设备层、接入层和云分析层。设备层是由大量可自主控制的设备构成的大规模网络。接入层从许多设备层采集小数据,并执行分散决策规划。云分析层处理和分析由接入层采集的小数据汇聚成的大数据,据此引导整体智能。表 1.1 列出了工业物联网的各个组成要素及其功能。

表 1.1　工业物联网的组成要素及其功能

工业物联网要素	说　明	功　能	举　例
智能传感器、机械装备、设备、资产	嵌入式智能、存储和处理能力	数据产生和应用,局部的就地智能和数据存储	控制器、机械装置等
通信	所有的网络类型	连通性、数据传输、信息安全	有线网络、无线网络、移动网络、卫星网络

续　表

工业物联网要素	说　明	功　能	举　例
大数据	数据	数据	大数据分析软件
分析学	数据处理引擎	数据分析、洞察能力	可靠性分析引擎等
可视化	文本/图形输入输出，移动显示，直观触摸	数据表达和呈现，搜索查询	显示牌

IIoT 的网络规模是可伸缩的，能让原来的设备和网络与新增的设备和网络同时纳入物联网的有线连接和无线连接中。IIoT 一般要连接很多设备，出于响应时间的考虑，在同一层的机器都应当能够自主工作。IIoT 涉及现场总线和 IP 网络，两者之间通过网关互连。

3. 工业 4.0

生产方式随着科学技术的进步而进步，18 世纪末的工业 1.0 是机械制造时代，通过水力和蒸汽机等实现工厂的机械化，以机械代替手工。20 世纪初的工业 2.0 是电气化和自动化时代，内燃机和发电机的发明使电器在生产中得到了广泛应用。20 世纪 70 年代开始的工业 3.0 是电子信息代，进一步完善了自动化。现在开始的工业 4.0 则是物联网时代的智慧工厂。

工业 4.0 是德国 2012 年启动的"高技术 2020 战略行动计划"中列出的十大"未来计划"之一。中国科技自动化联盟 2012 年提出了"中国智慧工厂 1.0"，其理念与德国的工业 4.0 相通，但更具有中国特色。

工业 4.0 是一个为价值链组织使用的技术和概念的集合名词，其组成部分主要包括信息物理生产系统（cyber-physical production system，CPPS）、物联网、服务互联网和智慧工厂。

工业 4.0 下的智慧工厂的工作方式如下：信息物理系统（cyber-physical system，CPS）监控物理过程，建立物理世界的一种虚拟复制，并实施分布式决策，然后通过物联网，在 CPS 之间、CPS 与人之间进行实时通信和协调。

通过 CPS 将虚拟世界和现实世界融合，通过"智能工厂"得到了很好的诠释，在生产系统中部署 CPS 是智能工厂的本源，基于 CPS 的生产系统柔性网络使高级自动化在智能工厂中成为可能。

工业 4.0 计划的核心就是通过信息物理系统网络实现人、设备与产品的实时连通、相互识别和有效交流，从而构建出高度灵活的个性化、数字化的智能制造模式。物联网和服务互联网的结合使"工业 4.0"成为可能。"嵌入式系统国家路线图"指出，CPS 最终将走向物联网、数据和服务互联网。

工业 4.0 的实际部署中，值得一提的是欧盟发起的"智能工厂"计划，它使工业 4.0 的关键技术得到了直观的演示。智能工厂其实就是基于物联网的物联工厂，是日常环境中的物联网向工厂环境的转变。物联工厂的内核包括物联网基础技术、结构柔性、内容集成、语义描述和全局标准化参考架构等。物联工厂主要涉及以下3个方面。

(1) 架构。用面向服务的体系结构(service-oriented architecture, SOA)将自动化技术与IT技术集成起来,包括机电一体化功能集成和智能现场设备。物联工厂的研究主题包括从商务软件到自动化领域的架构转换、方法、协议和工具。

(2) 信息管理。使生产环境中的互联设备能够顺利自主地执行各种功能,首先需要实现对数据和信息环境的清晰表达。自动化的每一层级都会产生大量的数据和信息,它们与各自的设施相连接且对外部不可见,对这些数据进行可视化呈现,实现对环境敏感的自动化管理,可以增加工厂的柔性和效率。

(3) 用户支持。物联工厂中的重点依然是"人"。从信息科学到工厂自动化领域的方法和工具都要用到基于模型的用户界面,未来的技术系统必须采用Useware工程来实现,即根据人的能力和需求进行技术设计。

1.4　物联网医学

从概念角度讲,将物联网三大本质特征和十大功能应用到医学上,即为物联网医学。即物联网医学是将物联网技术应用于健康辨识、诊断治疗、医院信息化和健康管理等人口与健康领域而形成的一个交叉学科,主要采用物联网技术解决医学领域的部分问题。

将全面感知、可靠传送和智能处理三大基本特征,以及十大功能应用于医学上,即可进行全时空预防、保健、诊疗和康复,如表1.2所示。

表 1.2　基于物联网技术的物联网医学十大功能

功　能	物　联　网　医　学
在线监测	适合在线监测病情和指导治疗
定位追溯	可用于定位患者、进行急救、发现丢失的老年痴呆患者
报警联动	可提供监测生命体征的报警,提供三级联动的反应功能,协助医师治疗和管理患者
指挥调度	适合医疗急救调度和派遣功能,包括灾害医学的医疗服务
预案管理	可预先设定慢性病管理规章,进行全天候管理和及时处置
安全隐私	也利于提供用户或患者相应的安全保障机制
远程维保	适用于医疗的联网服务,服务患者并造福社会
在线升级	能保证物联网系统本身正常运行,也是远程医疗自动服务的手段之一

续　表

功　能	物　联　网　医　学
领导桌面	便于医学领军人才根据收集的海量信息,深度挖掘或者拓展诊疗功能,指导如何更好地解决医疗问题
统计决策	便于医学领军人才根据联网信息的数据挖掘和统计分析,提出解决问题的战略战术和提供医疗决策支持

其中在线监测、定位跟踪、警报联动、急救调度功能有利于全时空在线病情监测和指导治疗,派送救护车抢救患者并转送到最近的医院做进一步处理,最大化地保证患者抢救成功率;预案管理、远程维保、领导桌面和统计决策功能可拓展海量信息深度挖掘功能,应用预先设定的规章对慢性非传染性疾病(简称慢性病)进行全天候管理和及时处置,改善生命质量和延长生存时间,创造最佳的医疗经济效益;安全隐私和在线升级功能是物联网医学技术的保障,可保证物联网系统正常运行,更适用于医疗的联网服务。

发展物联网医学既可缓解大医院人满为患的现状,又可为社区医师解决一些慢性病诊治和管理依从性差的高技术难题,可以高效监测疾病,动态协助疾病和患者管理;此外,GPS 定位和报警装置可协助抢救患者生命并减少住院次数。

综上所述,物联网医学是把多种传感器嵌入和装备到医疗行业的设备中,以"物联网"与现有的互联网整合起来,实现医院、患者与医疗设备的整合。随着电子医学兴起、无线传感技术和物联网技术的出现,新生的物联网医学有望渐渐走进普通百姓的生活。物联网医学将可能改变未来社会的就医模式:在将来的整合超大智能型网络中,存在计算能力超级强大的中心计算机集群,对整个网络内的医生、患者、设备完成实时的管理和调控,一个新的医疗服务模式将有条不紊地运行。

物联网技术在医疗领域中的应用几乎遍及该领域的各个环节。物联网医学是将物联网技术应用于健康医学、健康医疗、医院物联网、健康监测、健康管理等医学卫生健康领域而形成的一个新兴的重要交叉学科,它基于现代物联网技术解决医学卫生健康领域的各种问题。顾名思义,物联网医学中的"物"就是各种与医学活动相关的事物,包括健康人、亚健康人、患者、医生、护士、医疗器械、检查设备、药品等;"联"就是信息交互,把上述"事物"产生的相关信息进行传输、交互和共享;"网"就是流程,物联网医学可以控制和改变信息的流向,各类健康、亚健康、患者的健康状况的发展,各种医疗活动相关的工作流程。通过把医学相关的"物"有机地"联"成一张"网",物联网医学得以利用感知技术与智能装置对医疗卫生相关的事物和行为进行感知识别,通过网络传输互联,进行计算、处理和知识挖掘,实现各医学对象、各医学数据的交互和无缝链接,达到对医疗卫生健康领域的各种行为和变化的实时控制、精确管理和科学决策的目的。

物联网医学的核心可以用三个字来概括:"感""知""行"。"感"就是数据采集和信息获取,包括采集人体体征参数、获取周边环境信息、感知设备和人员状况,如连续监测高血压患者的血压;"知"就是数据智能分析,获取医学相关的知识,如针对患者的连续血压值,计算机自动分析患者的血压(blood pressure)状况是否正常,如果不正常,生成报警信号通知相关医生知晓情况;最后,医生收到了血压值和报警信号,为其调整用药量,使其身体状况恢复正常,这就是"行"。"感""知""行"三者是相互循环的关系,医生为其调整用药后,继续对其血压值进行感知,从而展开下一轮循环。这只是举了一个简单的例子来说明物联网医学的内涵和应用。

物联网医学是社会物联网的重要组成部分,是在综合了信息化医院、智能医院、数字医院的基础上,对医院、医生、患者进行更加具体、全面、动态的描述。陆续有学者提出医疗物联网、健康物联网等相关概念,虽没有形成统一的定义和描述,但本质上都是相同的,只是描述的角度和范围不同。广义上来讲,物联网医学可以说就是医疗物联网,涉及医疗领域的方方面面。

1.5 物联网医学的需求

1.5.1 健康的需求

随着我国社会的发展、科学技术的进步及人口的快速老龄化,慢性病在疾病构成与人口死亡模式中占据了主导地位,无论是疾病原因还是健康后果,均依循生物—心理—社会医学模式。世界卫生组织(World Health Organization,WHO)在《迎接 21 世纪的挑战》报告中明确指出"21 世纪的医学,不应继续以疾病为主要研究对象,应以人类健康作为医学研究的主要方向"。目前医学发展的趋势已由"以治病为目标对高科技的无限追求"转向"预防疾病与损伤,维持和提高健康水平"。这将深刻改变我国医学理论与实践,使其由疾病医学转向健康医学,充分发挥现代医学与中医药理论技术优势,提高全民健康;同时,现代医学由关注疾病转向关注人本,在依靠科技进步的同时,加强人文关怀和对人所处社会及心理环境的认知,并重视挖掘人体自身健康的动力。

为了适应新的医疗模式,需要从人力、物力上给予支持。可喜的是,国家已经开始改革医疗体制和人事制度,包含社区卫生和专科医疗多元化的卫生服务体系将逐步形成,全科医生也将会赢得属于他们自己的广阔的展现舞台。建立全科医生制度,逐步形成以全科医生为主体的基层医疗卫生队伍,是医药卫生体制改革的重要内容,对提高基层医疗卫生服务水平、缓解人民群众看病难的现状具有重要意义。

1.5.2 医疗的需求

随着急性传染病得到有效的控制,我国的疾病谱也发生了巨大改变,慢性病已经成为威胁人民健康的首要因素,成为共同关注的公共卫生问题,也成为危害我国居民健康的第一位疾病。

根据 2018 年第六次国家卫生服务调查,无论在城市还是在农村,仅恶性肿瘤、心脏病、脑血管病、呼吸系统疾病就占到我国前十位疾病死亡率 80％ 左右。2012 年,卫生部等15 个部门联合发布的《慢性病防治中国专家共识》里的数据表明,以心脑血管病、癌症、糖尿病和慢性呼吸系统疾病等为代表的慢性病已经位列我国城乡死因的前四位。全国因慢性病导致的死亡已经占到总死亡的 85％,且 45％ 的慢性病患者死于 70 岁之前,全国因慢性病过早死亡者占早死总人数的 75％。我国现有 2 亿以上的高血压患者、1.2 亿的肥胖患者、近 1 亿的糖尿病患者、4 000 余万的慢性阻塞性肺疾病患者、3 000 余万的睡眠呼吸暂停综合征患者和 3 300 万的高胆固醇血症患者。2017 年,国务院办公厅发布了《中国防治慢性病中长期规划(2017—2025)》。规划称慢性病是严重威胁我国居民健康的一类疾病,我国居民慢性病死亡占总死亡人数的比例高达 86.6％,慢性病造成的疾病负担占我国总疾病负担的 70％,这已成为影响国家经济社会发展的重大公共卫生问题。

这些慢性病的病因复杂,起病隐匿,通常与社会心理因素和生活方式密切相关。其中较常见的慢性病包括高血压、糖尿病、心脑血管疾病、慢性阻塞性肺疾病、睡眠呼吸暂停综合征、关节炎等。慢性病迁延不愈,预后差,反复急性加重或不断进展,并伴有并发症和残疾,严重影响人类健康水平,给个人、家庭和社会造成沉重的经济和社会负担。慢性病与贫困的恶性循环,使人们陷入"因病致贫,因病返贫"的困境之中。

目前中国医疗资源配置不够合理,三甲医院"门庭若市",其他基层医院则"门可罗雀"。那么目前基层医疗机构的具体数量和使用率到底如何,可以通过基层医疗机构数量、诊疗量和病床使用率的横纵向对比初见端倪。

首先,依据《中国卫生和计划生育统计年鉴》,从医疗机构数量的角度看,2000—2014年,我国医院数量增加了 9 542 家,而基层医疗机构数量减少了 82 834 家。这表明,从机构数量上看,基层医疗机构在居民诊疗过程中扮演了更少的角色。

其次,从医疗机构病床使用率的角度看,基层医疗机构病床使用率相对较低。2014年医院的病床使用率达到了 88％,作为对比,基层医疗机构的病床使用率只有 59.7％,相当于每 10 张病床中,有 4 张处于闲置状态。这显示未来中国基层医疗机构在提高病床使用率上仍有较大空间。

最后,从诊疗人次角度看,基层医疗机构诊疗人次增长慢于平均的医院水平。根据《2015 中国卫生和计划生育统计年鉴》,2005—2014 年,医院诊疗人次从 138 653 增长到297 207,增长了 114％;基层医疗诊疗人次从 259 357 增长到 436 394,只增长了 68％。

通过以上数据分析,我们可以得出结论:目前基层医疗还需进一步提高和优化。这对解决目前看病难、看病贵的难题也会有所帮助。我们期望,未来中国能够加强基层医疗机构的建设和优化,配合分级诊疗制度,促使优势医疗资源下沉。如果分级诊疗制度真正有效落地,未来居民会获得更加便捷的医疗服务,就近看病、本地就医会成为新的趋势。

未来优化医疗资源配置、盘活基层医疗机构的任务不仅需要政府的设计及统筹规划管理,更需要社会多方的参与,如"互联网+"投射到医疗行业。最近移动医疗的概念被炒得火热,"轻问诊"已经比较成熟,一批新兴互联网医疗公司已经在咨询、挂号等方面给居民带来了切实的福利。虽然业界在商业模式上的争议和疑问较多,但是伴随着政策的开放和各方的探索,未来实现线上线下医疗服务闭环是民心所向、大势所趋。不仅如此,随着全民电子病历的健全,居民小病手机问诊、大病医院治疗可能成为未来看病"新常态"。

如何有效解决上述的健康需求、慢性病管理的需要、养老和医老的需要,已经成为我国目前医疗保健的主要问题。国内外大量经验表明,最佳办法是充分发挥全科医师与专科医师的协同作用,做好社区保健。社区保健是指在最基层的初级卫生保健机构中,对聚居在一定区域里的人群开展卫生保健工作,真正贯彻预防为主(预防措施更完善、更理想),平均分配卫生资源(包括人、财、物的公平合理),人人参与且享受初级卫生保健。

国家已经充分认识到这一问题,在刚结束的十二届全国人民代表大会三次会议政府工作报告中,国务院总理李克强提出建设分级诊疗制度。然而,由于我国大小医院之间医疗资源和医师经验的差异,致使小医院存在"三低"(高端设备覆盖率低、技术掌握度低和认可度低)现状,仍会有大量患者涌到大医院求医问药,引发看病难、人院难的"二难"困境。同时由于大医院患者多,又引发专家诊疗时预防差、保健差、管理差和康复差的"四差"缺陷。为此,解决"三低、二难和四差"的问题有利于推行分级诊疗,这也是提升区域、全国甚至发展中国家医疗保健水平的迫切需求。而物联网医学的出现恰逢其时,为解决这些问题提供了最有效的技术平台。

1.5.3   养老的需求

中国人口老龄化形势严峻,国家卫健委老龄司发布了《2021年度国家老龄事业发展公报》,截至2021年末,全国60周岁及以上老年人口有26 736万人,占总人口的18.9%;全国65周岁及以上老年人口达20 056万人,占总人口的14.2%。全国65周岁及以上老年人口抚养比为20.8%。根据1956年联合国《人口老龄化及其社会经济后果》确定的划分标准,当一个国家或地区65岁及以上老年人口数量占总人口比例超过7%时,即意味着这个国家或地区已经进入老龄化。一方面,目前中国很明显已经符合"老龄化"社会的标准,而且未来人口老龄化趋势还会加剧;另一方面,1～14岁的青少年人口数量则快速下降,已经从1982年的3.4亿降到2014年的2.2亿。这些青少年的人口数量会决定未来国家人口数量和人口结构。由于前期人口政策的控制和生活成本的上升,导致目前青少年人口数量快速减少。联合国曾做出预测,到21世纪中期,中国将有近5亿人口超过60岁,而这个数字将超过美国人口总数。由此可预见未来人口平均年龄会增大,老龄化趋势也会加剧。

与其他国家相比,我国的人口老龄化具有五个突出特点:

(1) 老年人口绝对数量大,约占亚洲老年人口的1/2,占世界老年人口的1/5。预计到2050年前后,老年人口总量将接近5亿,分别占亚洲老年人口的2/5和全球老年人口的1/4,超过发达国家老年人口的总和,成为世界上高龄老年人口规模最大的国家。

(2) 老龄化发展速度快。2020年我国老年人口占总人口的1/6,2030年为1/4,2050年将达到1/3。

（3）家庭小型化程度高。持续低生育率会使青少年人口比例下降与新增劳动力年龄人口减少，未来 35 年中，我国 20～44 岁年轻劳动力将大幅度减少，并伴随结构老龄化和比例失调，经济高度增长的劳动力优势将逐步消失。

中国空巢老人数量大，根据《中国空巢老人调查报告（2022）》，截至 2022 年，中国空巢老人人数达到 6 700 万。预计 2030 年，中国空巢老人将超过 2 亿，所以老人的情感需求迫切需要得到满足。

为此，人口"老龄化"的中国在将来一定会加强对老年人身心健康及养老问题的关注。未来以社区为中心的老年服务活动中心将会大量出现，包括托老所、养老院、护理院、文化活动中心等；同时，针对老年人的电视频道、报刊等文化传媒业务需求量也会增大；文化旅游业等都会是有前景的老年消费产业。但是，目前国家养老产业供需矛盾突出，供给端资源配置不足，需求端转化率低。现状与趋势：首先不仅目前养老机构床位数不足，而且利用率也不高。

民政部 2022 年社会服务发展统计表明，截至 2022 年第一季度，全国各类养老服务机构和设施数为 36 万个，床位达到 812.6 万张。每 1 000 名 65 岁以上老年人的对应床位数是 40.8 张。与美国 40 张左右和英国 35 张相比，我国养老机构床位数并不低，但是床位利用率不够。民政部 2022 年社会服务发展统计表明，国内养老床位数 812.6 万张对应入住的老年人口 406 万人，入住率只有 50%，空床率达到 50%。其原因不仅仅是风俗习惯的差异，更主要的是个性化养老服务水平不足，老年护理人员的数量不足，服务质量也较差。根据中国老龄科学研究中心公布，中国在 2022 年部分失能和完全失能的老年人口数量已经达到 4 000 万。按照护理人员与老年人比例 3∶1 来推算，至少需要 1 000 万的护理人员。而目前中国护理从业人员不足百万，缺口达 9 倍之多。更应该注意的是，护理从业人员中取得养老护理员职业资格证书的仅 2 万人，其综合素质也有待提高。因此，护理人员缺口极大，资质有待提高，未来护理人员教育培训机构数量会增加，市场规模会扩大。

为此，要提高养老床位使用率，需要合理高效地满足社会对个性化养老的需求，特别是精准定位，应用物联网医学技术提高服务质量，以及做好质量控制会是养老机构需要注重的地方。

1.5.4　精准医疗的需求

精准医学是寻找具有相似临床表现的患者在遗传学、生物标志物、表型等方面的不同，并根据每个患者的独特性给予特定的治疗。精准医学的实施整合了各类组学技术、二代测序技术、计算机生物学分析、医学信息学、临床信息学、疾病特异性动态标志物和网络、精准药物研发、毒性敏感监测、疗效依赖性治疗及预测预后。临床生物信息学通过整合各种组学技术、代谢及信号通路、标志物研究、计算机生物、基因组学、蛋白组学、代谢组学、药物组学、转录组学、高通量图像分析、人类分子遗传学、人类组织库、数理医学生物学、蛋白表达谱及系统生物学，为临床研究和应用并且改善患者预后提供一种有效的平台和方法。

精准医疗是新时代的诊疗模式，广义上讲精准医疗是一种新兴的，综合居民基因、环境、生活方式等变量的疾病预防和治疗手段。精准医学可通过对患者健康大数据(基因、生活习惯、家族病史和病例)的搜集和分析,进而提出个性化、针对性的治疗方式和药物。这种模式不仅适用于疾病治疗,更侧重于疾病的预防。这也意味着医生给患者提供千篇一律的医疗方案的时代即将成为过去,未来的医疗模式将转变为医生根据患者的基因、生活习惯等因素制订独特的用药和治疗方案。这种模式提高了医疗效率和医疗质量,并且目前已经有相关肿瘤防治的成功案例可以借鉴。例如,传统的基因测序方式是利用光学测序技术,成本高,耗时长。但是新的基因测序手段改变了这一情况,可以从血液或唾液中分析测定基因全序列,寻找可能会诱发疾病的特定基因,并且进行提前预防和治疗。基因测序可以使疾病管理从治疗端转到预防端,是精准医疗的支撑性技术。目前我国正在制定"精准医疗"战略规划,这一规划或将被纳入"十三五"重大科技专项。

如何开展精准医疗,首先需要大量的患者信息数据作为基础,精准医疗还将需要其他相关产业的发展和支持,如大数据、移动终端、可穿戴设备和智能计算产业等。这些均需要物联网医学的技术平台。

1.5.5　医疗机器人需求

如上所述,目前中国已经进入"老龄化"社会,而 1~14 岁的青少年人口数量快速下降,将来会出现医疗养老服务人员进一步短缺的现象。解决这一问题,势必需要发展医疗机器人。广义上讲,医疗机器人也属于物联网医学范畴,其中包括手术机器人、服务机器人等。

机器人的诞生和机器人学的建立及发展,是 20 世纪人类科学技术进步的重大成果之一。1920 年,捷克斯洛伐克剧作家卡雷尔·凯培克在他的科幻情节剧《罗萨姆的万能机器人》中,第一次提出了"机器人"(robot)这个名词。1958 年,被誉为"工业机器人之父"的约瑟夫·恩格尔伯格创建了世界上第一个机器人公司尤尼梅森(Unimation),并设计了世界上第一台工业机器人尤尼梅特(Unimate),从此开启了机器人发展的新时代。此后,机器人技术得到了前所未有的发展,其应用领域不断扩大,机器人的应用已从传统的制造业进入人类的工作和生活领域,包括医疗服务、生物工程、教育娱乐、救灾救援、勘探勘测等。20 世纪 80 年代,机器人被首次引入医疗行业,经过近 30 年的发展,机器人技术目前已在外科手术规划模拟、微创伤精确定位操作、无损伤诊断与检测、患者康复护理、医院服务、医疗救援转运及医学教学培训等方面得到了广泛的应用,并已经出现多种成熟的商品化的医疗机器人。

医疗机器人是指用于医院诊所的医疗、辅助医疗或医疗救援的机器人,是一种智能型服务机器人。它能独自编制操作计划,依据实际情况确定动作程序,然后把动作变为操作机构的运动。同时医疗机器人技术集合了医学、生物力学、机械学、力学、材料学、计算机图形学、计算机视觉、数学分析、机器人等诸多学科,是机器人研究领域的一个热点。目前,越来越多的医疗机器人,特别是外科手术机器人和康复机器人,已经从实验室研究阶段走向临床应用阶段。据调查显示,2014 年全球医疗自动化技术市场价值高达 484 亿美元,预计到 2022 年接近翻倍,达到 952 亿美元。医疗机器人市场正在蓬勃发展,不仅在医学领域中产生了重大的影响,而且该产业已经成为世界经济一个新的增长点,因此受到世界各国的高度重视。

近年来,美国、欧盟、日本和韩国等世界发达国家和地区相继启动了机器人计划并划拨专项资金用于医疗机器人的研发和应用,如美国国防部曾开展了一项名为"Telepresence Surgery"的技术研究,以用于手术培训、解剖教学及战场模拟。2011 年美国发布了"美国国家机器人计划",其中美国国立卫生研究院(National Institutes of Health,NIH)大力支持机器人在手术、医疗干预、假肢、康复、行为治疗、个性化护理和提高健康水平方面的研发应用。欧盟曾在医疗机器人研究领域开展过一项计划,其重点研究手术机器人及虚拟医疗技术仿真在临床实践中的应用。最近欧盟又启动一项全球最大的民用机器人研发计划即"火花"计划,其将医疗机器人研究纳入该研究计划,鼓励和资助科研机构和公司开发更多的医疗机器人用于临床。日本发布的《机器人新战略》,强调了机器人在医疗护理领域的重要性,将推进机器人在医疗护理等领域的开发和应用。韩国也发布了《机器人未来战略 2022》,推动机器人与各个领域的融合应用,强调重点发展医疗机器人、救援机器人等。IEEE Robotics and Automation、IEEE System、Manand Cybernetics 等国际会议都将医疗机器人与计算机辅助外科单独列为一个专题,并多次召开研讨会。我国国内也非常重视医疗机器人的发展,在国家"863"计划等项目资助下,我国在手术机器人和康复机器人研究上取得了一定成果,但与发达国家相比还有一定的差距。

医疗机器人主要用于患者的诊断、手术治疗、康复和护理、医院服务、医疗救援及医护教学培训等方面,其种类繁多,目前医疗机器人大致分为手术机器人、康复机器人、医疗服务机器人、医疗教授机器人及其他先进的医疗机器人。与其他机器人相比,医疗机器人具有几个特点:

(1) 医疗机器人的作业环境一般在医院、街道、家庭及非特定的多种场合,具有移动性与导航、识别及规避能力,以及智能化的人机交互界面。在需要人工控制的情况下,还要具备远程控制能力。

(2) 医疗机器人的作业对象是人。人体信息及相关医疗器械,需要综合工程、医学、生物、药物及社会学等各个学科领域的知识开展研究课题。

(3) 医疗机器人的材料选择和结构设计必须以易消毒和灭菌为前提,安全可靠且无辐射。

(4) 以人作为作业对象的医疗机器人,其性能必须满足对状况变化的适应性、对作业的柔软性、对危险的安全性及对人体和精神的适应性等。

(5) 医疗机器人之间及医疗机器人和医疗器械之间具有或预留通用的对接接口,包括信息通信接口、人机交互接口、临床辅助器材接口及伤病员转运接口等。

1.5.6　现代化医院管理需求

1. 医疗信息化

物联网技术的另一个应用方向是医疗信息化,以无线局域网技术和射频识别技术为抓手,通过采用智能型手持数据终端,为移动中的一线医护人员提供随身应用数据。其最终目的是让诊疗更加方便,医疗可及性更强,患者接受诊疗的闭环更加完整。对于患者来说,如果同一地区有好多医院可供选择就诊的话,那么这个措施就可以引导患者前往等待时间较少且最适合自己病情的医院。也有些医院会推出官方手机 App,会显示急诊的等待时间,做到让患者心中有数,减少其就医时由于等待产生的不满情绪。

2. 辅助医疗质量管理

物联网医学技术平台可为医院相关的医疗质量管理提供支持,其中最重要的是计划、测试、评估、应用(plan Do Check Action, PDCA)循环和医疗质量结果公开。

在医疗机构中,任何诊疗改变在实施之前,其测试都非常重要。在美国医院质量改进中,最为广泛利用的工具之一是 PDCA 循环。现在很多医疗机构之所以喜欢使用 PDCA 循环,是因为此方法可以利用小样本的测试评估来辅助进一步决策。其中包括从不同 PDCA 循环中决定哪种改变可以引导至想要的结果,通过改变究竟会带来多少可观和可预测的变化,预想中的改变是否会在最终的实际环境中成功,改变会带来多少运营上的影响及其是否可以被接受,改变是否会遭遇到员工抵触情绪及其相应的解决方法,等等。

医疗质量结果公开旨在以患者为中心,及时、有效、平等,而且安全、高效地进行医疗服务。自 2007 年 6 月起美国联邦政府医疗保险中心和联合医院质量同盟联合率先开始向公众公布全美各大医院 30 天内急性心肌梗死的病死率,后于 2008 年新增 30 天内肺炎死亡率数据,发展至今已构成完整的医院电子化医疗质量上报系统、数据库及网站。向公众公布的医院"医疗质量结果评估"的各项数据,便于民众对医院的选择,增加对医院的监督,并且可改善医院和医院之间为提高医疗质量的良性竞争环境。

3. 辅助分级诊疗质量控制

分级诊疗是解决中国医疗需求的必然趋势,物联网医学分级诊疗是先进、科学的医疗模式,应用物联网控制临床工作质量是目前最先进的质控模式。物联网医学的应用和实施效果,与设备、社区、专科医师和患者的理解有关,每个环节均应该保持通畅和准确,才能取得最佳效果。

基于物联网的临床质控,重点在于可以应用物联网三大本质特征的内在优势,同时发挥其十大基本功能,实时、透明和高效地进行物联网医学分级诊疗质量控制。在物联网医学分级诊疗五步法中,患者端的原始数据和云计算机处理后的医学信息,将会以无缝链接、实时在线的形式存储于医学中心海量空间的云端服务器中。通过默认设定的计算机自动分级诊疗模式,以及疾病风险分层诊断模型的智能管理,可以轻松地实现海量信息的处理及智能归类。同时通过高速信息质量监控及专业流行病学的数据统计模式,有效地获得即时的质控结果,有效地监测并预警系统中可能存在的潜在风险,并及时反馈给社区医师和专科医师,形成三级联动的纠正方案,最终达到患者和社会的满意效果。物联网分级诊疗质量控制指标主要包括危险因素、必要的检查项目、自我评估测试问卷、评估并发病、评估急性加重、非急性加重分级治疗、急性加重分级治疗、诊断复核率、治疗方案复核率、疗效复核率、双向转诊率、住院平均费用等。

4. 以患者为中心的医患关系管理

美国最早在1950年即提出"以患者为中心的医疗服务"。在20世纪70年代，"以患者为中心的医疗"已经逐渐形成了一种概念。到1988年，Picker机构联合其以患者为中心的医疗项目组开始研究"以患者为中心医疗服务"的具体定义。他们定义了"以患者为中心医疗服务"所涉及的8个方面，包括就医途径、尊重患者的价值观和偏好、沟通和患者教育、医疗服务的协调、情感及心理上的支持、生理上舒适感的支持、家人和朋友的参与、出院和后续治疗转换的准备。

目前在美国普遍定义的"以患者为中心医疗服务"是由患者为中心医疗机构（Institute for Patient and Family-Centered Care，IPFCC）提出的，作为美国医疗领域专门研究以患者为中心医疗服务的机构，IPFCC提出"以患者为中心的医疗服务"的本质应是"以患者和患者家庭为中心的医疗服务"，将Picker机构的8个方面浓缩成4个核心概念。

随着20世纪90年代"以患者为中心的医疗"的理念在美国医疗系统的普遍树立，美国医疗系统于1995年开始致力研发全国标准化的患者对接受医疗服务后的感受调查，并进行全国范围内医院的比较，为医院提供数据，以便医院决策者继续保持或改进以患者为中心的医疗服务。2002年初，由美国联邦医疗保险中心联合联邦卫生和人类服务部下的卫生保健研究和质量部门一同研发并测试了美国的消费者调查系统（Hospital Consumer Assessment of Healthcare Providers and Systems，HCAHPS）。因为医院的消费者是患者，故此调查又可称为美国医院的患者评估调查。

此外，医务人员也需要物联网医学技术平台进行有效的沟通，此类沟通主要是由患者就医过程中的诊疗交接所产生，可以分以下两类：

（1）因患者移动产生的相关诊疗交接：即患者在医疗服务过程中从一个治疗场所挪动到另外一个治疗场所。例如，重症患者从急诊室被转至重症监护室（intensive care unit，ICU），从ICU又被挪动到CT室进行影像学诊断，阶段性治疗完成后出院回家或转至另外的医疗机构等。

（2）与医疗服务提供方相关的诊疗交接：即此时患者是相对静止的，例如，护士早、中、晚班的交替，住院部医生日班与值班的交替等。诊疗交接中医务人员可能因为不熟悉对方、打扰、分心、乏力等因素导致产生无效的医务沟通，进而成为最容易产生医疗差错的环节之一。因此，美国各大医院力求提出不同的策略，以鼓励简化和高效化诊疗交接过程中医务人员之间的沟通，从而减少医疗差错。

5. 长期护理

对于中国来说，"长期护理"（long-term care）仍是一个较新的概念，但这个概念在国际上已经相当成熟并已成为医疗系统中不可缺少的一个板块。需要明确的是，尽管任何年龄层的人都可能需要长期护理，但老年人是长期护理的主要服务对象。各种长期护理所提供的服务能够满足这些人群对于医疗和非医疗的长期需求。具体可分为以下几种：

（1）基于机构的长期护理：主要有专业护理院（skilled nursing facility）、协助生活机构（assisted living facility）和个人护理中心（personal care facility）。

（2）基于社区的长期护理：包括成人日间护理（adult day care center）和老人中心（senior center）。成人日间护理服务主要提供各种针对老年人白天的护理支持服务，这可以帮助如阿尔茨海默病的老年患者继续在社区里生活。老人中心类似国内的老年活动中心，提供社区里的老年人每日交流、活动和娱乐的场所，并满足社区中老年人的不同需求和爱好，提高他们的尊严，支持他们的独立性，鼓励他们参与社区活动及服务。

（3）基于家庭的长期护理：家中的长期护理可以由家庭成员提供，也可以由专业的家庭护理机构（home health care facility）提供。家庭护理机构的目的是使老年人尽可能地留在舒适熟悉的家庭环境中，而不是去那些昂贵的长期护理机构。专业家庭护理机构提供一些医疗护理服务都是基于客户家中的，这些医疗服务主要由注册护士（registered nurse，RN）、执照护士（licensed practical nurse，LPN）、物理治疗师、言语治疗师、家庭保健助手（home health aids）和执业医师提供。专业的家庭护理服务包括医疗或心理评估、伤口护理、疼痛管理、疾病用药教学、物理治疗、言语治疗或职业治疗等。生活支援服务包括帮助日常任务，如准备食物、用药提醒、洗衣、轻的家务活儿、工作、购物、交通出行等。

6. 急诊管理

急诊对于任何大型医疗系统来说其实都是巨大的挑战。采用物联网医学技术进行急诊等待时间预估，医疗集团就可以在自己主页上直接显示集团下属各大医院门、急诊室的等待时间。对于患者来说，如果同一地区附近有多家医院可供选择就诊的话，那么这个措施就可以引导患者前往等待时间较短的医院，分流该区域中前往拥挤医院急诊的人群。也有些医院会推出官方手机 App，在 App 上显示急诊的等待时间，做到让患者心中有数，减少患者就医时由于等待而产生的不满情绪。

1.6　物联网医学的优势和应用现状

物联网的特征：① 它是各种感知技术的广泛应用。物联网上部署了海量的多种类型传感器，每个传感器都是一个信息源，不同类别的传感器所捕获的信息内容和信息格式不同。传感器获得的数据具有实时性，按一定的频率周期性地采集环境信息，不断更新数据。② 它是一种建立在互联网上的泛在网络（指无处不在的网络）。物联网技术的重要基础和核心仍旧是互联网，通过各种有线和无线网络与互联网融合，将物体的信息实时准确地传递出去。由于其数量极其庞大，形成了海量信息，在传输过程中，为了保障数据的正确性和及时性，必须适应各种异构网络和协议。最后，物联网不仅仅提供了传感器的连接，其本身也具有智能处理的能力，能够对物体实施智能控制。物联网将传感器和智能处理相结合，利用云计算、模式识别等各种智能技术，扩充其应用领域。从传感器获得的海量信息中分析、加工和处理出有意义的数据，以适应不同用户的不同需求，发现新的应用领域和应用模式。

1.6.1　物联网医学的优势

物联网产业拥有明显的发展优势。

(1) 物联网被确定为"十二五"时期重点发展的战略性新兴产业。2010 年 10 月通过了《国务院关于加快培育和发展战略性新兴产业的决定》,物联网被确定为七大战略性新兴产业之一,明确了物联网作为战略性新兴产业未来发展的重点方向、主要任务和扶持政策。

(2) 物联网将受惠于射频识别技术发展和射频识别产业政策的支持,目前我国射频识别已经步入成熟期。

(3) 物联网产业将继续受惠于财税支持政策和投融资政策,《国务院关于推进物联网有序健康发展的指导意见》明确了加强财税和投融资扶持物联网发展的政策措施。

(4) 为充分发挥财政资金的引导和扶持作用,财政部 2011 年设立物联网发展专项基金,"十二五"期间将累计发放 50 亿元,预计中央今后将继续加大支持力度,而物联网产业也将继续受惠于政策支持。

(5) 物联网巨大的市场需求。物联网利用传感技术进行智能交流,能大量减少工作量。在我国,今后几十年物联网将应用于智能医疗、智能交通、环境保护、公共安全、智能消防、工业监测、智能家居等多个领域。

随着我国医疗体制改革步伐的不断加快,人们对医疗卫生服务的质量要求也在不断提高,提高医疗服务的信息化水平具有前瞻性意义。目前,社会关注的医疗问题主要有医疗体系效率较低、医疗服务质量欠佳及看病难、看病贵等,如何最大限度地发挥现有医疗资源效益,使患者快速、低成本地享受更好的诊疗服务,成为管理者一直在思考的问题。

将物联网技术应用到医疗服务中不仅可以提高其信息化的水平,同时也可提高医疗服务的质量和效率,这也相应地解决了传统医疗服务由于医疗资源分配不均、医院运行效率低下、公平性和可及性较差、医疗成本高、就医渠道少、医疗网点覆盖率低等困扰着广大民众的问题。

物联网医学是利用物联网技术,实现患者、医务人员、医疗设备与医疗机构之间的互动,逐步达到医疗领域的智能化。通过无处不在的网络,患者使用手持数据终端(personal digital assistant, PDA)可快速便捷地与各种诊疗仪器相连,迅速掌握自身的身体状况,也可以通过医疗网络快速调阅自身的转诊信息和病历;医务人员可以随时掌握患者的病情和诊疗报告,快速制订诊疗方案。

与传统医疗服务相比,物联网医学的优势是非常明显的,可以用"5 个最"总结物联网的好处:有利于患者获得最佳的医疗效果、最低的医疗费用、最短的医疗时间、最少的中间环节、最满意的健康服务。

物联网医学在患者医疗保健中的优势也十分明显:有利于实现"预防为主"的医疗,给予慢性病、亚健康患者全面关怀;有利于减少医院门诊量,有效缓解看病难;有利于实现医疗资源共享,提高基层医护人员水平;有利于建立患者保健档案,为建立分级救治、双向转诊、有序就医格局提供支持;有利于提供移动医护解决方案,提高医护人员工作效率,减少医疗差错；有利于档案数据的存储和挖掘，为机关提高决策管理水平提供依据。

总之，物联网医学在患者保健管理中的应用，将有助于推动远程医疗，进行慢性病监护，促进健康管理，优化医疗资源，实现医疗模式转变，提高患者的工作和生活质量。

当前医疗服务面临巨大挑战，需要新的解决办法。物联网医学的优势主要体现在以下三个方面。

1. 发挥名院名医的优势

我国医疗改革已经进入了攻坚阶段，医疗改革的重点之一就是大力发展基层医疗服务，加强基层医疗单位的能力建设，不断缩小城乡、地区医疗卫生资源的差距。由于传统社区医疗服务已经无法适应人们对普通中小医院医疗服务的基本要求，在发挥其"六位一体"的功能时受到限制，导致患者舍近求远到大医院进行救治。物联网医学可以提高名医的工作效率，任何时间、任何地点为医生指导服务，既减少了大医院的人满为患，又为社区医师解决了一些慢性病诊治和管理的高技术难题。

物联网这一技术的出现及其在信息医疗服务中的应用给中小医院医疗服务状况带来了很大的改善，应用最新的物联网技术于中小医院医疗服务中心，可以缩短中小医院与名医名院的信息鸿沟。智能医疗服务通过射频识别技术的应用、电子健康档案的建立、远程病情监测等，可以避免患者奔波、避免医生重复检查、询问病史；方便行动不便、家庭无人照料等特殊患者；降低患者费用，减少医护人员的工作强度。不久的未来物联网技术在全国医疗服务的普及是智能医疗服务和我国医改的必要途径。物联网技术的应用对于传统的医疗服务是个挑战，同时也将会给地方医疗服务带来巨大的改善和变化。

2. 无缝隙监护

无缝隙管理工作法是指以先进的管理理论为指导，以科学的管理为准绳，通过创新机制、优化职能和业务流程重组等手段，形成具有决策、执行、监督、咨询、反馈等功能持续改进的闭环管理系统。将无缝隙管理理论应用于智能医疗中，对已有的标识进行补缺、规范、整合定位，形成一套规范完整的无缝隙监护系统，使不良事件的发生逐渐减少，确保患者医疗安全。在降低医疗风险，减少医院的额外支出，提高患者满意度等方面发挥了重要作用。

而物联网医学不仅可以监测疾病，动态协助疾病管理，包括实时、快速、高效地监测病情和管理患者、提醒患者按时服药、GPS定位和报警装置协助抢救患者生命、减少住院次数、改善预后等，还可以用于临床试验，尤其是每日均要收集患者临床数据。

3. 健康管理

智能医疗服务中，物联网技术有着能够对患者的信息进行存档、处理、输出的功能。对于在社区医院就诊过的患者，患者数据库会有一份完整的信息存档，这些信息包括患者的个人基本信息、就诊信息及患者病史和过敏史的记录。当患者出现紧急情况，需要向医院进行转诊治疗的时候，只要将这份数据传送到医院便可，这样不仅可以为患者减少救治时间，医院的医生也可以为患者的救治做好相应的准备。在不久的未来，当物联网技术发展更加成熟时，其应该能够实现对患者日常生命体征的测量，并且可以实时地传送到医院的患者档案库。

　　同步诊疗技术必须能够实现各医院同时获得患者的恢复信息和每日的检查状况。这样当患者出现某个医院无法解决的紧急情况时,其他大医院可以先把急救方案传给这个医院,再以最快的速度赶到患者身边进行治疗,这样一来智能医疗在康复治疗方面的作用就不言而喻了。

　　智能医疗必须发挥其宣传预防作用。现在很多人生活节奏快、生活习惯不健康、缺乏必要的医疗常识,等到出现病变症状时为时已晚、治疗成本巨大。如何使人们不生病、少生病、避免小病转化成大病,智慧医疗在宣传方面的作用更为突出,医院建立了完善的健康数据平台后,可以及时统计分析人们的身体指标参数,及时对人们进行饮食、行为的指导,对不良习惯进行纠正,对部分超标数据进行对症指导和监测,就可以大大降低人们患常见病、高发病的概率,有效地减少小病转成大病,甚至发展成不治之病的现象,提高了人们的生活质量,减轻了人们的医疗成本。所以,物联网技术应用于智能医疗服务后,其在宣传预防方面的作用也同样不可忽视。

1.6.2　物联网在医疗健康领域的应用现状

　　国际金融危机爆发后,美国、欧盟、日本、韩国等主要发达国家和地区十分关注物联网技术在医疗健康领域的信息化建设,纷纷制订出台战略规划及扶持政策来促进智能医疗服务的发展。全球范围内物联网核心技术持续发展,标准和产业体系逐步建立,发达国家凭借信息技术和社会信息化方面的优势,在物联网医疗健康领域的应用及产业发展上具有较强竞争力。

　　2004 年 2 月,以美国为首的西方发达国家采用大量实际措施促进射频识别技术的实施与推广,并通过立法加强了射频识别技术在药物运输、销售、防伪及追踪体系中的应用。2008 年底,美国政府回应了 IBM 公司所提出的“智慧的地球”的战略概念,并迅速将物联网发展计划升级为国家战略计划。此概念强调了对任何地点、任何事物所具有的强大感知能力,汇集所有信息,建立完善的智能型基础设施。同时,此概念提出了把物联网技术充分应用到医疗领域中,实现医疗的信息互联、共享协作、临床创新、诊断科学及公共卫生预防等功能,并预计物联网技术在整合的医疗平台、电子健康档案系统都将有广泛的应用。

　　2005 年,欧盟委员会在“e-Europe”计划上提出旨在创建无所不在的网络社会的 i2010 计划。2006 年,欧盟明确强调欧洲已经进入一个新能源时代。2009 年 11 月,在全球物联网会议上,欧盟专家提出了《欧盟物联网行动计划》,其强调信息安全,并制定了关于信息安全和信息共享的政策,意在使欧洲引领全球智能基础设施的发展。欧盟已推出了各成员国使用的专用序列码,确保药品在到达患者手中之前就可得到认证,从而减少药品制假、赔偿、欺诈现象的发生及分发中所出现的错误。专用序列码便于用户追踪自己的医药产品,有利于欧盟国家对抗不安全药品及打击药品制假行为。另外欧盟计划投资 4 亿欧元用于信息通信技术(information and communication technology, ICT)的研发工作,并计划拿出 3 亿欧元专款,支持物联网相关的基础设施项目建设,其中包括医疗等项目。

2004 年,日本信息通信产业下属的产业情报研究所(MIC)提出了 2006—2010 年 IT 发展任务"u-Japan"战略。该战略的目的之一就是希望通过信息技术的高度有效应用,促进医疗体系的改革,从而解决日本社会所存在的高龄少子化的医疗福利等社会问题。2009 年 7 月,日本政府 IT 战略本部制定了"i-Japan"战略,该战略强调了实现数字技术的易用性,突破阻碍其使用的各种壁垒,确保信息安全,最终通过数字化技术和信息向经济社会渗透,打造全新的日本,其中包括在医疗保健等领域的发展。

2006 年,韩国确立了"u-Korea"战略,该战略以无线传感网络为基础,把韩国的所有资源数字化、网络化、可视化、智能化,从而促进韩国经济发展和医疗改革的国家战略。其旨在建立一个信息技术无所不在的智能型社会,即通过布建智能网络、推广最新信息技术应用等信息基础环境建设,让韩国民众可以随时随地享有智能医疗服务。

我国对物联网在医疗领域的应用也相当重视,特别提出了《卫生系统"十一五"IC 卡应用发展规划》。2009 年 5 月 23 日,专门就射频识别在医疗卫生行业的应用召开了一次会议,这些相应政策的出台,为物联网在医疗行业应用的发展注入了一针催化剂。

 本章小结

本章围绕物联网的发展背景和应用领域,对物联网、物联网医学的概念、物联网医学的社会需求、优势及现状做了系统介绍和分析。尤其物联网医学是信息技术发展到一定阶段后出现的集成技术,这种集成技术具有高度的聚合性和提升性,整合涉及物联网技术和医学领域方方面面,对学生了解物联网医学提供了很好的帮助和借鉴。

 习题 1

1. 填空题

(1) 物联网具有三大本质特征是(　　　)、(　　　)和(　　　)。

(2) 物联网医学的核心可以用三个字来概括:(　　　)、(　　　)和(　　　)。

(3) 物联网起源于两种技术:(　　　)和(　　　)。

2. 简答题

(1) 什么是物联网?

(2) 什么是三网融合? 现在提到的四网融合是指哪四个网?

(3) 根据智能电网和传统电网的主要特征,简要对比两者之间的不同。传统的电力线互联网接入技术与智能电网中的互联网接入技术有什么区别?

(4) 智能交通系统中主要应用到哪些物联网技术?

(5) 常用的交通信息感知技术有哪些?

(6) 简述当前自动驾驶技术有哪些不足及改进方案。

（7）什么是智能物流？与传统物流相比，智能物流有哪些特点？

（8）智能物流体系结构各层用到的主要技术有哪些？

（9）精细农业的关键技术有哪些？

（10）精细灌溉系统由哪几部分组成？

（11）水污染监测系统中的组网技术有什么特点？

（12）简述物联网的三大本质特征和十大功能。

（13）简述物联网技术在医疗健康领域的需求。

（14）简述物联网在医疗健康领域应用现状。

第2章 物联网体系结构和 医学物联网架构

📅 学习目标

（1）理解物联网的结构层次模型，分析 ITU－T 参考模型和各个结构层次的功能。
（2）掌握医学物联网的组网结构。
（3）认识并通晓物联网中应用的关键技术。

📰 思政目标

　　网络结构分层，不仅明确每层的功能，更重要的是明确相邻层的通信协议，上下层之间互为基础和应用，构成统一整体，体现了整体和部分互相依存和影响的辩证关系。这种统一分层协调协作思想可以用于我们的生活和学习工作中，如我国和谐社会建设与改善民生就是整体与部分关系，两者密切联系，不可分割。

　　物联网是物理世界与信息空间的深度融合系统，涉及众多的技术领域和应用领域，需要对物联网中的设备实体的功能、行为和角色进行梳理，从各种物联网的应用中总结出元件、组件、模块和功能的共性和区别，建立一种科学的物联网体系结构，以促进物联网标准的统一制定，规范和引领物联网产业的发展。

2.1 物联网的体系结构

　　各种网络的体系结构基本都是按照分层的思想建立的，分层就是按照数据流动的关系对整个物联网进行切割，以便物联网的设计者、设备厂商和服务器提供商可以专注于本领域的工作，然后通过标准的接口进行互联。典型的通信网体系结构是国际标准化组织（ISO）的7层模型，从下到上分为物理层、数据链路层、网络层、传输层、会话层、表示层和应用层。

　　物联网的价值在于让物体也拥有了"智慧"，从而实现人与物、物与物之间的沟通，物联网的特征在于感知、互联和智能的叠加。但物联网目前还没有一个公认的体系结构层次模型，从3层到5层都有。2012年 ITU－T 给出的是一个4层参考模型。2013年欧盟 IOT－A 项目组给出了一种3层模型，把物联网体系结构分为物理实体层、物联网服务层和物联网系统层。欧盟的全球 RFID 运作及标准化协调支持行动工作组(CASAGRAS)给出了一个物联网的融合模型,有人据此把物联网层次体系架构分为 5 层,分别为边缘技术层、接入网关层、互联网层、中间件层和应用层。除了分层体系结构外,也有人按照功能域的思想提出物联网的域模型。

2.1.1　物联网 3 层模型

物联网 3 层模型是一种最早的、最简单的物联网分层体系结构。2013 年的《中国物联网标准化白皮书》给出的物联网体系结构为 3 层模型,它按照物联网数据的产生、传输和处理的流动方向,把物联网从下到上分为感知层、网络层和应用层 3 层。

以地铁车票的手机支付为例。看一下物联网中的数据流动,目前的一些手机已具备近场通信(near field communication,NFC)功能,当人经过验票口时,验票口的 NFC 阅读器会扫描手机中嵌入的 NFC 电子标签。从中读取手机主人的信息,这些信息通过网络送到服务器,服务器的应用程序根据这些信息,实现手机主人与地铁公司账户之间的消费转账。按照物联网体系结构的 3 层模型,手机支付的过程可以分为以下 3 个部分。

(1) 感知层负责识别经过验票口的人是谁,识别过程是自动进行的,无须人的参与。这就要求人们的手机必须具备 NFC 电子标签,NFC 阅读器读取电子标签中的用户信息,然后把用户信息送到本地计算机上。

(2) 网络层负责在多个服务器之间传输数据。计算机再把用户信息送到相应的服务器,这里会涉及多个服务器,如涉及统计客流量的地铁公司服务器、涉及电信公司的话费服务器和涉及转账银行的服务器等。每个行业的服务器也不止一个,这些服务器之间的传输就需要依靠各种通信网络。

(3) 应用层。数据之所以在各个服务器之间流动,是因为要把这些数据交付给服务器上的应用程序进行处理。这些应用程序最终实现的目的只有一个:把车票钱从用户银行账户或话费账户转到地铁公司的账户上。

物联网体系结构的 3 层模型体现了物联网的 3 个本质特征:全面感知、可靠传输和智能处理。3 层模型说明了物联网的本质就是传感、通信和信息的融合,但这种划分比较粗略,优点是能够迅速了解物联网的全貌,可以作为物联网的功能划分、组成划分或应用流程划分。缺点是把多种技术放在一层中,各种技术之间的集成关系不明确,对以集成为特征的物联网而言是非常不利的;粗略的划分也造成一些技术无法归类,放在相邻层的哪一个层都可以,容易产生误解。

2.1.2　ITU‑T 4 层参考模型

国际电信联盟电信标准分局(ITU Telecommunication Standardization Sector,ITU‑T)在 2012 年的《物联网概述》报告中给出了物联网的参考模型,把物联网分为设备层、网络层、支撑层和应用层 4 层,如图 2.1 所示。

(1) 设备层实现设备功能和网关功能。设备功能包括设备与通信网络之间的信息传

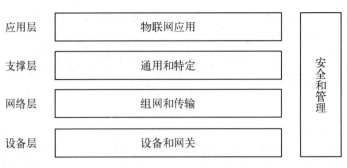

图 2.1　ITU - T 参考模型

输、设备之间的自我组网,以及设备的睡眠和唤醒。网关功能包括对多种通信接口的支持和协议转换等。

　　(2) 网络层实现组网功能和传输功能。组网功能提供网络连通性的控制,如接入控制、移动性管理,以及认证、授权和计费(authentication, authorization and accounting, AAA)等。传输功能为物联网的应用数据和管理信息的传输提供支持。

　　(3) 支撑层的全称是"业务支撑和应用支撑层",可以对所有的业务和应用提供通用的支撑功能,也可以对指定的业务和应用提供特定的支撑功能。

　　(4) 应用层包括所有的物联网应用,如智能家居、智能电网和智能交通等。

　　物联网安全和管理功能的实现需要依靠物联网所有层次提供的功能。管理功能除了涵盖传统通信网络的故障管理、性能管理、配置管理、计费管理和安全管理外,还需要重点考虑设备管理、局部网络拓扑管理、流量管理和拥塞管理等。安全功能需要在各个层次上提供认证、授权、隐私保护、数据可靠性和完整性保护等。

2.1.3　物联网的域模型

　　物联网体系结构是对物联网功能的划分,不同的划分方法就产生了不同的体系结构。分层体系结构是从数据流动的角度对物联网功能进行划分,从业务的结合或信息的运行方面对物联网的功能进行划分,提出了不同的域模型,如六域模型、五域模型等。

　　六域模型由中国牵头提出,成为全球首个物联网顶层架构国际标准 ISO/IEC 30141 的核心内容,从业务结合方面把物联网功能分为 6 个域:物联网用户域、目标对象域、感知控制域、服务提供域、运维管控域和资源交换域。

　　物联网用户域探析用户的需求。目标对象域是把用户需求映射到物理实体,了解如射频识别等设备所需的信息。感知控制域定义具体的感知系统及其感知系统之间的协同工作。服务提供域对数据信息进行分析处理,提供专业服务。运维管控域从技术和法律层面上对信息和实体对象进行管理和约束。资源交换域负责各部门物联网资源及外部资源之间的交换,联合提供高效服务。

　　五域模型从信息运行方面把物联网分为 5 个区域:对象域、通信域、管理域、服务域和用户域,如图 2.2 所示。各域的功能基本与六域模型相同。

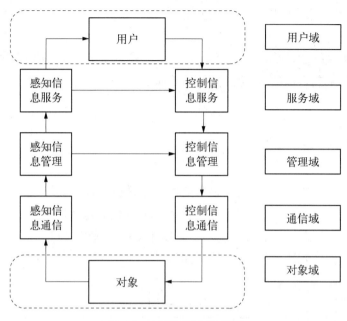

图 2.2　物联网的五域模型

物联网中的信息分为感知信息和控制信息两种。对象域中的对象获取感知信息,通过通信域传输到管理域,管理域进行感知信息管理,再进入服务域中获取感知信息的公共服务,之后传输给用户,用户对感知信息进行分析、处理,转换为相应的控制信息,控制信息进入服务域中获取控制信息服务,传输至管理域进行控制信息管理,再通过通信域将控制信息传输至对象。也就是说,经过用户域的信息运行轨迹是:对象→感知信息通信→感知信息管理→感知信息服务→用户→控制信息服务→控制信息管理→控制信息通信→对象。

感知信息也可以不经过用户域,而是直接由服务域或管理域进行处理后,产生相应的控制信息,发送给对象。

2.1.4　物联网的体系特点

1. 实时性
由于信息感知层的工作可以实时进行,所以,物联网能够保障所获得的信息具有实时性和真实性,从而最大限度保证了决策处理的实时性和有效性。

2. 大范围
由于信息感知层设备相对廉价,物联网系统能够对现实世界中大范围内的信息进行采集分析和处理,从而提供足够的数据和信息以保障决策处理的有效性。目前,随着Ad Hoc网络技术的发展,获得无线自动组网能力的物联网将进一步扩大其传感范围。

3. 自动化
物联网的设计愿景是用自动化的设备代替人工,所有层次的各种设备都可以实现自动化控制,因此,物联网系统一经部署,一般不再需要人工干预,既提高了运作效率、减少出错概率,又能够在很大程度上降低维护成本。

4.全天候

由于物联网系统的自动化运转而无须人工干预,因此,其布设基本不受环境条件、时间和气象变化的限制,可以实现全天候的运转和工作,从而使整套系统更为稳定而有效。

2.2　物联网各层功能

本书根据 ITU-T 参考模型,把物联网体系结构分为 4 层,从下到上分别为感知层、传输层、处理层和应用层,如图 2.3 所示。图 2.3 中方框为每一层涉及的一些常见术语或技术。实际上,这种划分方法,除了名称不一致外,各层功能与 ITU-T 参考模型一样,这样做是为了顺应国内互联网行业的习惯称谓。

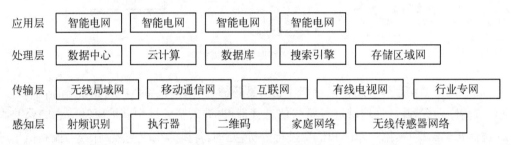

应用层	智能电网	智能电网	智能电网	智能电网	
处理层	数据中心	云计算	数据库	搜索引擎	存储区域网
传输层	无线局域网	移动通信网	互联网	有线电视网	行业专网
感知层	射频识别	执行器	二维码	家庭网络	无线传感器网络

图 2.3　物联网的体系结构

2.2.1　感知层

感知层相当于人的神经末梢,负责物理世界与信息世界的衔接。感知层的功能是感知周围环境或自身的状态,并对获取的感知信息进行初步处理和判断,根据规则做出响应,并将中间结果或最终结果送往传输层。

感知层是物联网的前端,是物联网的基础,除了用来采集真实世界的信息外,也可以对物体进行控制,因此也称为感知互动层。该层的主要任务是将现实世界的各种物体的信息通过各种手段,实时并自动地转化为虚拟世界可处理的数字化信息或者数据。信息感知层是物联网发展和应用的基础。感知层所识别和采集的信息主要有传感信息(如温度、湿度、压力、气体浓度)、物品属性信息(如物品名称、型号、特性、价格)、工作状态信息(如仪器、设备的工作参数)、地理位置信息(如物品所处的地理位置)等种类。

物联网感知技术可分为二维码技术、射频识别技术、传感器技术、多媒体采集技术、地理位置感知技术这五大类。

在建设物联网时,部署在感知层的设备有射频识别标签和读写器、二维码标签和识读器、条码和扫描器、传感器、执行器、摄像头、IC 卡、光学标签、智能终端、红外感应器、GPS、手机、智能机器人、仪器仪表,以及内置移动通信模块的各种设备等。

感知层的设备通常会组成自己的局部网络,如无线传感器网络、家庭网络、身体传感器网络(body sensor networks,BSN)和汽车网络等,这些局部网络通过各自的网关设备接入互联网。嵌入了感知器件和射频标签的物体组成的无线局部网络就是无线传感网。图 2.4 所示为无线传感器网络的节点及其在停车场入口处的部署。

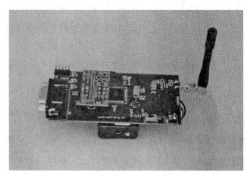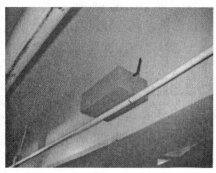

图 2.4　无线传感器网络的节点及其在停车场入口处的部署

目前常见的数据采集设备是二维码、射频识别标签、摄像头和传感器。二维码的应用比较普遍,例如,在中国的实名制火车票上就印制着带有车次、身份证号码等信息的二维码。在手机支付中,二维码也可以作为电子车票保存在手机中。射频识别设备在物流行业中的使用已比较普遍。摄像头则常用在智能交通等方面。传感器是物联网的基础,部署的数量将会越来越多,如在上海浦东国际机场的防入侵系统中,机场铺设了 3 万多个传感节点,覆盖了地面、栅栏和低空探测,可以防止人员的翻越、偷渡和恐怖袭击等攻击性入侵。

感知层建立的是物—物网络,与通常的公众通信网络差别较大,这也体现在物联网的基础设施建设(建造大楼、安装设备和铺设线路等)中。物联网基础设施的建设主要集中在感知层上,其他层次的基础设施建设可以充分利用现有的 IT 基础设施。

传统的 IT 基础设施的建设只针对 IT 本身,而物联网基础设施的建设需要综合考虑 IT 基础设施和真实世界的物理基础设施,打破了以往把 IT 基础设施和物理基础设施截然分开的做法。例如,对于高速公路的不停车收费系统,在建设收费站时就要考虑哪些收费口是停车收费的,哪些是不停车收费的,并且安装相应的扫描识别设备。在一些监测系统中,传感器的安装是与系统本身的基础设施密不可分的,最好是在系统基础设施的建设过程中,考虑传感器的安装、组网及传感数据的传输。由于物联网中的传感器数量大或者位置不固定,不宜采用有线连接,因此传感网络普遍采用无线传输技术来组网。

感知层是物联网发展和应用的基础,涉及的主要技术有物品信息编码技术、自动识别技术、定位技术、传感网络技术和嵌入式系统等。

(1)物品编码技术包括条码、二维码、光学标签编码和产品电子代码(electronic product code,EPC)系统等内容。编码技术是自动识别技术的基础,能够提供物品的准确信息。

(2)自动识别技术包括射频识别系统、图像识别和语音识别等。

(3)传感网技术包括传感网数据的存储、查询、分析、挖掘、理解,以及基于感知数据决策和行为的理论和技术。

（4）嵌入式系统包括嵌入式微处理器、嵌入式操作系统和嵌入式应用软件开发等。感知层的大量设备都属于嵌入式设备。

传感器能检测并可将检测到的物品的信息按所需形式输出，它是实现自动检测和自动控制的首要环节。在物联网中，传感器可以独立存在，也可以与其他设备以一体方式呈现，但无论哪种方式，它都是物联网中的感知和输入部分。在未来的物联网中，传感器及其组成的传感网络将在数据采集前端发挥重要的作用。

2.2.2 传输层

传输层负责感知层与处理层之间的数据传输。感知层采集的数据需要经过通信网络传输到数据中心、控制系统等地方进行处理和存储，传输层就是利用互联网、传统电信网等信息承载体，提供一条信息通道，以便实现物联网让所有能够被独立寻址的普通物理对象实现互联互通的目的。

传输层面对的是各种通信网络。通信网络从运营商和应用的角度可以分为三大类：互联网、电信网和广播电视网。IPTV（网络电视）和手机上网已经司空见惯，说明这3种网络的实际部署和使用并不是相互独立的。三网融合在技术层面上已经不存在问题，从趋势上来说，三网将以互联网技术为基础进行融合。下一代互联网 NGI、下一代电信网 NGN 和下一代广播电视网 NGB 将以 IP 技术为基础实现业务的融合。

我国正在加快建设宽带、泛在、融合、安全的信息网络基础设施，推动新一代移动通信、下一代互联网核心设备和智能终端的研发及产业化，加快推进三网融合，促进物联网、云计算的研发和示范应用。随着电信、电视、计算机"三网融合"趋势的加强，未来的互联网将是一个真正的多网合一、多业务综合平台和智能化的平台，是移动网＋I 网＋广播电视多媒体网的网络世界，它能融合现今所有的通信业务，并能推动新业务迅猛发展，给整个信息技术产业带来一场革命。

传输层面临的最大问题是如何让众多的异构网络实现无缝的互联互通。通信网络按地理范围从小到大分为体域网（body area network，BAN），个域网（personal area network，PAN），局域网（local area network，LAN），城域网（metropolitan area network，MAN）和广域网（wide area network，WAN）。

（1）体域网限制在人体上、人体内或人体周围，一般不超过 10 m。体域网技术可组成身体传感网络（body sensor network，BSN）等。体域网标准由 IEEE 802.15.6 制定。

（2）个域网范围一般为几十米，具体技术包括 ZigBee、超宽带（ultra-wideband，UWB）、蓝牙、无线千兆网（the wireless gigabit，WiGig）、高性能个域网（high performance PAN，HiperPAN）和红外数据（the infrared data association，IrDA）等。

（3）局域网范围一般为几百米，具体技术包括有线以太网、无线 Wi-Fi 等。大多数情况下，局域网也充当传感器网络和互联网之间的接入网络。

（4）城域网范围一般为几十千米，具体技术包括无线的 Wi-Max，有线的弹性分组环

(resilient packet ring，RPR)等。

(5) 广域网一般用于长途通信，具体技术包括同步数字体系(synchronous digital hierarchy，SDH)，光传送网(optical transport network，OTN)，异步传输模式(asynchronous transfer mode，ATM)，及软交换等传输和交换技术。广域网是构成移动通信网和互联网的基础网络。

感知层一般采用体域网、个域网或局域网技术，传输层一般采用局域网、城域网和广域网技术。从传输层的数据流动过程来看，可以把通信网络分为接入网络和互联网两部分。

(1) 接入网络为来自感知层的数据提供到互联网的接入手段。由于感知层的设备多种多样，所处环境也各异，会采用完全不同的接入技术把数据送到互联网上。接入技术分为无线接入和有线接入两大类。

① 常见的无线接入技术有 Wi‑Fi 接入、GPRS 接入和 3G 接入等。Wi‑Fi 是一种无线局域网，通过无线路由器(正式名称为 AP，即接入点)连接到互联网上。GPRS 是利用第二代移动通信网的设施连接到互联网上。3G 接入是直接利用第三代移动通信网连接到互联网上。

② 常见的有线接入技术有非对称数字用户线(asymmetric digital subscriber line，ADSL)接入，以太网接入和光纤同轴电缆混合(hybrid fiber-coax，HFC)接入等。ADSL 是采用电话线通过固定电话网接入到互联网。以太网是采用双绞线通过计算机局域网接入到互联网。HFC 是采用同轴电缆通过有线电视网接入到互联网。

由于传输层的网络种类较多，相应的接入技术也比较繁杂，而接入技术与其他网络的功能区别较为明显，因此也有人把物联网的接入功能设置为单独的一层，称为接入层。

一些短距离的无线通信网络，既可以作为传输层中传输网的接入技术，也可以作为感知层传感网的组网技术。例如，低功耗 Wi‑Fi 网络就可以用作无线传感网。无线传感网是由一些低功耗的短距离无线通信网络构建的，通常直接通过网关接入到互联网，因此也有人把无线传感器网络归入物联网的接入网。

(2) 感知层的物体互联通常都是按区域性的局部网络组织的，传输层可以把这些局部网络连接起来，形成一个行业性的、全球性的网络，从而可以提供公共的数据处理平台，服务于各行各业的物联网应用。连接各个局部网络的任务主要由互联网来完成。

互联网就是利用各种各样的通信网络把计算机连接起来，达到实现信息资源共享的目的。互联网把所有通信网络都看作是承载网络，由这些网络负责数据的传输，互联网本身则更多地关注信息资源的交互。

对于长途通信来说，互联网(包括移动通信网)是利用电信网中的核心传输网和核心交换网作为自己的承载网络的。核心传输网和核心交换网利用光纤、微波接力通信和卫星通信等建造了全国乃至全球的通信网络基础设施。图 2.5 所示为电信运营商传输机房中核心传输网的传输设备。

在长距离通信的基础设施方面，互联网除了使用核心传输网、核心交换网和移动通信网等基础设施外，一些部门或行业也会利用交换机、路由器和光纤等设备建立自己独有的基础

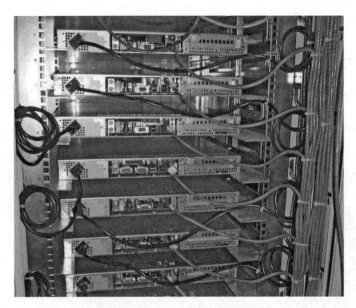

图 2.5   电信运营商传输机房传输设备

设施。电信行业不甘心自己沦为互联网的承载网络角色,一方面建设公用互联网,如中国公用计算机互联网(ChinaNet),另一方面也积极提供互联网的业务,如移动互联网业务。

物联网目前的建设思路与互联网当初的建设思路非常相似。互联网是利用电信网的基础设施或有线电视传输网把世界各地的计算机或计算机局域网连接起来组成的网络。各单位关心的是本单位局域网的建设,局域网之间的互联依靠电信网。随着计算机所能提供的服务的增多,尤其是 Web 服务的出现,逐渐形成了今天的互联网规模。

在物联网建设中,物联网则是把传感器(对应于计算机)连接成传感网(对应于计算机局域网),然后再通过现有的互联网(对应于电信网)相互连接起来,最后将构成一个全球性的网络。

从物联网的角度看,包括互联网在内的各种通信网络都是物联网的承载网络,为物联网的数据提供传输服务。目前物联网的建设具有行业性特点,某些行业专网的基础设施可以是独有的,如智能电网,也可以利用电信网或互联网的虚拟专网技术来建设自己的行业网络。

综上,传输层的基本功能是利用互联网、移动通信网、传感器网络及其融合技术等,将感知到的信息无障碍、高可靠性、高安全性地进行传输。为实现物—物相连的需求,该层将综合使用 IPv6、3G/4G、Wi‐Fi 等通信技术,实现有线与无线的结合、宽带与窄带的结合、感知网与通信网的结合。同时,网络传输层中的感知数据管理与处理技术是实现以数据为中心的物联网的核心技术。

2.2.3   处理层

处理层为物联网的各种应用系统提供公共的数据存储和处理功能,在某些物联网应用系统中也称为支撑层或中间件层。处理层在高性能计算技术的支撑下,对网络内的海量信息进行实时高速处理,对数据进行智能化挖掘、管理、控制与存储,通过计算分析,将各种信息资源整合成一个大型的智能网络,为上层服务管理和大规模行业应用提供一个高效、可靠和可信的支撑技术平台。

处理层的设备包括超级计算机、服务器集群及海量网络存储设备等,这些设备通常放在数据中心。数据中心也称为计算中心、互联网数据中心(Internet Data Center,IDC)或服务器农场等,其内部设施如图 2.6 所示。数据中心不仅包括计算机系统、存储设备和网络设备,还包含冷却设备、监控设备、安全装置以及一些冗余设备。

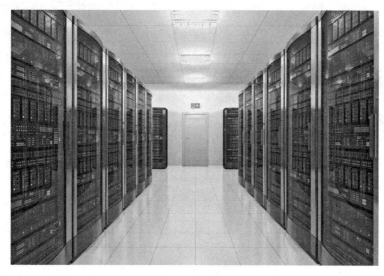

图 2.6　数 据 中 心

(1) 超级计算机就是把数量众多的处理器连接在一起,利用并行计算技术实现大型研究课题的计算机。超级计算机可以为物联网某些行业应用的海量数据处理提供高性能计算能力,例如无锡物联网云计算中心就部署了曙光超级计算机。

(2) 服务器集群就是共同为客户机提供网络资源的一组计算机系统。当其中一台服务器出现问题时,系统会将客户的请求转到其他服务器上进行处理,客户不必关心网络资源的具体位置,集群系统会自动完成。

(3) 海量网络存储设备包括硬盘、磁盘阵列、光盘和磁带等,这些设备为物联网的海量数据提供存储和数据共享服务。网络存储技术分为直附式存储、网附式存储和存储区域网(storage area network,SAN)等几种类型。

处理层通过数据挖掘、模式识别等人工智能技术,提供数据分析、局势判断和控制决策等处理功能。处理层大量使用互联网的现有技术,或者对现有技术进行提升,使之适应物联网应用的需要。因此在不同的物联网层次体系结构中,一方面,有人把处理层放在传输层中,统称为网络层;另一方面,处理层要为物联网的各行业的应用提供公共的数据处理平台和服务管理平台,因此也有人把处理层的功能放在应用层。

2.2.4　应用层

应用层利用经过分析处理后的感知数据,构建面向各类行业实际应用的管理平台和运行平台,为用户提供丰富的特定服务。

应用层是物联网与行业专业技术的深度融合。为了更好地提供准确的信息服务,必须结合不同行业的专业知识和业务模型,借助互联网技术、软件开发技术和系统集成技术等,开发各类行业应用的解决方案,将物联网的优势与行业的生产经营、信息化管理、组织调度结合起来,以完成更加精细和准确的智能化信息管理。例如对自然灾害、环境污染等进行预测预警时,需要相关生态、环保等多学科领域的专门知识和行业专家的经验。

(1) 互联网技术可以使物联网的行业应用不受地域的限制,互联网也能提供众多的数据处理公共平台和业务模式。

(2) 软件开发技术用于各行业开发自己的物联网应用程序,实现支付、监控、安保、定位、盘点和预测等各行业自己的特定功能。

(3) 系统集成技术将不同的系统组合成一个一体化的、功能更加强大的新型系统。物联网是物理世界和信息世界的深度融合,行业跨度较大。利用设备系统集成和应用系统集成等技术,有效地集成现有技术和产品,给各行业的物联网建设提供一个切实可行的完整解决方案。

物联网广泛应用于经济、生活和国防等领域。物联网的应用可分为监控型、查询型、控制型和扫描型等几种类型。监控型有物流监控、污染监控等;查询型有智能检索、远程抄表等;控制型有智能交通、智能家居和路灯控制等;扫描型有手机支付、高速公路不停车收费等。图 2.7 所示为某地区智能交通中的监控中心。

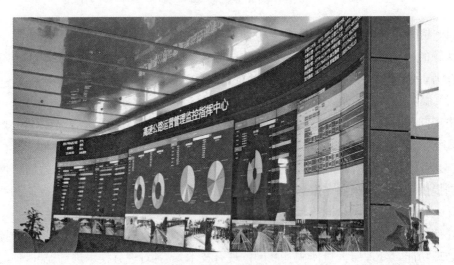

图 2.7　智能交通监控中心

物联网应用的实现最终还是需要人工进行操作和控制。应用层的设备包括人机交互的终端设备,如计算机、手机等。实际上,任何运行物联网应用程序的智能终端设备都可以看作是应用层的设备,如可手持和佩戴的移动终端、可配备在运输工具上的终端等。通过这些终端,人们可以随时随地享受物联网提供的服务。

综上,应用层主要完成服务发现和服务呈现的工作。物联网的行业特性主要体现在其应用领域内,目前绿色农业、工业监控、公共安全、城市管理、远程医疗、智能家居、智能交通和环境监测等各个行业均有物联网的应用。该层是物联网和用户的接口,结合行业需求,实现物联网的智能应用。

以物联网城市停车收费管理系统的某解决方案为例,体会一下物联网的应用。该解决方案采用无线传感技术组建各种停车场的停车收费管理系统,整个系统由停车管理、停车检测、车辆导航、车辆查询、车位预约、终端显示发布、客户关怀和系统远程维护 8 个子系统组成,可实现交通信号控制、车辆检测、流量检测、反向寻车和车辆离站感知等功能,可以将整个停车场的车位占用状况实时地显示给各位车主,并且可以进行停车引导,从而节省车主的停车时间,提高车位利用率。

2.3 物联网的关键技术

按照物联网的层次体系结构,每一层都有自己的关键技术。感知层的关键技术是感知和自动识别技术;传输层的关键技术是无线传输网络技术和互联网技术;处理层的关键技术是数据库技术和云计算技术;应用层的关键技术是行业专用技术与物联网技术的集成。

还有一些技术是针对整个物联网各层次共性的,例如,如何建立一个准确的易于实现的物联网体系结构模型? 如何建立一个可信、可靠和安全的物联网? 如何保证物联网的服务质量? 如何管理和运营整个物联网?

欧洲物联网项目总体协调组 2009 年发布了"物联网战略研究路线图"报告,2010 年发布了"物联网实现的展望和挑战"报告,在这两份报告中,将物联网的支撑技术分为以下几种: 识别技术、物联网体系结构技术、通信技术、网络技术、网络发现、软件和算法、硬件、数据和信号处理技术、发现和搜索引擎技术、网络管理技术、功率和能量存储技术、安全和隐私技术、标准化。

(1) 识别就是对有关事务进行归类和定性。在物联网中对人和物的识别都是自动进行的,这也是物联网与其他通信网络的最大区别。典型的自动识别技术有射频识别、近场通信、光学识别和生物特征识别等。

(2) 物联网体系结构技术决定了物联网的总体特征,一个良好的体系结构应该能够准确地反映物联网行业的现实和进化,明确地指导物联网行业的分工与合作。与其他通信网络一样,物联网也采用分层体系结构思想对物联网的功能进行划分,只是目前划分层次和名称还没有统一的观点。也有人按功能域的思想提出了物联网域模型的体系结构。

(3) 通信技术尤其是无线通信技术是物联网的基础,其重点关注的是频谱资源的有效利用、能耗的降低和数据传输速率的提高。

（4）网络技术提供了物联网组网和数据传输功能，把传统的通信网络从局域网、城域网和广域网延伸到个域网、体域网和片上网络，重点关注的是短距离无线通信网络的组网技术和长途网络的数据承载技术，尤其是无线传感器网络和互联网接入技术。

（5）网络发现技术为物联网的自动部署和各种网络的互联提供支撑。物联网是一种动态网络，节点是动态加入和离开的，诸如无线传感器网络常常会采用自组网络技术进行组网，物联网需要自主的网络发现机制、实时连接配置和映射功能等。

（6）物联网软件包括操作系统、数据库管理、网络协议栈、中间件和应用软件等。软件的核心是算法，算法是对问题的解决策略给出的准确描述。物联网的各种技术存在各自特定的算法来有效地解决问题，如数据融合算法、数据挖掘算法、路由算法和定位算法等。

（7）物联网硬件除了通信网常见的设备外，还纳入了众多的感知层设备，其中的智能设备属于典型的嵌入式设备。嵌入式技术已经成为国内 IT 产业发展的核心方向，是物联网智能特点的实际体现。

（8）数据和信号处理技术分别位于物联网的处理层和感知层。数据处理技术是物联网的中间件，使用云计算、普适计算等方法为各种应用提供公共的数据处理功能。物联网直接面对的信号处理技术一般为前端信号处理，如微弱电信号处理技术、声呐信号处理技术等，更为广泛的也包括后端的数字信号处理（digital signal processing，DSP）技术，如语音信号处理技术、图像信号处理技术及数字信号处理器芯片等，这也是物联网各种应用系统的基础技术。

（9）发现和搜索引擎技术保证了物联网中自动生成的海量信息可以被自动、可靠和准确地发现和查找出来。物联网中的发现技术除了网络发现外，还包括设备发现、服务发现、语义发现、数据挖掘和定位技术等。搜索引擎除了能够搜索文本信息外，还能够搜索音频、视频和动画等多媒体信息和物品信息。

（10）物联网的网络管理技术除了通常通信网络的性能管理、配置管理、故障管理、计费管理和安全管理这 5 大管理功能外，还需要重点考虑网络的生存管理、自组织管理和业务管理。

（11）物联网终端设备运行和信号传输都需要功率控制，利用各种绿色 IT 技术和绿色通信技术，把物联网建设成环保型通信网络。能量存储技术不仅体现在智能电网的电力调配上，也体现在传感器节点和无源器件的运行中。

（12）安全和隐私技术在物联网中比其他通信网络更为重要。物联网目前基本上还是一种行业专网，连接的设备种类繁多，而且利用开放的互联网进行数据传输，因此物联网各个层次都需要安全技术来保障网络的信息安全和设备安全。

（13）物联网的标准化影响着整个物联网发展的形式、内容与规模。物联网标准体系可分为感知层技术标准体系、传输层技术标准体系、处理层技术标准体系、应用层技术标准体系和公共类技术标准体系 5 类。

物联网技术分为自动识别技术、传感技术、网络技术和数据处理技术,分别在第 3～6 章系统讲述技术的相关概念和工作原理。

2.4　物联网组网结构的发展趋势

物联网的组网结构取决于物联网的发展阶段,根据物联网的智能程度,物联网可分为以下三个阶段。

(1) 第一阶段是物联网概念和产业兴起的初创阶段。这一阶段不宜闭门造车,应该尽量把各行各业的技术和应用纳入物联网产业链中,包括很多需要人工干预的行业管理系统。这个阶段的承载网络不宜仅限制在互联网,还可以包含各种通信网络和通信技术,各行业可以组建自己的行业专网,其开放性会受到很大限制。初级阶段的物联网可以包罗万象,以便集思广益,探索物联网的内涵,加快物联网的建设速度,形成产业规模。

(2) 第二阶段可以定性为无人干预的全自动处理的局部网络系统与互联网的有机结合。这个阶段符合通常认定的物联网概念,所有的物联网系统通过互联网实现互联互通。在第二阶段,目前很多所谓的物联网系统和应用都将被排斥在物联网之外,如需要人工干预的条码和二维码系统、不通过互联网而直接使用其他通信网络的系统,以及仅单向获取互联网资源的智能家电等。

(3) 第三阶段是以智能处理为特征的理想形态,该阶段取决于智能技术的发展和对智能概念的定义。实际上,这也是所有网络和系统的终极发展形态。鉴于多种冠以智能的技术最终都很快成型而未能壮大的教训,物联网退守到由无线传感器网络和射频识别构成的局部网络范围内的可能性还是比较大的。

一般来说,现阶段物联网的组成可以分为无线传感器网络、射频识别读写器和智能设备 3 部分,如图 2.8 所示。物联网应用系统目前的建设重点是传感系统和监控管理系统,两者之间通过互联网连接起来。

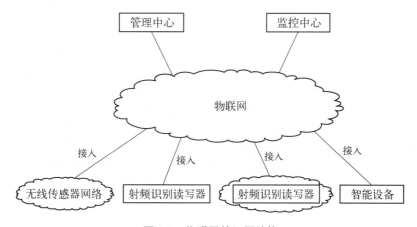

图 2.8　物联网的组网结构

（1）传感系统包括感知层的所有设备，这些设备可以直接接入传输系统，也可以利用短距离无线传输网络或有线网络把感知设备组成局部网络，再接入传输系统中。传感系统由公司和单位自己建设，实现特定的目标，区域特征或行业特征明显。

（2）传输系统就是各种公用网络、专用网络和互联网等，这些网络提供远程的数据传输。传输系统一般使用现有的基础设施。感知系统通过各种接入技术连接到传输系统上。

（3）监控管理系统用于远程监控传感系统中的各种设备，通过对传感系统数据的智能处理，为管理和操作人员提供决策依据，侧重人机界面。

2.5　基于健康云的医学物联网系统架构

健康云计算是云计算技术在健康领域中的应用，简称健康云。健康物联网的智能决策依靠先进的健康云。健康云不仅是实现健康物联网的核心，而且促进了健康物联网和健康互联网的融合。

2.5.1　健康云概念和特征

狭义的健康云是指 IT 基础设施的交付和使用模式，指通过网络以按需、易扩展的方式获得所需健康服务的资源（硬件、平台、软件）。广义的健康云是指健康服务的交付和使用模式，指通过网络，以按需、易扩展的方式获得所需的健康服务。这种服务可以是 IT 软件、与互联网相关的任意其他的健康服务。由于在下一代健康信息化和健康服务社会中，需要采集、传输、处理、分析大量的信息和决策，健康云则成为健康服务关键技术之一，具有以下特征。

（1）软件及硬件都是资源。云计算将软件和硬件资源抽象化，通过健康服务的形式进行提供。健康服务只需使用健康云中的硬件与软件资源。如果要发布应用程序到云计算中，只需购买健康云提供的硬件资源服务即可，而不用自己构建 IT 数据中心，降低了投入成本。

（2）按需动态地配置和扩展云计算中的硬件与软件资源。可以通过按需配置来满足客户的业务需求，并且资源支持动态的扩展。当资源无法满足业务需求时，资源管理器会动态扩展资源，以满足服务需求。

（3）物理上分布式共享，逻辑上却是整体资源在物理上都是通过分布式的共享方式存在。计算密集型的应用通过并行计算来完成，分布式共享是通过分布在不同地域上的资源实现共享，如分布式异地备份机制。通过分布式管理器进行资源虚拟化，实现资源共享和服务能力的按需提供。

（4）按需使用资源，按用量付费。用户通过网络使用云计算提供的服务时，只需为自己使用的资源进行付费，使用了多少就付多少钱。

2.5.2　医学物联网系统架构

医学物联网是将物联网技术应用于健康辨识、诊断治疗、医院信息化和健康管理等人口与健康领域,所以医学物联网的系统架构是以健康云为核心的物联网体系结构。

健康云是在大规模的廉价服务器集群之上,结合虚拟化、冗余和分布式存储等技术,利用网络将分散的软、硬件等各种信息资源和计算能力整合起来,实现对上传的海量生命体征数据进行多算法的数据挖掘和并行计算与分析,如针对心电信号(ECG)数据进行RR 间期分析、瞬时心率分析、功率谱密度分析和混沌特性分析等,分析用户个性化的身体健康状况,满足多元化的服务需求。其主要包括网络、技术、软件三大层面的架构。

1. 网络架构

物联网与远程监护相结合,将彻底改变传统的健康监护模式。人们可以实时监测自己的身体状况,及时发现潜在疾病,更有效地进行疾病控制。服务对象除了慢性病患者、老年人,还包含手术后人员、伤残人士、孕产妇、亚健康人群等,健康的人也可成为服务对象。从功能上讲,健康物联网分为 3 个模块:健康监测、数据分析和医疗服务。健康传感器智能采集人体的各项生命参数等信息,将这些信息进行初步处理后经过传输网络送达信息决策中心。由于健康信息的数据量急剧膨胀,医疗信息需要共享,将来的医疗数据不会单独存放在某家医疗单位,而是保存在某个云计算中心里。此外,借助云计算技术对信息进行决策分析,根据分析结果提供包括健康提示、报警和紧急救援、远程会诊等健康服务。

健康物联网应至少提供 3 种端口:用户端、监护端和云端。必要时,还可以增加其他端口,如为了科研工作提供获取健康信息的端口、为疾病预防中心等卫生机构提供数据分析的端口等。健康物联网系统的总体架构如图 2.9 所示。

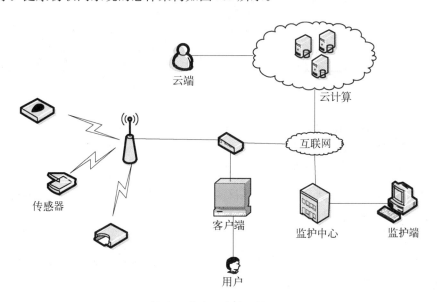

图 2.9　健康物联网系统的总体架构

（1）在用户端,用户可以随时查看自己的健康信息,接受健康服务,提出远程会诊要求,并可选择信任的医院与专家。设备主要包括医疗传感器、无线传输模块、计算机等。如果家中有病情较重的患者或老人,用户端还应包含智能模块,具有自动报警、联系120等紧急救助功能。医疗传感器完成体征参数的采集,通过无线模块传输至计算机,再通过互联网将数据传输至云计算中心。为了方便用户外出,传感器应尽量采用可穿戴式的,多个传感器之间组成一个无线传感网,将采集的健康信息融合后传输至智能手机,并通过网络传输至云计算中心。

（2）在监护端,医护人员查询云计算中心的用户信息,对健康数据进行分析后,将结果发送给用户,为用户提供及时的预防诊治的咨询服务,提供相应的保健指导建议。如果用户提出会诊请求,则为用户提供远程会诊服务。

（3）云端用户主要对云计算中心的硬件资源、软件资源、平台进行管理,接收多个监护终端发送过来的数据,对多家医疗机构和健康监护终端的数据库进行互联,根据医护人员的查询要求对数据进行一定的分析、统计,并将分析结果传给医护人员。

2. 技术架构

根据物联网技术上的分层,健康物联网技术架构分为3层:感知层、网络层和应用层。如图2.10所示。

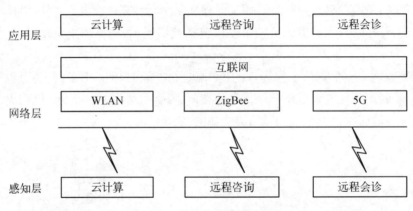

图2.10　健康物联网技术架构

（1）感知层的功能相当于人的神经元,通过各种传感器感知、捕获用户的体征参数,如血压、血氧饱和度、血糖、脉搏、心率、体温等。环境传感器主要用于监测用户所在环境的参数,如温度、湿度等,为在家护理的患者提供舒适的环境。行为传感器用于测定用户的行为,如用户突然摔倒,重力传感器检测到后将自动申请紧急救助。健康物联网提供的服务越多,所用传感器越多。感知层应用技术除传感器之外,还包括射频识别、二维码、实时定位、多媒体信息采集等技术。

（2）网络层的功能是将传感器采集的数据通过无线和互联网可靠、安全地传输至云计算中心。使用的无线网络技术包括WLAN、ZigBee、蓝牙、5G等。该层需要实现无线传感器网络、移动通信网络和互联网等多种网络的技术融合。

（3）应用层是物联网前端采集数据的实际应用，主要实现健康信息的统计与分析、健康监护、远程咨询、远程会诊、健康管理等应用。为帮助老人实现居家养老，应用层还可提供家政服务、卫星定位、运动轨迹回放等功能。

健康物联网除了这 3 层技术之外，还包括贯穿 3 层的安全技术、服务质量（quality of service，QoS）保证技术等。

3. 软件架构

健康物联网系统非常复杂，涉及众多设备，不同计算机上运行的操作系统包括 Linux、Windows 等，存储健康信息所用的数据库包括 Oracle、SQL Server 等。为了在这些异构的平台上提供多种医疗服务，软件实现时应采取面向服务的框架结构（service oriented architecture，SOA）。SOA 是一种跨平台的分布式组件架构方式，它将应用程序的不同功能单元称为服务，各服务之间通过定义的接口进行联系。接口的定义是独立于实现服务的硬件平台、操作系统及编程语言的，这使得构建于不同平台的服务可以用一种通用的方式进行交互。在这种架构下，可把一个庞大的系统整合成一个全面有序的系统，并使系统服务变得更加灵活，具有更高的可用性、伸缩性，使整个应用系统更加容易维护。

随着互联网技术的应用，Web 浏览器成为客户端最主要的应用软件。浏览器/服务器（B/S）模式也成为软件提供服务的一种重要方式。在这种模式下，客户端的电脑不需安装任何专门软件，只要有浏览器就可以使用。此外，Web Service 是目前最适合实现 SOA 的一项技术，它通过 Web 服务描述语言（Web service description language，WSDL）来描述服务的接口信息，利用 UDDI 协议注册、搜索服务，借助 SOAP 协议实现服务间的信息交互。因此，软件实现时采用 B/S 结构，就可以为用户提供简单易用的 Web 用户界面，并且是零维护。SOA 架构如图 2.11 所示。

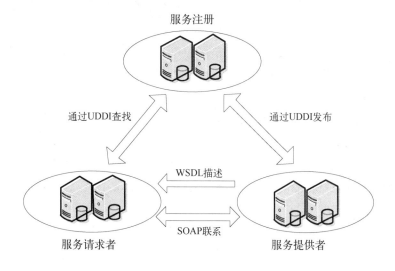

图 2.11　基于 Web Service 协议的 SOA 架构

然而健康物联网要真正普及到每个家庭,还需要解决以下问题。

(1) 健康物联网面向的广大用户中包括慢性病患者、老年人及其他一些需要健康监护的患者,因此,要求数据的采集透明、智能,操作界面简单易行,用户可以方便、快速地查看自己的健康信息并提出健康服务要求。

(2) 健康物联网必然需要使用较多的传感器,为了实现无约束的医学检测,要求传感器尽量是无线、可穿戴式、集成度高、智能的。此外,价格应进一步下降,只有达到用户认可的程度才能真正普及到每个家庭。

(3) 信息传输过程中需通过多种网络,异构网络间的技术有效融合方能保证信息正常传输。

(4) 信息安全是健康物联网面临的重大问题。医疗信息被大多数用户认为是个人隐私,信息传输过程中,无线信号容易被窃听、截获;信息使用、发布时,如果处理不当,会造成隐私泄露。因此,必须通过加密、访问控制、身份认证、信息认证、信息匿名化等多种安全措施的综合运用,来保证信息的保密性、完整性、可用性。

本章小结

本章围绕物联网的体系结构,分别介绍了 3 层架构模型、4 层架构模型和 5 层域模型,详细论述了 4 层结构中每一层的功能,同时概述网联网的四大关键技术:自动识别技术、传感技术、网络技术和数据处理技术,最后系统介绍以健康云为核心的医学物联网结构及网络、技术和软件组成。

习题 2

1. 填空题

(1) 各种网络的体系结构基本都是按照(   )的思想建立的,就是按照数据流动的关系对整个物联网进行切割,以便物联网的设计者、设备厂商和服务器提供商可以专注于本领域的工作。

(2) 典型的通信网体系结构是国际标准化组织(ISO)的 7 层模型,从下到上分为(   )、(   )、(   )、(   )、(   )、(   )和(   )。

(3) 2013 年的《中国物联网标准化白皮书》给出的物联网体系结构为 3 层模型,它按照物联网数据的产生、传输和处理的流动方向,把物联网从下到上分为(   )、(   )和(   )3 层。

(4) 为顺应国内互联网行业的习惯称谓,依据 ITU-T 在 2012 年的《物联网概述》报告中给出的物联网的 4 层参考模型,把物联网体系结构自下而上分为(   )、(   )、(   )和(   )4 层。

(5) 物联网体系结构是对物联网功能的划分,不同的划分方法就产生了不同的体系结构。有人从信息运行方面把物联网分为 5 个域：（　　　　）、（　　　　）、（　　　　）、（　　　　）和（　　　　）。

（6）（　　　　）层是物联网的前端,是物联网的基础,除了用来采集真实世界的信息外,也可以对物体进行控制,该层应用的主要技术可分为（　　　　）技术、（　　　　）技术、（　　　　）技术、多媒体采集技术、地理位置感知技术这五大类。

（7）通信网络按地理范围从小到大分为体域网、个域网、（　　　　）、（　　　　）和（　　　　）。

（8）物联网体系的特点可以归纳为（　　　　）、（　　　　）、（　　　　）和（　　　　）。

（9）医学物联网是将物联网技术应用于健康辨识、诊断治疗、医院信息化和健康管理等人口与健康领域,所以医学物联网的系统架构是以（　　　　）为核心的物联网体系结构。

（10）健康物联网至少提供 3 种端口：（　　　　）、（　　　　）和云端。

2. 简答题

（1）物联网体系结构的层次模型和域模型有什么区别？层次之间的关系是什么？

（2）ITU - T 物联网体系结构分为几层？每层的主要功能是什么？试举出每层中实现该层功能的具体设备或设施的例子。

（3）物联网的关键技术有哪些？这些关键技术位于物联网的哪一层？

（4）举出一些具体的物联网应用实例。

（5）物联网在本质上是将物体智能化,以实现人与物甚至物与物之间的交互对话,目前是如何实现物体智能化的？

第3章　物联网自动识别技术

📅 **学习目标**

（1）理解自动识别技术的概念和系统构成。

（2）分析领悟数据采集技术和特征提取技术的本质和工作原理。

（3）辨析条码识别、二维码识别、射频识别、近场通信、生物特征识别和卡识别等识别技术的关键原理，能够描述特征和应用。

📰 **思政目标**

生物识别技术主要指通过人类生物特征进行身份认证的一种技术，包括人脸识别、虹膜识别和掌纹识别等技术。但是技术的使用涉及隐私问题，如小区门禁系统是否可以使用人脸识别或掌纹识别？启发学生对《国家网络空间安全战略》的思考，引导学生对数据安全和隐私保护的认识和重视，遵守法律，尊重人权。

物联网的宗旨是实现万物的互联与信息的方便传递，要实现人与人、人与物、物与物互联，首先要对物联网中的人或物进行识别。自动识别技术提供了物联网"物"与"网"连接的基本手段，它自动获取物品中的编码数据或特征信息，并把这些数据送入信息处理系统。自动识别技术是物联网自动化特征的关键环节，条码识别、二维码识别、射频识别、近场通信、生物特征识别和卡识别等自动识别技术已被广泛应用于物联网中。这些技术的应用，不但使物联网可以自动识别物，还可以自动识别人。

3.1　自动识别技术概述

自动识别技术是一种机器自动化的数据采集技术，它是以计算机技术和通信技术为基础的综合性科学技术，是信息数据自动识读、自动输入计算机的重要方法和手段。自动识别技术已经广泛应用于交通运输、物流、医疗卫生和生产自动化等领域，从而提高了数据采集的工作效率，也提高了机器的自动化和智能程度。

3.1.1　自动识别技术的分类

自动识别技术是一种机器自动数据采集技术。它应用一定的识别装置,通过对某些物理现象进行认定,或通过被识别物品和识别装置之间的接近活动,自动地获取被识别物品的相关信息,并通过特殊设备传递给后台数据处理系统来完成相关处理。也就是说,自动识别就是用机器来实现类似人对各种事物或现象的检测与分析,并做出辨别的过程。在这个过程中,需要人们把经验和标准告诉机器,以使它们按照一定的规则对事物进行数据的采集并正确分析。

自动识别技术的标准化工作主要由国际自动识别制造商协会(Association for Automatic Identification and Mobility,AIM Global)负责,中国自动识别技术协会(AIM China)是 AIM Global 的成员之一,其业务领域涉及条码识别技术、智能卡识别技术、光字符识别技术、语音识别技术、射频识别技术、视觉识别技术、生物特征识别技术、图像识别技术和其他自动识别技术。

识别就是对有关事务进行归类和定性。自动识别技术根据所获取的识别信息的确定性,可分为两大类:数据采集技术和特征提取技术。两者的区别是:数据采集技术需要特定的载体存放信息,而特征提取技术则是根据事物本身的行为特征来判决信息。

1. 数据采集技术

数据采集技术对被识别物体具有确定的识别信息,这些信息存放在特定的识别特征载体上,如条码、电子标签等。数据采集技术只要读取载体上的信息,就能自动识别物体。按照信息存储的媒介类型,数据采集技术可分为光存储、磁存储和电存储三种。

(1)光存储识别技术有条码识别、二维码识别,以及光标读卡机对答题卡的识别等。

(2)磁存储识别技术有磁条、非接触磁卡、磁光存储和微波信号识别等。

(3)电存储识别技术有射频识别、IC 卡识别等。

2. 特征提取技术

特征提取技术是根据被识别物体本身的生理或行为特征来完成数据的自动采集与分析,如语音识别和指纹识别等。按特征的类型,特征提取技术可分为以下几种:

(1)静态特征,如指纹、虹膜、面部和光学字符识别(OCR)等。实际上条码识别、二维码识别等本质上也是一种静态特征提取技术,把它们归为数据采集技术的原因是,它们的特征是非自然的,是人为规定的有规律的图像,而且需要特定的载体呈现这些图像。

(2)动态特征,如语音、步态、签名和键盘敲击等。签名本身是一种静态特征,如果考虑到书写的笔画顺序、力度等,则识别结果更为精准。

(3)属性特征,如化学感觉特征、物理感觉特征、生物抗体病毒特征和联合感觉系统。特征提取技术实际上是模式识别技术在自动识别领域的应用。模式识别就是对语音波形、地震波、心电图、图片、文字、符号及生物传感器等对象的具体特征进行辨识和分类,主要应用于图像分析与处理、语音识别、通信、计算机辅助诊断及数据挖掘等领域。

3.1.2 自动识别系统的构成

自动识别系统具有信息自动获取和录入功能,无须手工方式即可将数据录入计算机中。自动识别系统的一般模型如图 3.1 所示。

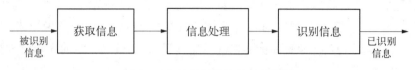

图 3.1　自动识别系统的一般模型

对于基于数据采集技术的自动识别系统,如条码识别、IC 卡识别等,由于其信息格式固定且有量化的特征,因此其系统模型也较为简单,只需将图中的信息处理模块对应为相关的译码工具即可。

若输入信息为包含二维图像或一维波形等的图形图像类信息,如指纹、语音等。由于该类信息没有固定格式,且数据量较大,需要采用模式识别技术进行特征提取和分类决策,故其系统模型较为复杂,可抽象为如图 3.2 所示的模型。实际上这也是模式识别系统的模型框架,模式识别就是对表征事物的各种信息进行处理和分析,以对事物进行描述、辨认、分类和解释。

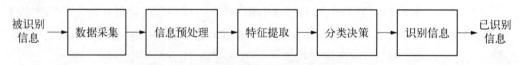

图 3.2　基于特征提取的自动识别系统模型

基于特征提取的自动识别系统一般由数据采集单元、信息预处理单元、特征提取单元和分类决策单元构成。数据采集单元通常通过传感技术实现,通过传感器获取所需数据。信息处理单元是指信息的预处理,目的是去除或抑制信号干扰。特征提取单元则是提取信息的特征,以便通过相关的判定准则或经验实行分类决策。

3.2　条码识别

条码技术是最早应用的一种自动识别技术,属于图形识别技术,使用黑白线条的各种组合模式表示不同的物品编码信息。一个典型的条码系统由编码、印刷、扫描识别和数据处理等几部分组成,其运作流程如图 3.3 所示。

任何一种条码都有其相应的物品编码标准,从编码到条码的转化,可通过条码编制软件来实现,生成相应的条码图形符号,然后通过非现场印刷或现场印刷方法,印制在纸质标签或商品包装上。条码阅读器通过扫描条码图形,就可以获得条码所表示的物品信息,并送往计算机中的各种应用系统进行进一步处理。

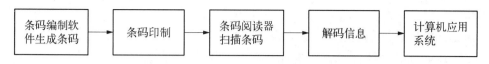

图 3.3　条码系统处理流程

3.2.1　条码的构成和种类

条码由条码符号及其对应字符组成,条码符号是一组黑白(或深浅色)相间、长短相同、宽窄不一的规则排列的平行线条,供扫描器识读,而其对应的字符则由数字、字母和特殊字符组成,供人工识读。辨识条码时,先用条码阅读器进行扫描,得到一组反射光信号,此信号经光电转换后变为一组与线条、空白相对应的电子信号,根据对应的编码规则将其转换成相应的数字、字符信息,再由计算机系统进行数据处理与管理。

一个完整的条码通常由两侧空白区、起始符、数据符、校验符和终止符组成,如图 3.4 所示,其实例可参见本书封底的书号条码。

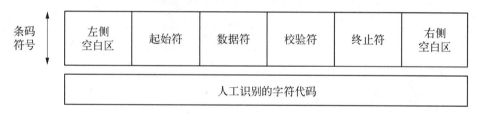

图 3.4　典型的一维条码的基本构成

条码各部分的位置和基本作用如下:

(1) 空白区:位于条码两侧无任何符号及信息的白色区域,用于提示扫描器准备扫描。

(2) 起始符:位于条码起始位置上的若干条与空,用于标识条码符号的开始,扫描器确认此字符存在后开始处理扫描脉冲。

(3) 数据符:位于起始符后面,用于标识条码符号的具体数值,允许双向扫描。

(4) 校验符:用于校验条码符号的正确性,判定此次阅读是否有效。校验符通常是一种算术运算的结果,扫描器读入条码进行解码时,先对读入信息进行运算,若运算结果与校验符相同,则判定此次阅读有效。

(5) 终止符:位于条码终止位置上的若干条与空,用于标识条码符号的结束。

条码的编码方法通常有两种,即宽度调节和色度调节。在宽度调节编码中,条码符号是由宽、窄的条和空,以及字符符号间隔组成的,宽的条和空逻辑上表示 1,窄的条和空逻辑上表示 0,宽单元通常是窄单元的 2～3 倍。在色度调节编码中,条码符号是利用条和空的反差来标识的,条逻辑上表示 1,而空逻辑上表示 0。一般说来,宽度调节法编码,条码符号中的每个字符符号之间有一定的字符符号间隔,所以此种条码符号印刷精度要求低。而色度调节编码的条码符号中每个字符符号之间无间隔,因此印刷精度要求高。

条码的种类有 25 码、交叉 25 码、库德巴码、39 码、EAN 码、UPC 码、UCCEAN‐128 码、ISBN(国际标准书号)和 ISSN(国际标准连续出版物号)等。

条码按有无字符符号间隔可分为连续型条码(如 EAN‐128 码)和非连续型条码(如 39 码、25 码和库德巴码);按字符符号个数固定与否可分为定长条码(如 UPC 条码和 EAN 条码)和非定长条码(如 39 码和库德巴码);按扫描起点可分为双向条码(如 39 码和库德巴码)和单向条码;按码制分,则世界上约有 225 种以上的条码,每种条码都有自己的编码规格,各自规定每个字符(文字或数字)由几个条和空组成,以及字母的排列顺序等。

3.2.2 条码阅读器

将条码转换成有意义的信息,需要经历扫描和译码两个过程。条码的扫描和译码需要光电阅读器来完成,其工作原理如图 3.5 所示。条码阅读器由光源、接收装置、光电转换部件、解码器和计算机接口等部分组成。

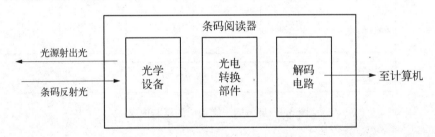

图 3.5 条码阅读器的工作原理

物体的颜色是由其反射光的类型决定的,白色物体能反射各种波长的可见光,黑色物体则吸收各种波长的可见光,所以当条码阅读器光源发出的光在条形码上反射后,反射光被条码阅读器接收到内部的光电转换部件上,光电转换部件根据强弱不同的反射光信号,将光信号转换成电子脉冲,解码器使用数学算法将电子脉冲转换成一种二进制码,然后将解码后的信息通过计算机接口传送给一部手持式终端机、控制器或计算机,从而完成条码识别的全过程。

条码阅读器按工作方式分为固定式和手持式两种,按光源分为发光二极管、激光和其他光源等,按产品分为光笔阅读器、电子耦合器件(charge coupled device, CCD)阅读器和激光阅读器等,如图 3.6 所示。

图 3.6 中的几种阅读器都由电源供电,与计算机之间通过电缆连接来传送数据,接口有 RS‐232 串口、USB 等,属于在线式阅读器。还有一些便携式阅读器,也被称为数据采集器或盘点机,它们将条码扫描装置与数据终端一体化,由电池供电,并配有数据存储器,有些还内置蓝牙、Wi‐Fi 或 GSM/GPRS 等无线通信模块,能将现场采集到的条码数据通过无线网络实时传送给计算机进行处理。

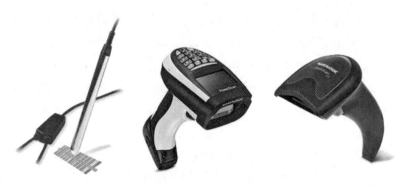

图 3.6　条码阅读器实例

3.3　二维码识别

二维码是对条码的改进,条码只在图形的水平方向上表达信息,二维码则是在水平和垂直两个方向组成的二维空间内存储信息。二维码所含的信息量比较大,可以存储各种语言文字和图像信息,拓展了条码的应用领域。

3.3.1　二维码的特点和分类

二维码技术的研究始于 20 世纪 80 年代末,二维码的码制有 QR 码、PDF417、Data Matrix、Aztec、Maxicode、49 码、Code 16K、Code One、Vericode、Ultracode、Philips Dot Code 和 Sofistrip 等。二维码通常使用图像式识读器,如摄像头、照相机等,线性 CCD 识读器和光栅激光识读器只适用于行排式二维码。

1. 二维码的基本特点

二维码的密度是一维条码的几十到几百倍,可以存储更多信息,实现对物品特征的描述,而且具有抗磨损、纠错等特点,可以表示中文、英文和数字在内的多种文字,也可以表示声音和图像信息。

二维码还具有字节表示模式,一般语言文字和图像等在计算机中存储时都以机内码(字节码)的形式表示,因此可以将文字和图像先转换成字节流,然后再将字节流用二维码表示,故二维码可以表示多种语言文字和图像数据(如照片、指纹等)。二维码凭借图案本身就可以起到数据通信的功能,降低了其对于网络和数据库的依赖,因此二维码又被称为"便携式纸面数据库"。另外,二维码中还可引入加密机制,加强信息管理的安全性,防止各种证件、卡片等被伪造。

2. 二维码的分类

二维码按照不同的编码方法可分为行排式、矩阵式、邮政码、彩码和复合码等类型。

(1) 行排式二维码又称堆积式或层叠式一维码,是在一维条码的基础上按需要将其堆积成两行或多行而成。常见的行排式维码有 PDF417、49 码和 Code16K 条码等。

（2）矩阵式二维码是在一个矩形空间通过黑、白像素在矩阵中的不同分布进行编码。在矩阵相应元素位置上，用点（方点、圆点或其他形状的点）的出现表示二进制"1"，用点的不出现表示二进制"0"，由点的排列组合确定矩阵式二维码的意义。常见的矩阵式二维码有 Code One、Maxicode、QR 码、Data Matrix、Vericode 码、田字码、汉信码和龙贝码等。

（3）邮政码是通过不同高度的条进行编码，主要用于邮件编码，如 Postnet、BPO 4 - State 等。

（4）彩码是在传统二维码的基础上添加色彩元素而形成的，通常以 4 种相关性最大的单一颜色（红、绿、蓝和黑）来表述信息，因此也称为三维码。

（5）复合码是各种条码类型的组合，例如，EAN.UCC 系统复合码是将一维条码和二维码进行组合，其中一维条码对项目的主要标识进行编码，相邻的二维码对附加数据如批号、有效日期等进行编码。

3.3.2 二维码的符号结构

二维码是用黑白相间的图形记录数据符号信息的。不同种类的二维码具有自己独特的图形排列规律。下面以常见的 QR 码为例，介绍二维码的编码结构。

快速响应矩阵码（quick response code，QR）是目前世界上使用最为广泛的二维码，其中国标准为 GB/T 18284—2000《快速响应矩阵码》。QR 码除了具有二维码的共同特点外，还具有超高速识读、全方位识读和高效表示汉字等特点。

每个 QR 码符号是由正方形模块组成的一个正方形阵列，由编码区域和功能图形组成。功能图形是用于符号定位与特征识别的特定图形，不用于数据编码，它包括位置探测图形（寻像图形）、分隔符、定位图形和校正图形。符号的四周留有宽度至少为 4 个模块的空白区，图 3.7 所示为 QR 码版本 7 种符号的结构图。

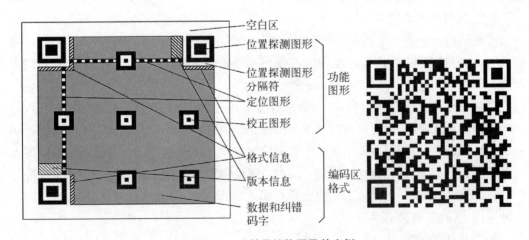

图 3.7 QR 码符号结构图及其实例

（1）符号版本。QR 码符号共有 40 种版本，版本 1 为 21×21 个模块，模块是指组成二维码的基本黑白块单元，黑块单元代表数字 1，白块单元代表数字 0。版本 2 为 25×25

个模块,以此类推,每一版本符号比前一版本每边增加 4 个模块,直到版本 40 为 177×177 个模块。

(2) 寻像图形。寻像图形用来识别 QR 码符号,并确定二维码的位置和方向。寻像图形包括 3 个相同的位置探测图形,分别位于符号的左上角、右上角和左下角。每个位置探测图形由 3 个同心的正方形组成,分别为 7×7 个深色模块、5×5 个浅色模块和 3×3 个深色模块。位置探测图形的模块宽度比为 1∶1∶3∶1∶1。

(3) 分隔符。在每个位置探测图形和编码区域之间有宽度为 1 个模块的分隔符,全部由浅色模块组成。

(4) 定位图形。水平和垂直定位图形分别为 1 个模块宽度,是由深色与浅色模块交替组成的一行和一列图形,它们的位置分别位于第 6 行与第 6 列,作用为确定符号的密度和版本,为模块坐标位置做参考。

(5) 校正图形。每个校正图形可看作是 3 个同心的正方形,由 5×5 深色模块、3×3 浅色模块和 1 个中心深色模块构成。校正图形的数量视版本而定。

(6) 编码区域。编码区域包括表示数据码字、纠错码字、版本信息和格式信息的符号字符。

(7) 空白区。空白区为环绕在符号四周的 4 个模块宽的区域,其反射率应与浅色模块相同。

3.3.3　二维码的编码过程

QR 码的编码就是一个将数字信息转换成图形信息的过程,整个过程分为数据分析、数据编码、纠错、构造最终信息、在矩阵中布置模块、掩模,以及添加格式信息和版本信息等几个步骤。

(1) 数据分析是指分析所输入的数据流,确定要进行编码字符的类型、纠错等级和符号版本等。

(2) 数据编码是指将数据字符转换为位流。QR 码包括数字、字母数字、中国汉字、日本汉字和混合模式等多种模式,当需要进行模式转换时,在新的模式段开始前加入模式指示符进行模式转换。在数据序列后面加入终止符。将产生的位流分为每 8 位 1 个码字。必要时加入填充字符以填满按照版本要求的数据码字数。

(3) 纠错编码是指先将码字序列分块,再采用纠错算法按块生成一系列纠错码字,然后将其添加在数据码字序列后,使得符号可以在遇到损坏时不致丢失数据。QR 码有 L、M、Q 和 H 共 4 个纠错等级,对应的纠错容量依次为 7%、15%、25% 和 30%。

(4) 构造最终的码字序列时,先根据版本和纠错等级将数据码字序列分为 n 块,对每一块计算相应块的纠错码字,然后依次将每一块的数据和纠错码字装配成最终的序列。

(5) 在矩阵中布置模块,将寻像图形、分隔符、定位图形、校正图形与码字模块一起放入矩阵。

(6) 掩模。直接对原始数据进行编码可能会在编码区域形成特定的功能图形,造成阅读器误判。为了可靠识别,最好均衡地安排深色与浅色模块。掩模就是使符号的灰度均匀分布,避免位置探测图形的位图 1011101 出现在符号的其他区域。进行掩模前,需要先选择掩模图形。用多个矩阵图形连续地对已知编码区域的模块图形(格式信息和版本信息除外)进行异或(XOR)操作。XOR 操作将模块图形依次放在每个掩模图形上,并将对应于掩模图形的深色模块取反(浅色变成深色,或相反),然后对每个结果图形不合要求的部分记分,选择其中得分最低的图形作为掩模图形。依次将掩模图形用于符号的编码区域。掩模不用于功能图形。

（7）最后将格式信息与版本信息加入符号当中,即完成了 QR 码的编码过程。

3.4　射频识别

射频识别是 20 世纪 90 年代兴起的一种非接触式的自动识别技术,它首先在产品中嵌入电子芯片(称为电子标签),然后通过射频信号自动将产品的信息发送给读写器进行识别。射频识别技术涉及射频信号的编码、调制、传输和解码等多个方面。

射频识别过程无须人工干预,可工作于各种恶劣环境,识别高速运动物体,并同时识别多个标签,操作快捷方便。这些优点使射频识别迅速成为物联网的关键技术之一。

3.4.1　射频识别的分类

射频识别种类繁多,不同的应用场合需要不同的射频识别技术。射频识别系统是按照技术特征进行分类的,其技术特征主要包括射频识别系统的基本工作方式、数据量、可编程、数据载体、状态模式、能量供应、频率范围、数据传输方式和传输距离等。

1. 按可编程划分

射频识别系统按可编程划分为只读型和读写型两种。能否给电子标签写入数据可能会影响到射频识别系统的应用范畴和安全程度。对于简单的射频识别系统来说,电子标签中的信息通常为一个序列号或用户身份证明(User Identification, UID),可在加工芯片时集成进去,以后不能再改动。较复杂的射频识别系统可以通过读写器或专用的编程设备向电子标签写入数据。电子标签的数据写入一般分为无线写入和有线写入两种形式。安全程度要求高的应用场合,通常会采用有线写入的工作方式。

2. 按工作频率划分

射频识别系统中读写器发送数据时使用的射频信号频率被称为系统的工作频率,射频信号是指可以辐射到空间的电磁波。大多数情况下,系统中电子标签的频率与读写器的频率差不多一致,只是发射功率较低一点。系统的工作频率不仅决定着射频识别系统的工作原理和识别距离,还决定着电子标签及读写器实现的难易程度和设备的成本。根据系统工作频率的不同,射频识别系统可分为 4 种:低频系统、高频系统、超高频和微波系统。

（1）低频系统的工作频率范围为 30 kHz～300 kHz，电子标签一般为无源标签，即内部不含电池的标签，标签与读写器之间的距离一般小于 1 m，适合近距离的、低速度的、数据量要求较少的识别应用，如畜牧业的动物识别、汽车防盗类工具识别等。

（2）高频系统的工作频率一般为 3 MHz～30 MHz，电子标签一般也采用无源方式，阅读距离一般也小于 1 m，数据传输速率较高。高频标签可以方便地制成卡状，常用于电子车票、电子身份证等。

（3）超高频与微波系统的工作频率为 433.92 MHz、862 MHz～928 MHz、2.45 GHz 和 5.8 GHz。前两者的标签多为无源标签，后两者的标签多为有源标签，阅读距离一般大于 1 m，典型情况为 4～7 m，最大可达 10 m 以上，通常用于移动车辆识别、仓储物流和电子遥控门锁等。

3. 按距离划分

根据电子标签与读写器的作用距离，射频识别系统可分为密耦合、遥耦合和远距离 3 种系统。

（1）密耦合系统的典型距离为 0～1 cm，使用时必须把电子标签插入读写器或者放置在读写器设定的表面上。电子标签和读写器之间的紧密耦合能够提供较大的能量，可为电子标签中功耗较大的微处理器供电，以便执行较为复杂的加密算法等，因此密耦合系统常用于安全性要求较高且对距离不做要求的设备中。

（2）遥耦合系统的读写距离可达 1 m，大部分射频识别系统属于遥耦合系统。由于作用距离增大，传输能量减少，因此遥耦合系统只能用于耗电量较小的设备中。

（3）远距离系统的读写距离为 1～10 m，有时更远。所有远距离系统都是超高频或微波系统，一般用于数据存储量较小的设备中。

3.4.2　射频识别系统的构成

在实际应用中，射频识别系统的组成可能会因为应用场合和应用目的而不同。但无论是简单的射频识别系统还是复杂的射频识别系统，都具有一些基本的组件，包括电子标签、读写器、中间件和应用系统等，如图 3.8 所示。

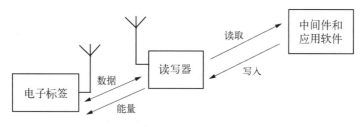

图 3.8　射频识别系统的构成

1. 电子标签

电子标签也称为应答器、射频标签，它粘贴或固定在被识别对象上，一般由耦合元件及芯片组成。每个芯片含有唯一的识别码，保存有特定格式的电子数据，如 EPC（electronic product code,电子产品代码)物品编码信息。当读写器查询时,电子标签会发射数据给读写器,实现信息的交换。标签中有内置天线,用于与读写器进行通信。电子标签有卡状、环状、纽扣状和笔状等形状,图3.9所示为标准卡(左)、异形卡(右上)和一元硬币(右下)的实物对比图。电子标签有多种类型,随应用目的和场合的不同而有所不同。按照不同的分类标准,电子标签可以有许多不同的分类。

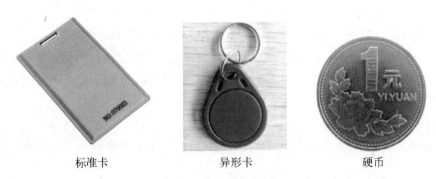

标准卡　　　　　　　　异形卡　　　　　　　　硬币

图3.9　射频识别实卡与硬币对比图

(1) 按供电方式分为无源标签和有源标签。

无源标签内部不带电池,要靠读写器提供能量才能正常工作,常用于需要频繁读写标签信息的地方,如物流仓储、电子防盗系统等。无源标签的优点是成本很低,其信息外人无法进行修改或删除,可防止伪造。缺点是数据传输的距离比有源标签短。

有源标签内部装有板载电源,工作可靠性高,信号传送距离远。有源标签的主要缺点是标签的使用寿命受到电池寿命的限制,随着标签内电池电力的消耗,数据传输的距离会越来越短。有源标签成本较高,常用于实时跟踪系统、目标资产管理等场合。

(2) 根据内部使用存储器的不同,电子标签可分成只读标签和可读写标签。

只读标签内部包含只读存储器(read only memory, ROM)、随机存储器(random access memory, RAM)和缓冲存储器。ROM用于存储操作系统和安全性要求较高的数据。一般来说,ROM存放的标识信息由制造商写入,也可以在标签开始使用时由使用者根据特定的应用目的写入,但这些信息都是无重复的序列码,因此每个电子标签都具有唯一性,这样电子标签就具有防伪的功能。RAM则用于存储标签响应和数据传输过程中临时产生的数据。而缓冲存储器则用于暂时存储调制之后等待天线发送的信息。只读标签的容量一般较小,可以用作标识标签,标识标签中存储的只是物品的标识号码,物品的详细信息还需要根据标识号码到与系统连接的数据库中去查找。

可读写标签内部除了包含ROM、RAM和缓冲存储器外,还包含有可编程存储器。可编程存储器允许多次写入数据。可读写标签存储的数据一般较多,标签中存储的数据不仅有标识信息,还包括大量其他信息,如防伪校验等。

2. 读写器

读写器是一个捕捉和处理射频识别电子标签数据的设备,它能够读取电子标签中的数据,也可以将数据写到标签中。常见的几种读写器如图3.10所示。

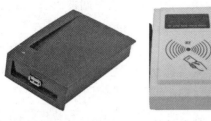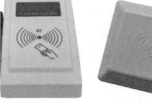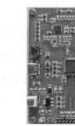

图 3.10　常见的几种读写器　　　　图 3.11　典型的射频识别读
　　　　　　　　　　　　　　　　　　　　写器内部模块图

从支持的功能角度来说,读写器的复杂程度显著不同,名称也有所不同。一般把单纯实现无接触读取电子标签信息的设备称为阅读器、读出装置或扫描器,把实现向射频标签内存中写入信息的设备称为编程器或写入器,综合具有无接触读取与写入射频标签内存信息的设备称为读写器或通信器。图 3.11 显示了一个典型的射频识别读写器内部包含的全向读写器模块。

编程器是向电子标签写入数据的设备,只有可读写的电子标签才需要编程器。对电子标签的写操作必须在一定的授权控制下进行。标签信息的写入方式可分为以下两种。

(1) 电子标签信息的写入采用有线接触方式实现。这种方式通常具有多次改写的能力,例如目前使用的铁路货车电子标签信息的写入即为这种方式。标签在完成信息写入后,通常需要将写入口密闭起来,以满足防潮、防水或防污等要求。

(2) 电子标签在出厂后,允许用户通过专用设备以无接触的方式向电子标签写入数据。具有无线写入功能的电子标签通常具有其唯一的不可改写的 UID。这种功能的电子标签趋向于一种通用电子标签。在日常应用中,可根据实际需要,仅对其 UID 进行识读,或仅对指定的电子标签内存单元进行读写。

3. 射频识别系统中间件

随着射频识别技术越来越广泛的应用,各种各样的射频识别读写器设备也应运而生。面对这些新的设备,使用者们面对的问题是:如何才能将现有的系统与这些新的射频识别读写器连接起来? 这个问题的本质是应用系统与硬件接口的问题。射频识别中间件为解决这一问题做出了重要贡献,成为射频识别技术应用的核心解决方案。

射频识别中间件是一种独立的系统软件或服务程序,介于前端读写器硬件模块与后端数据库、应用软件之间,是射频识别读写器和应用系统之间的中介。应用程序使用中间件提供的通用应用程序接口(API),连接到各种各样新式的射频识别读写器设备,从而读取射频识别标签数据。射频识别中间件屏蔽了射频识别设备的多样性和复杂性,能够为后台业务系统提供强大的支撑,从而推动射频识别技术有更广泛、更丰富的射频识别应用。

目前,国内外许多 IT 公司已先后推出了自己的射频识别中间件产品。例如,IBM 和 Oracle 的中间件基于 Java,遵循 J2EE 企业架构;而微软公司的射频识别中间件则基于 SQL 数据库和 Windows 操作系统。

中间件作为一个软硬件集成的桥梁,一方面负责与射频识别硬件及配套设备的信息交互与管理,另一方面负责与上层应用软件的信息交换。因此大多数中间件由读写器适配器、事件管理器和应用程序接口 3 个组件组成。

(1) 读写器适配器提供读写器和后端软件之间的通信接口,并支持多种读写器,消除不同读写器与接入点(access point,AP)之间的差别,避免每个应用程序都要编写适应不同类型读写器的 API 程序的麻烦,也省去了多对多连接的维护复杂性问题。

(2) 事件管理器的功能主要包括以下几个方面:观察所有读写器的状态;提供产品电子代码 EPC 和非 EPC 转化的功能;提供管理读写器的功能,如新增、删除、停用、群组等;去重或过滤读写器接收的大量未经处理的数据,取得有效数据。

(3) 应用程序接口的作用是提供一个基于标准的服务接口。它连接企业内部现有的数据库,使外部程序可以通过中间件取得 EPC 或非 EPC 信息。

4. 应用系统

应用系统主要完成数据信息的存储、管理,以及对电子标签的读写控制。射频识别系统的应用系统可以是各种大小不一的数据库或供应链系统,也可以是面向特定行业的、高度专业化的库存管理数据库,或者是继承了射频识别管理模块的大型企业资源计划(enterprise resource planning,ERP)数据库的一部分。企业资源计划 ERP 是一种集成化的企业信息管理软件系统。

应用系统通过串口或网络接口与读写器连接,它由硬件和软件两大部分组成。硬件部分主要为计算机,软件部分则包括各种应用程序和数据库等。数据库用于存储所有与标签相关的数据,供应用程序使用。

3.4.3　电子标签的结构

电子标签的种类因其应用目的而异,依据作用原理,电子标签可分为以集成电路为基础的电子标签和利用物理效应的电子标签。

1. 以集成电路为基础的电子标签

此类标签主要包括 4 个功能块:天线、高频接口、地址和安全逻辑单元、存储单元,其基本结构如图 3.12 所示。

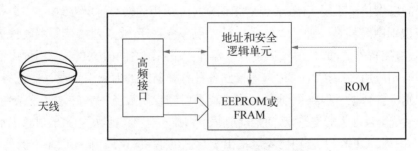

图 3.12　以集成电路为基础的电子标签结构

(1) 标签天线是在电子标签和读写器之间传输射频信号的发射与接收装置。它接收读写器的射频能量和相关的指令信息,并把存储在电子标签中的信息发射出去。

（2）高频接口是标签天线与标签内部电路之间联系的通道，它将天线接收的读写器信号进行解调并提供给地址和安全逻辑模块进行再处理。当需要发送数据至读写器时，高频接口通过副载波调制或反向散射调制等方法对数据进行调制，之后再通过天线发送。

（3）地址和安全逻辑单元是电子标签的核心，控制着芯片上的所有操作。如典型的"电源开启"逻辑，它能保证电子标签在得到充足的电能时进入预定的状态，"I/O 逻辑"能控制标签与读写器之间的数据交换，安全逻辑则能执行数据加密等保密操作。

（4）存储单元包括只读存储器、可读写存储器及带有密码保护的存储器等。只读存储器存储着电子标签的序列号等需要永久保存的数据，而可读写存储器则通过芯片内的地址和数据总线与地址和安全逻辑单元相连。

另外，部分以集成电路为基础的电子标签除了以上几部分外，还包含微处理器。具有微处理器的电子标签有自己的操作系统，操作系统的任务包括对标签数据进行存储操作、对命令序列进行控制、管理文件，以及执行加密算法等。

2. 利用物理效应的电子标签

这类电子标签的典型代表是声表面波（surface acoustic wave，SAW）电子标签，它是综合电子学、声学、半导体平面工艺技术和雷达及信号处理技术制成的。所谓声表面波，就是指传播于压电晶体表面的声波，传播损耗很小。声表面波元件是基于声表面波的物理特性和压电效应支撑的传感元件。在射频识别系统中，声表面波电子标签的工作频率目前主要为 2.45 GHz，多采用时序法进行数据传输。

声表面波电子标签的基本结构如图 3.13 所示，长条状的压电晶体基片的端部有叉指换能器，基片通常采用石英铌酸锂或钽酸锂等压电材料制作。利用基片材料的压电效应，叉指换能器将电信号转换成声信号，并局限在基片表面传播。然后，输出叉指换能器再将声信号恢复成电信号，实现电—声—电的变换过程，完成电信号处理。在压电基片的导电板上附有偶极子天线，其工作频率和读写器的发送频率一致。在电子标签的剩余长度上安装了反射器，反射器的反射带通常由铝制成。

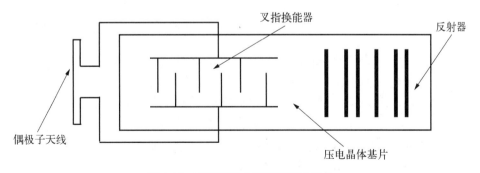

图 3.13 声表面波电子标签基本结构

声表面波电子标签的工作机制为：读写器的天线周期性地发送高频询问脉冲，在电子标签偶极子天线的接收范围内，接收到的高频脉冲被馈送至导电板，加载到导电板上的脉冲引起压电晶体基片的机械形变，这种形变以声表面波的形式向两个方向传播：一部分表面波被分布在基片上的每个反射器反射,而剩余部分到达基片的终端后被吸收。反射的声表面波返回到叉指换能器,在那里被转换成射频脉冲序列电信号(即将声波变换为电信号),并被偶极子天线传送至读写器。读写器接收到的脉冲数量与基片上的反射带数量相符,单个脉冲之间的时间间隔与基片上反射带的空间间隔成比例,从而通过反射的空间布局可以表示一个二进制的数字序列。如果将反射器组按某种特定的规律设计,使其反射信号表示规定的编码信息,那么阅读器接收到的反射高频电脉冲中就带有该物品的特定编码。再通过解调与处理,就能达到自动识别的目的。

3.4.4　读写器的结构

在射频识别系统中,读写器收到应用软件的指令后,指挥电子标签做出相应的动作。相对于电子标签来说,读写器是命令的主动方。读写器一方面与电子标签通信获取信息,另一方面通过网络将信息传送到数据交换与管理系统中。读写器通常由高频模块、控制单元、存储器、通信接口、天线及电源等部件组成,如图 3.14 所示。

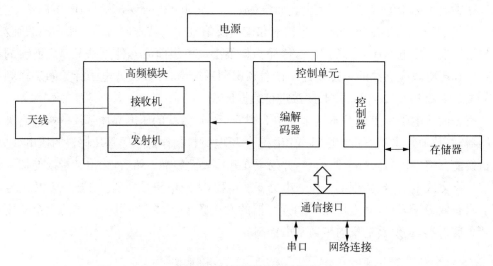

图 3.14　读写器组成示意图

(1) 高频模块。高频模块连接读写器天线和内部电路,包含发射机和接收机两部分,一般有两个分隔开的信号通道。发射机的功能是对要发射的信号进行调制,在读写器的作用范围内发送电磁波信号,将数据传送给标签;接收机则接收标签返回给读写器的数据信号,并进行解调,提取出标签回送的数据,再传递给微处理器。若标签为无源标签,发射机则产生高频的发射功率,帮助启动电子标签,并为它提供能量。高频模块与天线直接连接,目前有的读写器高频模块可以同时连接多个天线。

(2) 控制单元。控制单元的核心部件是微处理器 MPU,它是读写器芯片有序工作的指挥中心,通过编制相应的 MPU 控制程序可以实现收发信号,以及与应用程序之间的接口(API)。具体功能包括以下几个方面:与应用系统软件进行通信,执行从应用系统软件发来的命令,控制与标签的通信过程,信号的实解码。对于一些中高档的射频识别系统来说,控制单元还有些附加功能:执行防碰撞算法,对键盘、显示设备等其他外设的控制,对电子标签和读写器之间要传送的数据进行加密和解密,进行电子标签和读写器之间的身份验证等。

(3) 存储器。存储器一般使用随机存取存储器(random access memory, RAM),用来存储读写器的配置参数和阅读标签的列表。

(4) 通信接口。通信接口用于连接计算机或网络,一般分为串行通信接口和网络接口 2 种。串行通信接口是目前读写器普遍采用的接口方式,读写器同计算机通过串口 RS-232 或 RS-485 连接。串行通信的缺点是通信受电缆长度的限制,通信速度较低,另外更新维护的成本较高。网络接口通过有线或无线方式连接网络读写器和主机。其优点是同主机的连接不受电缆的限制,维护更新容易;缺点是网络连接可靠性不如串行接口,一旦网络连接失败,就无法读取标签数据。随着物联网技术的发展,网络接口将会逐渐取代串行通信接口。

(5) 读写器天线。读写器天线发射射频载波,并接收从标签反射回来的射频载波。对于不同工作频段的射频识别系统,天线的原理和设计有着根本的不同。读写器天线的增益和阻抗特性会对射频识别系统的作用距离等产生影响;反之,射频识别系统的工作频段又对天线尺寸及辐射损耗有一定的要求,所以读写器天线设计的好坏关系到整个射频识别系统的成功与否。常见的天线类型主要包括偶极子天线、微带贴片天线和线圈天线等。偶极子天线辐射能力强、制造工艺简单、成本低,具有全向性,通常用于远距离射频识别系统;微带贴片天线是定向的,但工艺较复杂,成本较高;线圈天线用于电感耦合方式,适合近距离的射频识别系统。

3.4.5　射频识别系统的能量传输

在射频识别系统中,无源电子标签需要读写器为其提供能源,以便进行数据传输。当无源电子标签进入读写器的磁场后,接收读写器发出射频信号,然后凭借感应电流所获得的能量,把存储在芯片中的产品信息发送出去。如果是有源标签,则会主动发送某一频率的信号。

读写器及电子标签之间的能量感应方式大致可以分成两种类型:电感耦合和电磁反向散射耦合。一般低频的射频识别系统大都采用电感耦合,而高频的射频识别系统大多采用电磁反向散射耦合。

耦合就是两个或两个以上电路构成一个网络,当其中某电路的电流或电压发生变化时,影响其他电路发生相应变化的现象。通过耦合作用,能将某电路的能量(或信息)传输到其他电路中去。

1. 电感耦合

电感耦合是通过高频交变磁场实现的,依据的是电磁感应定律。当一个电路中的电流或电压发生波动时,该电路中的线圈(称为初级线圈)内便产生磁场,在同一个磁场中的另外一组或几组线圈(称为次级线圈)上就会产生相应比例的磁场(与初级线圈和次级线圈的匝数有关),磁场的变化又会导致电流或电压的变化,因此便可以进行能量传输。

电感耦合系统的电子标签通常由芯片和作为天线的大面积线圈构成,大多为无源标签,芯片工作所需的全部能量必须由读写器提供。读写器发射磁场的一部分磁感线穿过电子标签的天线线圈时,电子标签的天线线圈就会产生一个电压,将其整流后便能作为电子标签的工作能量。典型的电感耦合无源电子标签的电路如图3.15所示。

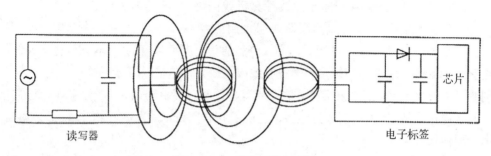

图3.15 无源电子标签电路

电感耦合方式一般适合于中、低频工作的近距离射频识别系统,典型的工作频率有125 kHz、225 kHz 和 13.56 MHz,识别作用距离一般小于 1 m。

2. 电磁反向散射耦合

电磁反向散射耦合也就是雷达模型,发射出去的电磁波碰到目标后反射,反射波携带回目标的信息,这个过程依据的是电磁波的空间传播规律。

当电磁波在传播过程中遇到空间目标时,其能量的一部分会被目标吸收,另一部分以不同强度散射到各个方向。在散射的能量中,小部分携带目标信息反射回发射天线,并被天线接收。对接收的信号进行放大和处理,即可得到目标的相关信息。读写器发射的电磁波遇到目标后会发生反射,遇到电子标签时也是如此。

由于目标的反射性通常随着频率的升高而增强,所以电磁反向散射耦合方式一般适用于高频、微波工作的远距离射频识别系统,典型的工作频率有 433 MHz、915 MHz、2.45 GHz 和 5.8 GHz。识别作用距离大于 1 m,典型作用距离为 3~10 m。

3.4.6 射频识别系统的数据传输

射频识别系统的数据传输分两部分:电子标签与读写器之间的数据传输,读写器与计算机之间的数据传输。电子标签与读写器之间的数据传输通常是无线通信,写入标签时可能采用有线通信。读写器与计算机之间的数据传输通常是有线通信,如以太网接口或 USB 接口,也可以采用无线通信接口,如 Wi-Fi、蓝牙等接口。

电子标签中存储了物品的信息,这些信息主要包括全球唯一标识符 UID、标签的生产信息及用户数据等。以典型的超高频电子标签 ISO 为例,其内部一般具有 8~255 字节的存储空间,存储格式如表3.1所示。电子标签能够自动或在外力的作用下把存储的信息发送出去。

表 3.1 电子标签 ISO18000‐6B 的一般存储模式

字 节 地 址	域　　名	写 入 者	锁 定 者
0～7	全球唯一标识符(UID)	制造商	制造商
8,9	标签生产厂	制造商	制造商
10,11	标签硬件类型	制造商	制造商
12～17	存储区格式	制造商或用户	根据应用的具体要求
18 及以上	用户数据	用户	根据具体的要求

根据射频识别系统的工作模式,以及读写器与电子标签之间的能量传输方法等,电子标签回送数据到读写器的方法也有所不同。按电子标签发起通信的主动性,电子标签与读写器之间数据传输的工作方式可分为主动式、被动式和半被动式 3 种。按系统传递数据的方向性和连续性,数据传输的工作方式又可分为全双工通信、半双工通信和时序通信 3 种。

(1) 在主动式工作方式中,电子标签与读写器之间的通信是由电子标签主动发起的,不管读写器是否存在,电子标签都能持续发送数据。主动式工作方式的电子标签通常为有源电子标签,电子标签的板载电路包括微处理器、传感器、I/O 端口和电源电路等,因此主动式电子标签系统能用自身的射频能量主动发送数据给读写器,而不需要读写器来激活数据传输。而且,此类标签可以接收读写器发来的休眠命令或唤醒命令,从而调整自己发送数据的频率或进入低功耗状态,以节省电能。

(2) 在被动式工作方式中,电子标签通常为无源电子标签,它与读写器之间的通信要由读写器发起,标签进行响应。被动式电子标签的传输距离较短,但是由于其构造相比主动式标签简单,而且价格低廉、使用寿命较长,因此被广泛应用于各种场合,如门禁系统、交通系统、身份证或消费卡等。

(3) 在半被动式工作方式中,电子标签也包含板载电源,但电源仅仅为标签的运算操作提供能量,其发送信号的能量仍由读写器提供。标签与读写器之间的通信由读写器发起,标签为响应方。其与被动式电子标签的区别:它不需要读写器来激活,可以读取更远距离的读写器信号,距离一般在 30 m 以内。由于无须读写器激活,标签能有充足的时间被读写器读写数据,即使标签处于高速移动状态,仍能被可靠地读写。

在全双工通信系统中,电子标签与读写器之间可在同一时刻双向传送信息;在半双工通信系统中,电子标签与读写器之间也可以双向传送信息,但在同一时刻只能向一个方向传送信息。

一般来说,所有已知的数据调制方法都可用于从电子标签到读写器的数据传输,这与工作频率或耦合方式无关。常用的二进制数据传输的调制方式包括 ASK、FSK 和 PSK 等。

在全双工和半双工系统中,电子标签响应的数据是在读写器发出电磁场或电磁波的情况下发送出去的。与读写器本身的信号相比,电子标签的信号在接收天线上是很弱的,所以必须使用合适的传输方法,以便把电子标签的信号与读写器的信号区别开来。在实践中,尤其是针对无源电子标签系统,从电子标签到读写器的数据传输一般采用负载调制技术将电子标签数据加载到反射波上。

负载调制技术就是利用负载的变动使电压源的电压产生变动,达到传输数据的目的。假设有一个源,如电压源,当这个电压源带负载时,负载的大小会对电源的电压产生不同的影响,利用负载的变动而使电压源的电压产生变动,这就是负载调制的基本方法。负载调制技术可分为直接负载调制和使用副载波的负载调制两种。

在直接负载调制中,反射波的频率与读写器的发送频率一致,电子标签的天线(或线圈)是读写器发射天线(或线圈)的负载,电子标签通过控制天线上的负载电阻的接通和断开,改变天线回路的参数,使读写器端被调制,从而以微弱的能量实现了从电子标签到读写器的数据传输。

由于读写器天线与电子标签天线之间的耦合很弱,采用直接负载调制的方法时,读写器天线上表示有用信号的电压波动在数量级上比读写器的输出电压小很多。要检测这些很小的电压变化,需要在电路上花费巨大开销,这时可以采用利用副载波的负载调制来传输数据。所谓副载波,是指把信号调制在载波1上后,出于某种原因,对调制结果再进行一次调制,调制到另外一个更高频率的载波2上,这里载波1就称为副载波。当电子标签的负载电阻以很高的时钟频率接通或断开时,读写器能很容易地检测到这些变化。

在时序系统中,一个完整的读周期是由充电阶段和读出阶段两个时段构成的。在电感耦合时序系统的电子标签电路中,包含一个脉冲结束探测器。该探测器监视电子标签线圈上的电压曲线,以识别读写器的断开时刻。当读写器处于工作状态时,电子标签的天线即感应线圈中将产生感应电流,此时电子标签上的电容器处于充电状态。当电子标签识别到读写器的断开状态时,充电阶段结束,电子标签芯片上的振荡器被激活,它与电子标签线圈一起构成振荡回路,作为固定频率发生器使用。此时电子标签线圈上产生的弱交变磁场能被读写器接收。

为了能够调制在无源情况下的高频信号,电路中还有一个附加的调制电容器,与谐振回路并联起来,可实现FSK调制。当所有数据发送完毕后,激活放电模式,电子标签上的充电电容开始放电,以保证在下个充电周期到来前完全复位。

全双工和半双工的共同点是从读写器到电子标签的能量传输是连续的,与数据传输的方向无关。时序方法则不同,读写器辐射出的电磁场短时间周期性地断开,这些间隔被电子标签识别出来,并被用于从电子标签到读写器的数据传输。其实,这是一种典型的雷达工作方式。时序方法的缺点是:在读写器发送间歇时,电子标签的能量供应中断,这就必须通过装入足够大的辅助电容器或辅助电池进行能量补偿。

3.4.7　射频识别系统的防碰撞机制

在射频识别系统的应用中,会发生多个读写器和多个电子标签同时工作的情况,这就会造成读写器和电子标签之间相互干扰,无法读取信息,这种现象称为碰撞。碰撞可分为两种,即电子标签的碰撞和读写器的碰撞。

电子标签的碰撞是指一个读写器的读写范围内有多个电子标签,当读写器发出识别命令后,处于读写器范围内的各个标签都将做出应答,当出现两个或多个标签在同一时刻应答时,标签之间就出现干扰,产生读写器无法正常读取的问题。

读写器的碰撞情况比较多,包括读写器间的频率干扰和多读写器—标签干扰。读写器间的频率干扰是指读写器为了保证信号覆盖范围,一般具有较大的发射功率,当频率相近、距离很近的两个读写器一个处于发送状态、一个处于接收状态时,读写器的发射信号会对另一个读写器的接收信号造成很大干扰。多读写器—标签干扰是指当一个标签同时位于两个或多个读写器的读写区域内时,多个读写器会同时与该标签进行通信,此时标签接收到的信号为两个读写器信号的矢量和,导致电子标签无法判断接收的信号属于哪个读写器,也就不能进行正确应答。

在射频识别系统中,会采用一定的策略或算法来避免碰撞现象发生,其中常采用的防碰撞方法有空分多址法、频分多址法和时分多址法。

(1) 空分多址法是在分离的空间范围内重新使用频率资源的技术。其实现方法有两种:一种是将读写器和天线的作用距离按空间区域进行划分,把多个读写器和天线放置在一起形成阵列,这样,联合读写器的信道容量就能重复获得;另一种是在读写器上采用一个相控阵天线,该天线的方向对准某个电子标签,不同的电子标签可以根据其在读写器作用范围内的角度位置被区分开来。空分多址方法的缺点是天线系统复杂度较高,且费用昂贵,因此一般用于某些特殊的场合。

(2) 频分多址法是把若干个不同载波频率的传输通路同时供给用户使用的技术。一般情况下,从读写器到电子标签的传输频率是固定的,用于能量供应和命令数据传输。而电子标签向读写器传输数据时,电子标签可以采用不同的、独立的副载波进行数据传输。频分多址法的缺点是读写器成本较高,因此这种方法通常也用于特殊场合。

(3) 时分多址法是把整个可供使用的通信时间分配给多个用户使用的技术,它是RFID 系统中最常使用的一种防碰撞方法。时分多址法可分为标签控制法和读写器控制法。标签控制法通常采用 ALOHA 算法,也就是电子标签可以随时发送数据,直至发送成功或放弃。读写器控制法就是由读写器观察和控制所有的电子标签,通过轮询算法或二分搜索算法,选择一个标签进行通信。轮询算法就是按照顺序对所有的标签依次进行通信。二分搜索算法由读写器判断是否发生碰撞,如果发生碰撞,则把标签范围缩小再进一步搜索,最终确定与之通信的标签。

3.5　近场通信

近场通信(near field communication,NFC)由射频识别及网络技术整合演变而来,并向下兼容射频识别。电磁辐射源产生的交变电磁场可分为性质不同的两部分,其中一部分电磁场能量在辐射源周围空间及辐射源之间周期性地来回流动,不向外发射,称为感应场(近场);另一部分电磁场能量脱离辐射体,以电磁波的形式向外发射,称为辐射场(远场)。近场和远场的划分比较复杂,一般来讲,近场是指电磁波场源中心 3 个波长范围内的区域,而 3 个波长之外的空间范围则称为远场。在近场区内,磁场强度较大,可用于短距离通信。因此近场通信也就是一种短距离的高频无线通信技术,它允许电子设备之间进行非接触式的点对点数据传输。

3.5.1　近场通信的技术特点

近场通信的通信频带为 13.56 MHz,通信距离最大 10 cm,目前的数据传输速率为 106 kbit/s、212 kbit/s 和 424 kbit/s。近场通信由射频识别技术演变而来,与射频识别相比,近场通信具有以下特点。

(1) 近场通信将非接触式读卡器、非接触卡和点对点功能整合进一块芯片,而射频识别必须由读写器和电子标签组成。射频识别只能实现信息的读取及判定,而近场通信技术则强调的是信息交互。通俗地说,近场通信就是射频识别的演进版本,近场通信的通信双方可以近距离交换信息。例如,内置近场通信芯片的近场通信手机既可以作为射频识别无源标签使用,进行费用支付,也可以当作射频识别读写器,用于数据交换与采集,还可以进行近场通信手机之间的数据通信。

(2) 近场通信传输范围比射频识别小。射频识别的传输范围可以达到几米,甚至几十米,但由于近场通信采取了独特的信号衰减技术,相对于射频识别来说,近场通信具有距离近、带宽高及能耗低等特点。而且,近场通信的近距离传输也为近场通信提供了较高的安全性。

(3) 应用方向不同。目前来看,近场通信主要针对电子设备间的相互通信,而射频识别则更擅长长距离识别。射频识别广泛应用在生产、物流、跟踪和资产管理上,而近场通信则在门禁、公交及手机支付等领域内发挥着巨大的作用。

与其他无线通信方式相比,如红外和蓝牙,近场通信也有其独特的优势。作为一种近距离私密通信技术,近场通信比红外通信建立时间短、能耗低、操作简单、安全性高。红外通信时设备必须严格对准才能传输数据。与蓝牙相比,虽然近场通信在传输速率与距离上比不上蓝牙,但近场通信不需要复杂的设置程序,可以自动创建快速安全的连接,从近场通信移动设备检测、身份确认到数据存取只需要约 0.1 s 的时间即可完成,且无须电源。近场通信可以和蓝牙互为补充,共同存在。

3.5.2　近场通信系统工作原理

作为一种新兴的近距离无线通信技术,近场通信被广泛应用于多个电子设备之间的无线连接,进而实现数据交换和服务。根据应用需求不同,近场通信芯片可以集成在 SIM 卡、SD 卡或其他芯片上。

1. 近场通信系统的组成

近场通信系统由两部分组成:近场通信模拟前端和安全单元。模拟前端包括近场通信控制器与天线。近场通信控制器是近场通信的核心,它主要由模拟电路(包括输出驱动、调制解调、编解码、模式检测和电磁频率(radio frequency,RF)检测等功能)、收发传输器、处理器、缓存器和主机接口等几部分构成。近场通信安全单元则协助管理控制应用和数据的安全读写。近场通信手机通常使用单线协议(single wire protocol,SWP)连接SIM 卡和近场通信芯片,连接方案如图 3.16 所示。SIM 卡就是手机所用的用户身份识别卡。SWP 是 ETSI(欧洲电信标准协会)制定的 SIM 卡与近场通信芯片之间的通信接口标准。图中的 VCC 表示电源线,GND 表示地线,CLK 表示时钟,RST 表示复位。

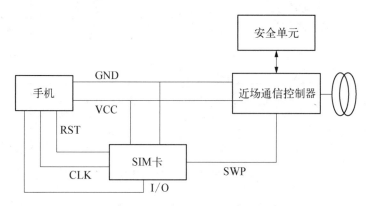

图 3.16 基于 SWP 的近场通信方案

2. 近场通信的使用模式

对于使用近场通信进行通信的两个设备来说,必须有一个充当近场通信读写器,另一个充当近场通信标签,通过读写器对标签进行读写。但相比射频识别系统,近场通信的一个优势在于,近场通信终端通信模式的选择并不是绝对的。例如具备近场通信终端的手机,其存储的信息既能够被读写器读取,同时手机本身也能作为读写器,还能实现两个手机间的点对点近距离通信。一般来说,近场通信的使用模式有以下 3 种。

(1)卡模式。这种模式其实相当于一张采用射频识别技术的射频卡。在该模式中,近场通信设备作为被读设备,其信息被近场通信识读设备采集,然后通过无线功能将数据发送到应用处理系统进行处理。另外,这种方式有一个极大的优点,那就是近场通信卡片通过非接触读卡器的射频场来供电,即便被读设备(如手机)没电也可以工作。在卡模式中,近场通信设备可以作为信用卡、借记卡、标识卡或门票使用,实现"移动钱包"的功能。

(2)读写模式。在读写模式中,近场通信设备作为非接触读卡器使用,可以读取标签,比如从海报或者展览信息电子标签上读取相关信息,这与条码扫描的工作原理类似。基于该模式的典型应用有本地支付、电子票应用等。例如,可以使用手机上的应用程序扫描近场通信标签获取相关信息,再通过无线传送给应用系统。

(3)点对点模式(P2P 模式)。在 P2P 模式中,近场通信设备之间可以交换信息,实现数据点对点传输,如下载音乐、交换图片或者同步设备地址簿等。这个模式和红外差不多,可用于数据交换,只是传输距离比较短,但是传输建立时间很短,且传输速度快,功耗也低。

3. 近场通信的工作模式

近场通信工作于 13.56 MHz 频段,支持主动和被动两种工作模式及多种传输数据速率。在主动模式下,每台设备在向其他设备发送数据时,必须先产生自己的射频场,即主叫和被叫都需要各自发出射频场来激活通信。该工作模式可以获得非常快速的连接设置。主动通信模式如图 3.17 所示。

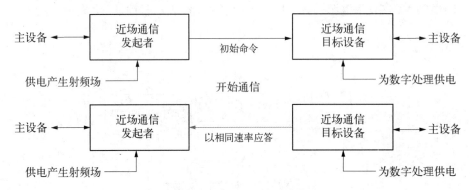

图 3.17　近场通信主动通信模式

在被动模式下,近场通信终端像射频识别标签一样作为一个被动设备,其工作能量从通信发起者传输的磁场中获得。被动通信模式如图 3.18 所示。近场通信发起设备可以选择 106 kbit/s、212 kbit/s 或 424 kbit/s 中的一种传输速度,将数据发送到另一台设备。近场通信终端使用负载调制技术,从发起设备的射频场获取能量,再以相同的速率将数据传回发起设备。此通信机制与基于 ISO14443A、MIFARE 和 FeliCa 的非接触式 IC 卡兼容,因此近场通信发起设备在被动模式下,可以用相同的连接和初始化过程检测非接触式 IC 卡或近场通信目标设备,并与之建立联系。在被动通信模式中,近场通信设备不需要产生射频场,可以大幅降低功耗,从而储备电量用于其他操作。

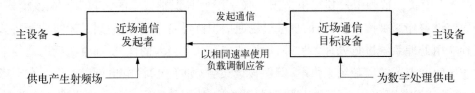

图 3.18　近场通信被动通信模式

一般来说,在卡模式下,近场通信终端与其他设备通信时采用被动通信模式,近场通信终端为被动设备,其他读卡器是主动设备,产生射频场。在读卡器模式下,近场通信终端是主动设备,属于主动通信模式,近场通信终端具有非接触式 IC 卡读写器功能,可以读取采用相同标准的外部非接触式 IC 卡。在点对点模式下,近场通信终端在与其他设备通信时,工作的双方都分别可作为主动设备或被动设备,进行点对点的数据传输,因此既可以采用被动通信模式,也可以采用主动通信模式。

在实际的通信中,为了防止干扰正在工作的其他近场通信设备(包括工作在此频段的其他电子设备),近场通信标准规定任何近场通信设备在呼叫前都要进行系统初始化以检测周围的射频场。当周围近场通信频段的射频场小于规定的限值(0.187 5 A/m)时,该近场通信设备才能呼叫。近场通信设备建立通信以后,就需要进行数据交换,交换的数据信息中包括两字节的数据交换请求与响应指令、字节的传输控制信息、字节的设备识别码,以及 1 字节的数据交换节点地址。在数据交换完成后,主叫可以利用数据交换协议进行拆线。一旦拆线成功,主叫和被叫都回到了初始化状态。

3.6　其他自动识别技术

条码识别、二维码识别、射频识别和近场通信等识别技术是目前物联网应用比较广泛的自动识别技术,除此之外,磁卡识别、IC 卡识别、语音识别、光学字符识别和生物识别等也在人们的日常生活中占据着重要地位。

3.6.1　卡识别

卡识别技术是一种常见的自动识别技术,比较典型的是磁卡识别和 IC 卡识别技术。其中,磁卡属于磁存储器识别技术,IC 卡属于电存储器识别技术。

1. 磁卡识别技术

磁卡是利用磁性载体记录信息,用来标识身份或其他用途的卡片,它出现于 20 世纪 70 年代,伴随着 ATM 机的出现而首先被应用于银行业。磁卡的类型有很多种,根据磁卡的抗磁性可分为一般抗磁力卡和高抗磁力卡,根据磁性材料的分布又分为磁条型和全涂磁型。磁条型磁卡由磁条和基片组成。全涂磁型磁卡则是将磁性材料涂满整个基片。

磁卡读写器由磁头、电磁体(称为消磁器)、编码解码电路和指示灯等几个部件组成。读写器读取磁卡信息时,磁卡以一定的速度通过装有线圈的工作磁头,磁卡的外部磁感线切割线圈,在线圈中产生感应电动势,从而传输了被记录的信号。解码器识读到这种磁性变换,并将它们转换成相应的数字,再通过读写器与计算机之间的接口将数据传输给计算机。

磁卡的优点是具有现场改写数据的能力,缺点是磁卡容易磨损、断裂和消磁,目前已逐渐被 IC 卡取代。

2. IC 卡识别技术

集成电路卡(integrated circuit card,IC 卡)的核心部分是集成电路芯片,芯片中包括了存储器、译码电路、接口驱动电器、逻辑加密控制电路甚至微处理器单元等各种功能电路。IC 卡的种类有很多,如饭卡、购电(气)卡和手机 SIM 卡等。根据不同的标准,IC 卡可以有以下两种分类方式。

1) 根据集成电路芯片分类

IC 卡根据集成电路芯片的不同品种可以分成 3 大类:存储器卡、逻辑加密卡和智能卡。

（1）存储器卡的集成电路芯片主要为可擦除可编程只读存储器（EEPROM）或者闪存。存储器卡不能处理信息，只作为简单的存储设备，可作为磁卡应用场合的替代品，产品有爱特梅尔公司（Atmel）的 EEPROM 卡等。

（2）逻辑加密卡中的集成电路具有安全控制逻辑，采用 ROM、PROM 和 EEPROM 等存储技术，适用于需要保密但对安全性要求不是太高的场合，如电话卡、上网卡和停车卡等小额消费场合，Atmel 的 AT88SC200、飞利浦的 PC2042 及西门子的 SLE4418/4428/4432/4442 等都属于逻辑加密卡。

（3）智能卡采用微处理器芯片作为卡芯，并包含 EPROM、随机存储器 RAM，以及固化在只读存储器 ROM 中的片内操作系统 COS。智能卡属于卡上单片机系统，可以采用 DES、RSA 等加密对数据进行保护，防止伪造。智能卡多用于对数据安全保密性特别敏感的场合，如信用卡、手机 SIM 卡等。

2）根据 IC 卡上数据的读写方法分类

根据 IC 卡上数据的读写方法可分为两种：接触型 IC 卡和非接触型 IC 卡。接触型 IC 卡是种与信用卡般大小的塑料卡片，在固定位置嵌入了一个集成电路芯片。其表面可以看到方形的镀金接口，共有 8 个或 6 个金属触点，用于与读写器接触。因此进行读写操作时必须将 IC 卡插入读写器，读写完毕，卡片自动弹出，或人为抽出。接触式 IC 卡刷卡相对慢，但可靠性高，多用于存储信息量大、读写操作复杂的场合。

非接触式 IC 卡由集成电路芯片、感应天线和基片组成，芯片和天线完全密封在基片中无外露部分。从工作原理上看，非接触式 1C 卡实质上是射频识别技术和 IC 卡技术相结合的产物。因其结束了无源和免接触难题，因此被广泛应用于身份识别、公共交通自动售票系统和电子货币等多个领域。

3.6.2　语音识别

语音识别技术开始于 20 世纪 50 年代，其目标是将人类语音中的词汇内容转换为计算机可识别的数据，语音识别技术并非一定要把说出的语音转换为字典词汇，在某些场合只要转换为一种计算机可以识别的形式就可以了，典型的情况是使用语音开启某种行为，如组织某种文件、发出某种命令或开始对某种活动录音。语音识别技术是语音信号处理的一个重要研究方向，是模式识别的一个分支，涉及生理学、心理学、语言学、计算机科学及信号处理等诸多领域，甚至还涉及人的体态语言（如人在说话时的表情、手势等行为动作），需要的技术包括信号处理、模式识别、概率论和信息论、发声机理和听觉机理，以及人工智能等。

1. 语音识别的分类

语音识别系统按照不同的角度、不同的应用范围、不同的性能要求会有不同的系统设计和实现，也会有不同的分类。

（1）从要识别的单位考虑，也是对说话人说话方式的要求，可以将语音识别系统分为三类：孤立词语音识别系统、连接词语音识别系统和连续语音识别系统。孤立词语音识别系统识别的单元为字、词或短语,这些单元组成可识别的词汇表,每个单元都通过训练建立标准模板。孤立词识别系统要求输入每个词后要停顿。连接词语音识别系统以比较少的词汇为对象,能够完全识别每一个词。识别的词汇表和模型也是字、词或短语。连接词识别系统要求每个词都清楚发音,可以出现少量的连音现象。连续语音识别系统以自然流利的连续语音作为输入,允许大量连音和变音出现。

(2) 从说话者与识别系统的相关性考虑,可以将语音识别系统分为三类:特定人语音识别系统、非特定人语音系统和多人的识别系统。特定人语音识别系统仅考虑对专人的话音进行识别,如标准普通话。非特定人语音系统识别的语音与人无关,通常要用大量不同人的语音数据库对识别系统进行训练。多人的识别系统通常能识别一组人的语音,或者成为特定组的语音识别系统,该系统仅要求针对要识别的那组人的语音进行训练。

(3) 按照词汇量大小,可以将识别系统分为小、中、大三种词汇量语音识别系统。每个语音识别系统都必须有一个词汇表,规定了识别系统所要识别的词条。词条越多,发音相同或相似的就越多,误识率也就越高。小词汇量语音识别系统通常包括几十个词。中等词汇量的语音识别系统通常包括几百到上千个词。大词汇量语音识别系统通常包括几千到几万个词。

(4) 按识别的方法分,语音识别分为三种:基于模板匹配的方法、基于隐马尔可夫模型的方法,以及利用人工神经网络的方法。

基于模板匹配的方法首先要通过学习获得语音的模式,将它们做成语音特征模板存储起来,在识别时,将语音与模板的参数一一进行匹配,选择出在一定准则下的最优匹配模板。模板匹配识别的实现较为容易,信息量小,而且只对特定人语音识别有较好的识别性能,因此一般用于较简单的识别场合。许多移动电话提供的语音拨号功能使用的几乎都是模板匹配识别技术。

基于隐马尔可夫模型的识别算法通过对大量语音数据进行数据统计,建立统计模型,然后从待识别语音中提取特征,与这些模型匹配,从而获得识别结果。这种方法不需要用户事先训练,目前大多数大词汇量、连续语音的非特定人语音识别系统都是基于隐马尔可夫模型的。它的缺点是统计模型的建立需要依赖一个较大的语音库,而且识别工作运算量相对较大。

人工神经网络的方法是 20 世纪 80 年代末提出的一种语音识别方法。人工神经网络本质上是个自适应非线性动力学系统,它模拟了人类神经活动的原理,通过大量处理单元连接构成的网络来表达语音基本单元的特性,利用大量不同的拓扑结构来实现识别系统和表述相应的语音或者语义信息。基于神经网络的语音识别具有自我更新的能力,且有高度的并行处理和容情能力,与模板匹配方法相比,人工神经网络方法在反应语音的动态特性上存在较大缺陷,单独使用人工神经网络方法的系统识别性能不高,因此人工神经网络方法通常与隐马尔可夫算法配合使用。

2. 语音识别原理

不同的语音识别系统,虽然具体实现细节有所不同,但所采用的基本技术相似。一般来说,主要包括训练和识别两个阶段。在训练阶段,根据识别系统的类型选择能够满足要求的一种识别方法,采用语音分析方法分析出这种识别方法所要求的语音特征参数,把这些参数作为标准模式存储起来,形成标准模式库。在识别阶段,将输入语音的特征参数和标准模式库的模式进行相似比较,将相似度高的模式所属的类别作为中间候选结构输出。一个典型的语音识别系统的实现过程大致分为预处理、特征参数提取、模型训练和模式匹配四个步骤如图 3.19 所示。

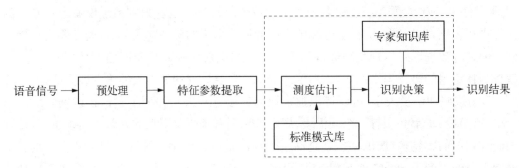

图 3.19　语音识别的原理和过程

(1) 预处理。预处理的目的是去除噪声、加强有用的信息,并对由输入引起的或其他因素造成的退化现象进行复原,包括反混叠滤波、模—数转换、自动增益控制、端点检测和预加重等工作。

(2) 特征参数提取。特征参数提取的目的是对语音信号进行分析处理,去除与语音识别无关的冗余信息,获得影响语音识别的重要信息,同时对语音信号进行压缩。语音信号包含了大量各种不同的信息,提取哪些信息,用哪种方式提取,需要综合考虑各方面的因素,如成本、性能、响应时间和计算量等。一般来说,语音识别系统常用的特征参数有幅度、能量、过零率,线性预测系数 LPC、LPC 倒谱系数、线谱对参数、短时频谱、共振峰频率、反映人耳听觉特征的 Mel 频率倒语系数、随机模型、声道形状的尺寸函数、音长和音调等。常用的特征参数提取技术有线性预测分析技术、Mel 参数和基于感知线性预测分析提取的感知线性预测倒谱,以及小波分析技术等。

(3) 模型训练和模式匹配。模型训练是指根据识别系统的类型来选择能满足要求的一种识别方法,采用语音分析技术预先分析出这种识别方法所要求的语音特征参数,再把这些语音参数作为标准模式由计算机存储起来,形成标准模式库或声学模型。声学模型的设计和语言发音特点密切相关。声学模型单元(字发音模型、半音节模型或音素模型)的大小对语音训练数据量大小、系统识别率及灵活性有较大的影响。因此必须根据不同语言的特点及识别系统词汇量的大小来决定识别单元的大小。

模式匹配是根据一定的准则,使未知模式与模式库中的某一个模式获得最佳匹配,它由测度估计、专家知识库和识别决策三部分组成。

测度估计是语音识别系统的核心。语音识别的测度有多种,如欧式距离测度、似然比测度、超音段信息的距离测度、隐马尔可夫模型之间的测度和主观感知的距离测度等。测度估计方法有动态时间规整法、有限状态矢量量化法和隐马尔可夫模型法等。

专家知识库用来存储各种语言学知识,如汉语声调变调规则、音长分布规则、同字音判别规则、构词规则、语法规则和语义规则等。对于不同的语音有不同的语言学专家知识库。对于输入信号计算而得的测度,根据若干准则及专家知识,判决出可能的结果中最好的一个,由识别系统输出,该过程就是识别决策,例如对于欧氏距离的测度,一般可用距离最小方法来做决策。

3.6.3　光学字符识别

光学字符识别(optical character recognition,OCR)是指利用扫描仪等电子设备将印刷体图像和文字转换为计算机可识别的图像信息,再利用图像处理技术将上述图像信息转换为计算机文字,以便对其进行进一步编辑加工的系统技术。OCR 属于图形识别的一种,其目的就是要让计算机知道它到底看到了什么,尤其是文字资料,从而节省因键盘输入花费的人力与时间。

OCR 系统的应用领域比较广泛,如零售价格识读、订单数据输入、单证识读、支票识读、文件识读、微电路及小件产品上的状态特征识读等。在物联网的智能交通应用系统中,可使用 OCR 技术自动识别过往车辆的车牌号码。

OCR 系统的识别过程包括图像输入、图像预处理、特征提取、比对识别、人工校正和结果输出等几个阶段,其中最关键的阶段是特征提取和比对识别阶段。

(1)图像输入就是将要处理的档案通过光学设备输入到计算机中。在 OCR 系统中,识读图像信息的设备称为光学符号阅读器,简称光符阅读器。它是将印在纸上的图像或字符借助光学方法变换为电信号后,再传送给计算机进行自动识别的装置。一般的 OCR 系统的输入装置可以是扫描仪、传真机、摄像机或数字式照相机等。

(2)图像预处理包含图像正规化、去除噪声及图像矫正等图像预处理及图文分析、文字行与字分离的文件前处理。例如典型的汉字识别系统预处理就包括去除原始图像中的显见噪声(干扰)、扫描文字行的倾斜校正,以及把所有文字逐个分离等。

(3)图像预处理后,就进入特征提取阶段。特征提取是 OCR 系统的核心,用什么特征、怎么提取,直接影响识别的好坏。特征可分为两类:统计特征和结构特征。统计特征有文字区域内的黑/白点数比等。结构特征有字的笔画端点、交叉点的数量及位置等。

(4)图像的特征被提取后,不管是统计特征还是结构特征,都必须有一个比对数据库或特征数据库来进行比对。比对方法有欧式空间的比对方法、松弛比对法、动态程序比对法,以及类神经网络的数据库建立及比对、隐马尔可夫模型等方法。利用专家知识库和各种特征比对方法的相异互补性,可以提高识别的正确率。例如,在汉字识别系统中,对某待识字进行识别时,一般必须将该字按一定准则,与存储在机内的每个标准汉字模板逐一比较,找出其中最相似的字,作为识别的结果。显然,汉字集合的字量越大,识别速度越低。为了提高识别速度,常采用树分类,即多级识别方法,先进行粗分类,再进行单字识别。

比对算法有可能产生错误,在正确性要求较高的场合下,需要采用人工校对方法,对识别输出的文字从头至尾进行查看。检出错识的字,再加以纠正。为了提高人工纠错的效率,在显示输出结果时往往把错误可能性较大的单字用特殊颜色加以标识,以引起用户注意。也可以利用文字处理软件自附的自动检错功能来校正拼写错误或者不合语法规则的词汇。

3.6.4　生物识别

生物识别技术主要是指通过人类生物特征进行身份认证的一种技术。生物特征识别技术依据的是生物独一无二的个体特征,这些特征可以测量或可自动识别和验证,具有遗传性或终身不变等特点。

生物特征的含义很广,大致上可分为身体特征和行为特征两类。身体特征包括指纹、静脉、掌型、视网膜、虹膜、人体气味、脸型甚至血管、DNA 和骨骼等。行为特征包括签名、语音和行走步态等。生物识别系统对生物特征进行取样,提取其唯一的特征,转化成数字代码,并进一步将这些代码组成特征模板。当进行身份认证时,识别系统获取该人的特征,并与数据库中的特征模板进行比对,以确定二者是否匹配,从而决定接受或拒绝该人。

生物特征识别发展最早的是指纹识别技术,其后,人脸识别、虹膜识别和掌纹识别等技术也纷纷进入身份认证领域。

1. 指纹识别

指纹是指人的手指末端正面皮肤上凸凹不平的纹线。虽然指纹只是人体皮肤的一小部分,却蕴含大量的信息起点、终点、结合点和分叉点,被称为指纹的细节特征点。指纹识别即通过比较不同指纹的细节特征点来进行鉴别。

指纹识别系统是一个典型的模式识别系统,包括指纹图像采集、指纹图像处理、特征提取和特征匹配等几个功能模块。

指纹图像采集可通过专门的指纹采集仪或扫描仪、数字式照相机等进行。指纹采集仪主要包括光学指纹传感器、电容式传感器、CMOS 压感传感器和超声波传感器。

采集的指纹图像通常伴随着各种各样的干扰。这些干扰一部分是由仪器产生的,一部分是由手指的状态,如手指过干、过湿或污垢造成的。因此在提取指纹特征信息之前,需要对指纹图像进行处理,包括指纹区域检测、图像质量判断、方向图和频率估计、图像增强,以及指纹图像二值化和细化等处理过程。

对指纹图像进行处理后,通过指纹识别算法从指纹图像上找到特征点,建立指纹的特征数据。在自动指纹识别的研究中,指纹分成 5 种类型:拱类、尖拱类、左旋类、右旋类和旋涡类。基于指纹纹线间的关系和具体形态,又分为末端、分叉、孤立点、环、岛和毛刺等多种细结点特征。对于指纹的特征提取来说,特征提取算法的任务就是检测指纹图像中的指纹类型和细结点特征的数量、类型、位置和所在区域的纹线方向等。一般的指纹特征提取算法由图像分割、增强、方向信息提取、脊线提取、图像细化和细节特征提取等几部分组成。

根据指纹的种类,可以对纹形进行粗略匹配,进而利用指纹形态和细节特征进行精确匹配,给出两枚指纹的相似性程度。根据应用的不同,对指纹的相似性程度进行排序或给出是否为同一指纹的判决结果。

在所有生物识别技术中,指纹识别是当前应用最为广泛的一种,在门禁、考勤系统中都可以看到指纹识别技术的身影。市场上还有更多指纹识别的应用,如便携式计算机、手机、汽车及银行支付等。在计算机使用中,包括许多非常机密的文件保护,大都使用"用户 ID＋密码"的方法来进行用户的身份认证和访问控制。但是,一旦密码忘记,或被别人窃取,计算机系统及文件的安全就受到了威胁,而使用指纹识别就能有效地解决这一问题。

2. 虹膜识别

人眼睛的外观图由巩膜、虹膜和瞳孔 3 部分构成。巩膜即眼球外围的白色部分,约占总面积的 30%。眼睛中心为瞳孔部分,约占 5%。虹膜位于巩膜和瞳孔之间,约占 65%。虹膜在红外光下呈现出丰富的纹理信息,如斑点、条纹、细丝、冠状和隐窝等细节特征。虹膜从婴儿胚胎期的第 3 个月起开始发育,到第 8 个月虹膜的主要纹理结构已经成形。虹膜是外部可见的,但同时又属于内部组织,位于角膜后面。除非经历身体创伤或白内障等眼部疾病,否则几乎终生不变。虹膜的高度独特性、稳定性及不可更改的特点,是虹膜可用作身份识别的物质基础。

自动虹膜识别系统包含虹膜图像采集、虹膜图像预处理、特征提取和模式匹配几部分。系统主要涉及硬件和软件两大模块:虹膜图像获取装置和虹膜识别算法。

虹膜图像采集所需要的图像采集装置与指纹识别等其他识别技术不同。由于虹膜受到眼睑、睫毛的遮挡,准确捕获虹膜图像是很困难的,而且为了能够实现远距离拍摄、自动拍摄和用户定位,并准确从人脸图像中获取虹膜图像等,虹膜图像的获取需要设计合理的光学系统,配置必要的光源和电子控制单元。一般来说,虹膜图像采集设备的价格都比较昂贵。

设备准确性的限制常常会造成虹膜图像光照不均等问题,影响纹理分析的效果。因此虹膜图像在采集后一般需要进行图像的增强,提高虹膜识别系统的准确性。

特征提取和匹配是虹膜识别技术中的一个重要部分,国际上常用的识别算法有多种,如相位分析的方法、给予过零点描述的方法和基于纹理分析的方法等。目前国际上比较有名的 Daugman 识别算法属于相位分析法,它采用 Gabor 小波滤波的方法编码虹膜的相位特征,利用归一化的汉明距离实现特征匹配分类器。

与虹膜识别类似的一种眼部特征识别技术是视网膜识别技术,视网膜是眼睛底部的血液细胞层。视网膜扫描采用低密度的红外线捕捉视网膜的独特特征。视网膜识别的优点在于其稳定性高且隐藏性好,使用者无须与设备直接接触,因而不易伪造,但在识别的过程中要求使用者注视接收器并盯着一点,这对于戴眼镜的人来说很不方便,而且与接收器的距离很近,也让人感觉不太舒服。另外,视网膜技术是否会给使用者带来健康的损坏也是一个未知的课题,所以尽管视网膜识别技术本身很好,但用户的接受程度很低。

3. 其他生物识别技术

指纹识别、虹膜识别等生物识别技术属于高级生物特征识别技术，每个生物个体都具有独一无二的该类生物特征，且不易伪造。还有一些生物特征属于次级生物特征，如掌形识别、人脸识别、声音识别和签名识别等。例如，人脸识别是根据人的面部特征来进行身份识别的技术，它利用摄像头或照相机记录下被拍摄者的眼睛、鼻子、嘴的形状及相对位置等面部特征，然后将其转换成数字信号，再利用计算机进行身份识别。人脸识别是种常见的身份识别方式，现已被广泛用于公共安全领域。

还有一种生物特征识别技术为深层生物特征识别技术，它们利用的是生物的深层特征，如血管纹理、静脉和 DNA 等。例如，静脉识别系统就是根据血液中的血红素有吸收红外线光的特质。将具有红外线感应度的小型照相机或摄像头对着手指、手掌或手背进行拍照，获取个人静脉分布图，然后进行识别。

3.7 自动识别应用系统的开发

自动识别应用系统的开发所涉及的领域非常广泛，采用的技术手段也各不相同。针对二维码、射频识别和声纹等自动识别技术所开发的应用系统已经深入人们的日常生活之中，提高了人们的生活质量。

3.7.1 二维码识别系统的开发

随着移动互联网和智能手机的发展，使得手机二维码得到了广泛应用，利用手机摄像头实现二维码的识别，不仅克服了传统识别设备价格昂贵、体积大、不便于携带等缺点，还可将数据信息随时上传到网络。手机二维码在 O2O（线上到线下）中，实现了信息的快速传递，成为线上线下结合的关键接口。

Android 是目前智能手机的主流操作系统之一，在 Android 平台上实现二维码生成和识别应用需要用到第三方开发包，如 Qrcode_swetake.jar 提供的编码 API、QRCode.jar 提供的解码 API 和谷歌提供的开源类库 ZXing，前两者专门用于 QR 二维码的编解码，ZXing 还能够用来识别多种格式的条码和二维码。2014 年，我国正式发布二维码统一编解码 SDK，涵盖多种码制、多种操作系统和多种应用终端。

二维码识别系统的开发通常包含两部分：二维码的生成和二维码的识别。生成二维码时，调用编码 API 将用户输入的字符转换成二维数组，然后调用绘制功能完成对二维码的图形绘制。识别二维码时，首先调用手机的摄像头完成二维码图像的采集，然后调用解码 API 将二维码符号携带的信息译出。

1. 二堆码的生成

二维码的生成主要是靠相应的编码包，将用户输入的字符转换成二维数组，然后根据二维码的编码规范，使用绘图功能对二维码进行绘制。

二维码的生成主要分为名片、短信、文本、电子邮件和网络书签的生成,系统应该提供相应的交互界面,让用户选择自己想要生成的类型,并输入数据,具体的开发步骤如下:

(1) 编写交互界面,供用户输入需要生成的字符串内容。

(2) 编写 QR 码的编码函数,方法是调用第三方开发包 Qrcode_swetake.jar.导入 com. swetake.util.Qrcode,利用 Qrcode.calQrcodce( )函数将输入的字符串转变成二维数组。

(3) 编写二维码的绘制函数,方法是利用 Canvas 类完成对 QR 二维码的绘制,并通过交互界面上的 ImageView 控件显示生成的二维码。

2. 二维码的识别

二维码的识别模板主要包括图像预处理和解码两部分。图像预处理是为了更好地实现识别效果,通过摄像头采集的二维码图像可能会有光照不均、图像模糊扭曲等问题,通过图像预处理可以使这些问题得到矫正,提高识别效率。预处理后的二维码按照译码标准提取数据。

进行二维码识别时,首先启动摄像头进行扫描,将检测到的图像进行预处理,然后将图像数据送入后台解析。若解析成功,弹出对话框显示识别出的信息,若解析不成功,则再次调用摄像头,重复前面步骤,直到预设定的时间之后,结束扫描,弹出对话框,显示扫描失败。具体的开发步骤如下:

(1) 编写图像采集模块,使用 Camera 类来完成摄像头的调用和图像采集。通过实现 Camera.PreviewCallback 的接口 onPreviewFrame(byte[]data,Camera camera)来获得摄像头的图像数据 data。为了能够得到清晰的图像,需要调用 AutoFocus Callback 自动对焦,每隔一定时间自动对焦一次。

(2) 编写预处理模块,完成对所采集图像的灰度化、二值化、图像滤波、定位和校正。在实际编程实践中,该部分属于对识别效果的优化步骤,也可以省略预处理模块,直接将采集的图像交由解码函数解码。

(3) 编写 QR 二维码的解码函数,方法是调用第三方开发包 QRCode.jar,导入 jp. sourceforge.qrcode.QRCodeDecoder,利用 QRCodeDecoder.decodc( )函数依照解码规范对预处理后得到的 QR 码符号部分进行解码,将图像解析为数据信息,最后输出数据。

3.7.2 射频识别应用系统的开发

射频识别技术目前已被应用于各行各业,在学校食堂、公交车及一些小区的门卫处,都能见到以射频识别技术为基础的应用系统。以门禁系统为例,系统通过射频识别读写器读取通行人员所持门禁卡携带的身份信息与数据中心存储的数据进行比对,认证通过后向微控制器发送指令控制打开电磁锁放行,从而实现人员身份的快速确认,自动完成从身份认证到放行的整个过程。

1. 门禁系统的构成

门禁系统分为 3 个子系统,即射频识别管理系统、数据库管理系统和门禁控制系统,其结构如图 3.20 所示。

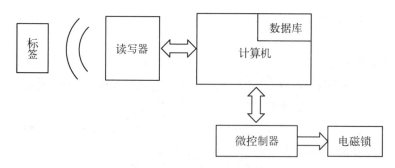

图 3.20 门禁系统结构图

射频识别管理系统由射频识别读写器和计算机上的控制程序组成,负责完成人员信息的采集和识别功能。标签的 ID 信息是持卡人身份的判别标志,系统控制程序会将读取的标签 ID 信息与数据库中的持卡人 ID 信息进行比对,比对结果将作为持卡人是否可以通过的判据。

数据库管理系统是门禁系统的数据中心,负责建立人员信息库,方便系统查询持卡人的通过权限。对于一个需要管理流动人口信息的门禁系统,数据库的删除、更新和查找等操作必不可少,这些操作确保了门禁系统的正确运行。

门禁控制系统是门禁系统的控制中心,主要包括微控制器和电磁锁。它的主要功能是识别开关门信息,依据判别结果完成自控门的开关操作。

2. 门禁系统的实现

本例中的门禁管理系统 RFID 读写器采用 RFID 开发板 JT－2860 实现,如图 3.21 所示。读写器的主要功能是读取和设置电子标签携带的用户信息,并将得到的用户信息上传给整个系统的处理中心。系统的处理中心为一台运行有门禁系统应用软件的计算机,同时也作为人员信息数据库的服务器。门禁的控制系统采用 STC89C52RC 单片机,负责获取系统的处理中心的开关门标志,并控制门禁电磁锁的开关。

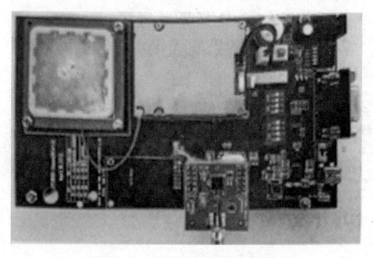

图 3.21 JT－2860 开发板实物图

JT－2860 开发板采用超高频读写模块,该超高频读与模块有以下几个特点:

(1) 功耗低。供电电源为 3.8～3.5 V,所允许的最大工作电流为 2 000 mA。

(2) 读卡的灵敏度高,模块的输出功率最大可以达到 24 dBm,一般可以读取 1 m 内的有效标签,写入距离也达到 15 cm。

(3) EPC 区、保留区和用户区都支持加密解锁功能,确保标签信息的安全性。

(4) 支持相邻判别功能,可防止同张卡在短时间(1～255 s)内重复上传。

超高频读写模块采用异步串口通信协议(UART),通过 FCP 排线(可在一定程度内弯曲的连接线组)与开发板相连。FCP 排线引脚中的 P1 是模块接地脚。P2、P3 是 UART2 通信接口。P5、P7 是 UART1 通信接口。P4 是工作在触发模式时的外部触发源。P6 是读卡成功后输出的 3.3 V 提示电压。P8 由外接 CPU 控制,以达到模块电源使能控制的效果。P9 是蜂鸣器输出脚,该引脚上可以外加一个蜂鸣器,当成功读卡时,会发出读卡成功的提示音。

JT－2860 开发板为连接计算机提供了 RS232 和 USB 接口。运行有控制程序的计算机可以通过串口或者 USB 接口向射频识别读写模块发送指令。在开发控制程序时,既可以根据读写器的通信协议自行编写通信程序,也可以直接使用模块生产商提供的应用程序开发包(SDK)。SKD 为读写模块应用程序的开发者提供与读写模块功能相对应的API,包括开关串口、初始化标签和读写标签等功能。通常 SDK 以动态链接库文件形式提供给开发者使用,可以帮助开发者高效、正确地完成应用软件的开发。应用软件的开发步骤如下:

(1) 在计算机上安装开发环境 Visual C++6.0。

(2) 在 VC 6.0 中建立一个基于对话框的 MFC 项目,并完成用户界面的设计。

(3) 将 SDK 中的 dll 和 lib 文件添加到链接路径,并在代码中添加对 dll 的头文件的引用。

(4) 调用 SDK 提供的 API,完成对射频识别读写器的控制功能。

3.7.3　声纹识别系统的开发

声纹识别技术也称为说话人识别技术,是一种新型的基于生物特征的认证技术。通过提取语音信号中携带的个性特征信息,进行模型训练和比较识别,可以自动确定说话人的身份。该技术具有广泛的应用前景,在互联网、经济领域和军事安全等各个领域都起到了重要作用。

1. 声纹识别系统的框架和匹配方法

声纹识别系统的逻辑框图如图 3.22 所示,整个系统分为训练和识别两部分。训练阶段的过程是指记录说话人随意说出的一段话,不限定内容,提取该段语音中的特征参数,然后建立该说话人自己的模型参数集。识别阶段的过程是提取待测语音的特征参数,与训练阶段得到的说话人的数据集合进行比较,并按照相似性准则进行判决。

目前声纹识别的模式匹配方法分为以下几种:

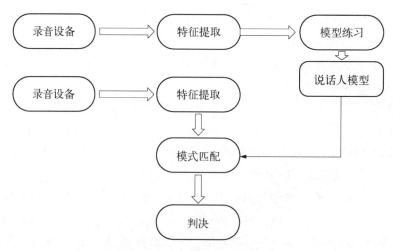

图 3.22　声纹识别系统的逻辑框图

（1）动态时间规整方法（DTW）。由于说话人的语音有稳定因素（发声器官的结构和发声习惯等）和不稳定因素（语速、语调、重音和轻音等），所以将识别的模板与参照模板进行时间对比，得出两个模板之间有多大程度的相似。

（2）矢量量化方法（VQ）。按照一定的失真测度，利用特定算法将数据进行分类。该方法判断速度较快，精度较高。

（3）隐马尔可夫模型方法（HMM）。它是基于状态转移概率矩阵和输出矩阵的模型，在与文本无关的说话人识别过程中采用各态遍历性 HMM，它不需要时间规整，可以节约计算时间和存储量，但计算量较大。

（4）高斯混合模型方法（GMM）。求取特征参数的混合权重、均值和协方差，建立说话人模型，然后把待测语音的特征参数输入每个说话人模型，以计算得到的概率值最大的说话人作为判决结果。

2. 语音库的建立与系统仿真

在进行声纹识别系统的仿真之前，首先要建立语音库，语音库是整个实验的基础。录制过程需要在一个比较安静的环境中进行，利用计算机上的麦克风即可，录音软件可采用系统软件或 Adobe Audition 等。说话人以正常语速和语调叙述一段内容，说话内容、采样频率和采样位数均不限，将语音文件保存为 wav 格式。每位说话人录两段语音，一段作为训练语音，一段作为识别语音。每次录音长度为 20 s，录取结束后用 Adobe Audition 软件把每段语音前面的空白去掉，并截取每段语音为 15 s。最后对每段语音进行标记，按照统一的规则对其进行命名。

语音库建立之后，采用 MATLAB 软件对声纹识别系统进行仿真，需要下载 voicebox 工具放到 MATLAB 的路径下。

首先进行训练过程。用 wavread( ) 函数提取语音信号之后进行预处理，用 filter( ) 函数实现预加重，预加重系数取 0.95。然后进行分帧加窗处理，用 enframe( ) 函数对读取的语音序列进行分析,帧长为 256,帧移为 80,窗函数选择汉明窗。

接下来是特征参数的提取,选取比较常用的梅尔倒谱系数(MFCC)。利用 melbankm
()函数生成 mel 滤波器系数,mel 滤波器的个数为 20,阶数为 32,提取后得到 MFCC 参数
和一阶差分 MFCC 参数。

提取参数之后开始进行概率统计模型 GMM 的训练。GMM 模型的混合度选择 32,
用 K - means 的方法求得均值和协方差的初始值,每个高斯函数的权重相同,迭代次数选
择 50 次。用 EM 参数估计的方法求得每个说话人模型的均值、协方差和权重,建立每个
说话人的训练模型,并进行存储。

识别阶段的预处理和特征参数提取过程与训练阶段基本相同。将预处理后的待测语
音的特征参数代入之前训练好的每个说话人的模型中,以求得的概率值最大的说话人作
为识别结果。

本章小结

本章围绕自动识别技术,分别对条码识别、二维码识别、射频识别、近场通信和语音识
别、生物识别等技术做了系统介绍和原理分析。尤其自动识别应用系统的开发部分,将理
论知识用于实践应用,提供了开发流程和关键技术的应用步骤,参数介绍详尽,对学生使
用提供了很好的帮助和借鉴。

习题 3

1. 填空题

(1) 自动识别技术根据所获取的识别信息的确定性可分为两大类:(　　　)和
(　　　),两者的区别是,(　　　)需要特定的载体存放信息,而(　　　)则是根据事物
本身的行为特征来判决信息。

(2) 基于特征提取的自动识别系统一般由数据采集单元、(　　　)、特征提取单元和
(　　　)构成。

(3) 一个典型的条码系统由(　　　)、印刷、(　　　)和数据处理等几部分组成。

(4) (　　　)码是目前世界上使用最为广泛的二维码,其编码就是一个将(　　　)
转换成(　　　)的过程,整个过程分为数据分析、数据编码、纠错、构造最终信息、在矩阵
中布置模块、掩模,以及添加格式信息和版本信息等几个步骤。

(5) 读写器是一个捕捉和处理(　　　)数据的设备,它能够读取电子标签中的数据,
也可以将数据写到标签中。

(6) 电子标签的碰撞是指一个(　　　)的读写范围内有多个(　　　),当读写器发
出识别命令后,处于读写器范围内的各个标签都将做出应答,当出现两个或多个标签在同
一时刻应答时,标签之间就出现干扰,产生读写器无法正常读取的问题。

（7）卡识别技术是一种常见的自动识别技术,比较典型的是磁卡识别和 IC 卡识别技术。其中,磁卡属于（　　　）识别技术,IC 卡属于（　　　）识别技术。

（8）按识别的方法分,语音识别分为 3 种:（　　　）的方法、基于隐马尔可夫模型的方法,以及利用（　　　）的方法。

（9）生物识别技术主要是指通过人类生物特征进行身份认证的一种技术,发展最早的是指纹识别技术,其后,人脸识别、（　　　）和（　　　）等技术也纷纷进入身份认证领域。

2. 简答题

（1）自动识别技术在物联网中的作用是什么?

（2）自动识别与模式识别之间的关系是什么?

（3）什么是条码识别系统? 其构成要素有哪些? 为什么看到的 ISBN 条码(国际标准书号)都是以 978 开头的? 条码识别系统和二维码识别系统各自用于哪些领域?

（4）二维码能否让人们从图形中直接读取数据? 二维码识别步骤中为什么要对二维码图像进行预处理? 预处理主要包括哪些内容?

（5）射频识别系统由哪几部分组成? 各部分的主要功能是什么?

（6）射频识别系统电子标签与读写器之间是如何进行能量传输的?

（7）低频、高频、超高频和微波射频识别系统的特点分别是什么? 为什么超高频和微波系统会越来越得到重视?

（8）近场通信与射频识别两种自动识别技术的区别和联系有哪些?

（9）非接触式 IC 卡和接触式 IC 卡是如何获取工作电压的? 非接触式 IC 卡识别与射频识别有什么区别?

（10）语音识别系统中有哪些常用的特征参数提取技术? 常见的声纹识别的模式匹配方法有哪些?

（11）比较各种自动识别技术的特点和应用场合。除了本章中提到的自动识别技术外,还有哪些自动识别技术?

第4章 传感器概述

学习目标

(1) 理解辨析传感器定义、组成和分类
(2) 描述常用传感器和新型传感器的特点和应用
(3) 分析有线传感器网络、无线传感器网络的工作原理
(4) 通晓无线传感器网络的应用开发过程

📰 思政目标

传感器是物联网接受数据的设备，是数据处理中心的数据来源。所以数据的安全和隐私数据的保护是感知层最为关注的任务之一，感知设备的安全使用更是关乎生命安全的技术要求。无论是技术人员还是应用层用户，都要遵守职业道德和法律法规，尊重知识、尊重人权。

传感器技术是物联网感知层的核心技术之一，传感器技术、计算机技术和通信技术被称为信息技术的三大支柱。传感器技术水平的高低是衡量一个国家信息化程度的重要标志。

传感器网络是由许多在空间上分布的传感器节点组成的一种计算机网络。在物联网体系中传感器网络起到了非常重要的作用。传感器网络根据传感器之间通信方式的不同，分为有线传感器网络和无线传感器网络。

4.1 传感器定义和构件

传感器是信息和现实世界之间的桥梁，传感器的功能恰如其名，即感受被测信息并传送出去，是实现自动检测和自动控制的首要环节。

4.1.1 传感器的定义

传感器是指能感受被测量的信息，并将感受到的信息按照一定的规律转换成可用输出信号的器件或装置。

我国国家标准 GB/T 7665—2005《通用传感器术语》对传感器的定义是："能感受规定的被测量(物理量、化学量、生物量等),并按照一定规律转换成可用信号的器件或装置,通常由敏感元件和转换元件组成。"这一标准包含以下几个方面:

(1) 传感器是测量装置,能完成信息获取任务。

(2) 输入量是某一被测量,可能是物理量,也可能是化学量、生物量等非电物理量。

(3) 输出量是某种物理量,这种量要便于传输、转换、处理、显示等,这种量主要是电量,也可以是气、光等。

(4) 输出与输入有对应关系,且应有一定的精确度。

人的五官就是传感器,是具有视觉、听觉、嗅觉、味觉和触觉的传感器。人脑神经中枢通过五官的神经末梢感知外部世界的信息。生活中常见的各种声控灯、各种自助设备的触摸屏、消防上用的烟雾报警器等都是传感器的应用。

根据传感器的应用领域不同,传感器又被称为检测器、换能器、变换器等。目前传感器已与微处理器、通信装置密切地结合到了一起,无线传感器网络就是传感器、微处理器与无线通信相结合的产物。

传感器在特定场合又称为变送器、编码器、转换器、检测器、换能器和一次仪表等。变送器是应用在工业现场、能输出符合国际标准信号的传感器。编码器是可对转换后的信号进行脉冲计数或编码的传感器。换能器是将机械振动转变为电信号或在电场驱动下产生机械振动的器件。一次仪表是指只进行一次能量转换的仪表。目前人们趋向于统一使用传感器这一名称,凡是输出量与输入量之间存在严格一一对应的器件和装置均可称为传感器。

传感器技术是以传感器为核心的,它是由测量技术、功能材料、微电子技术、精密与微细加工技术、信息处理技术和计算机技术等相互结合而形成的密集型综合技术,它是现代信息技术的重要组成部分。"没有传感器就没有现代科学技术",以传感器为核心的测量装置就像神经和感官一样,向人类提供宏观与微观世界的各种信息,成为人们认识自然、改造自然的有力工具。目前,传感器技术正朝着集成化、微型化、数字化、智能化和仿生化方向发展。

4.1.2　传感器的构成

传感器一般由敏感元件和转换元件两个基本元件组成。在完成非电量到电量的变换过程中,并非所有的非电量参数都能一次直接变换为电量,往往是先变换成一种易于变换成电量的非电量(如位移、应变等),然后再通过适当的方法变换成电量。敏感元件直接感受被测量,并输出与被测量有一定关系的某一物理量的元件;转换元件将敏感元件输出的物理量信号转换为电信号,所以把能够完成预变换的器件称为敏感元件,而转换元件又被称为传感元件。转换电路负责对转换元件输出的电信号进行放大调制,转换元件和变换电路一般还需要辅助电源供电。如图 4.1 所示。

传感器的组成部分如下:

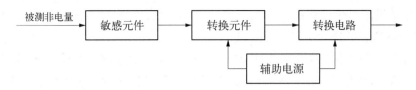

图 4.1 传感器组成构件

（1）敏感元件。直接感受被测量，并输出与被测量有一定关系的某一物理量的元件。

（2）转换元件。敏感元件的输出就是转换元件的输入，把输入量转换成电路参数量。

（3）测量电路。上述电路参数接入测量电路，便可转换成电信号输出。常见的信号调节与转换电路有放大器、电桥、振荡器、电荷放大器等，它们分别与相应的传感器相配合。实际应用中，有些传感器很简单，有些则较复杂，也有些是带反馈的闭环系统。

最简单的传感器由一个敏感元件组成，它感受被测量时直接输出电量，如热电偶。有些传感器由敏感元件和转换元件组成，没有转换电路，如压电式加速度传感器，其中质量块是敏感元件，压电片是转换元件。有些传感器转换元件不止一个，要经过若干次转换。

由于传感器空间限制等原因，转换电路常装入电箱中。然而，因为不少传感器要在通过测量电路之后才能输出电量信号，从而决定了测量与转换电路是传感器的组成部分之一。

当然传感器的组成不是一成不变的。有些传感器（如热电偶）只有敏感元件，感受被测量时直接输出电动势。有些传感器由敏感元件和转换元件组成，无须基本转换电路，如压电式加速度传感器。还有些传感器由敏感元件和基本转换电路组成，如电容式位移传感器。有些传感器，转换元件不止一个，要经过若干次转换才能输出电量。大多数传感器是开环系统，但也有个别是带反馈的闭环系统。

4.2 传感器的分类

传感器的分类方法很多，目前对传感器尚无一个统一的分类方法，一般按如下几种方式进行分类：

1. 输入量

按输入量可分为速度、压力、位移、温度、角度传感器等。

2. 传感器的工作原理

按照传感器的工作原理可分为热电式传感器、应变式传感器、压电式传感器、电阻式传感器、电感式传感器、电容式传感器、光电式传感器等。

3. 传感器能量

按照传感器能量关系可分为：

（1）能量转换型传感器：如压电式、热电偶、光电式传感器等，能量转换型传感器是直接将被测量的能量转换为输出量的能量。

（2）能量控制型传感器：如电阻式、电感式、霍尔式等传感器以及热敏电阻、光敏电阻、湿敏电阻等，能量控制型传感器是由外部供给传感器能量，再由被测量来控制输出的能量。

4.传感器工作机理

按照传感器工作机理可分为：

（1）结构型传感器：如机械式、电感式、电容式传感器等，结构型传感器则是依靠敏感元件结构参数的变化而实现信号转换的。

（2）物性型传感器：如热电式、压电式、光电式、生物式传感器等，物性型传感器是依靠敏感元件物性效应的变化来实现信号变换的。

5.传感器输出信号

按照传感器输出信号的形式可分为：

（1）模拟式传感器：传感器输出为模拟量。

（2）数字式传感器：传感器输出为数字量。

人类五大感觉器官与传感器的功能相比拟：视觉对应光敏传感器，听觉对应声敏传感器，嗅觉对应气敏传感器，味觉对应化学传感器，触觉对应压敏（温敏、流体）传感器。

4.2.1 阻抗型传感器

阻抗型传感器是利用电子元件的电阻、电容或电感作为感知环境变化的被测量，从而达到监测目的的一类传感器。按照敏感物理量的不同，可分为电阻式传感器、电容式传感器和电感式传感器。

1.电阻式传感器

电阻式传感器是将被测的非电量转换成电阻值的变化，再将电阻值的变化转换成电压信号，从而达到测量非电量的目的。电阻式传感器的结构简单、性能稳定、灵敏度较高，有的还适合于动态测量，它配合相应的测量电路，常被用来测量力、压力、位移、扭矩和加速度等。由电阻式传感器制作的仪表在冶金、电力、交通、石化、商业、生物医学和国防等行业都有着广泛的应用。

电阻式传感器主要分为电位器式传感器和电阻应变式传感器，如图4.2所示。

（1）电位器式传感器是一种常用的机电元件，是最早被应用在工业领域的传感器之一。电位器式传感器主要是把机械位移转换为与其成一定函数关系的电阻或电压输出，除了主要用于测量线位移和角位移外，还可用于测量各种能转换为位移的其他非电量，如液位、加速度和压力等。电位器式传感器的结构形式主要分为两种：线绕电位器和非线绕电位器。

线绕电位器的电阻是由绕在绝缘骨架上的电阻系数很高的极细的绝缘导线制成的，通过骨架上相对滑动电刷来保持可靠的接触和导电。非线绕电位器在绝缘基座上制成各

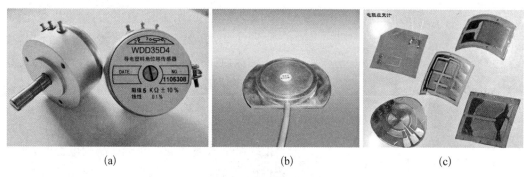

图 4.2　电阻式传感器

（a）电位器式传感器；（b）电阻应变式传感器；（c）电阻应变片

种电阻薄膜元件，其优点是分辨率高，耐磨性好；缺点是对温度和湿度变化比较敏感，并且要求接触的压力大，只能用于推动力大的敏感元件。

（2）电阻应变式传感器是基于应变电阻效应的电阻式传感器。应变电阻效应是指导体或半导体材料在受到外界力（压力或拉力）作用时产生机械形变，机械形变导致其阻值发生变化的现象。由金属或半导体制成的应变—电阻转换元件称为电阻应变片，简称应变片，它是电阻应变式传感器中的敏感元件，通常可粘贴在一般金属材料和其他类似的弹性体上，用于测量受力大小、弯曲程度等。电阻应变式传感器最基本的组成结构除了核心部分的应变片外，还有测量电路、弹性敏感元件和一些附件，如外壳、连接设备等。

2. 电容式传感器

电容式传感器是以各种类型的电容器作为传感元件，将被测量的变化转换为电容量变化的一种传感器。电容式传感器有 3 种基本类型：变极距型电容传感器、变面积型电容传感器和变介电常数型电容传感器。传统的电容式传感器具有结构简单、动态响应好、分辨率高和温度稳定性好等特点。但也存在负载能力差、易受外界干扰，以及电容传感器的电容量易受其电极几何尺寸限制等不足。

图 4.3 所示是一个典型的精密电容式传感器，可以用于电子显微镜微调、天文望远镜镜片微调和精密微位移测量等。

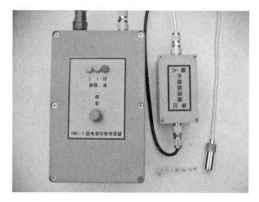

图 4.3　电容位移传感器

3. 电感式传感器

电感式传感器是一种利用磁路磁阻变化，引起传感器线圈的电感（自感或互感）变化来检测非电量的一种机电转换装置。电感式传感器的结构简单，抗干扰能力强，分辨率较高。缺点是频率响应低、不宜用于快速动态测量。

电感式传感器的种类很多，其中自感式传感器是这种类型传感器的典型代表。自感式传感器由线圈、铁芯和衔铁 3 部分组成，当衔铁随被测量变化而移动时，铁芯与衔铁之间的

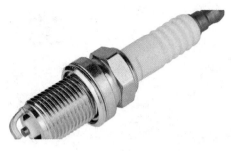

图 4.4　自感式传感器

气隙磁阻随之变化,引起线圈的自感发生变化。

图 4.4 所示是一个自感式传感器,由铁芯和线圈构成,它将直线或角位移的变化转换为线圈电感量的变化。这种传感器的线圈匝数和材料磁导率都是一定的,其电感量的变化是由于位移输入量导致线圈磁路的几何尺寸变化而引起的。当把线圈接入测量电路并接通激励电源时,就可获得正比于位移输入量的电压或电流输出。这种传感器常用于无接触地检测金属的位移量。

4.2.2　电压型传感器

电压型传感器是利用电子元件的压电效应、热电效应或光电效应,将压力、温度或光强度转换为电信号的一组传感器类型,具体分为压电式传感器、热电偶传感器和光电式传感器等几种类型。

1. 压电式传感器

压电式传感器是以具有压电效应的压电元件作为转换元件的有源传感器,它能测量力和那些可变换为力的物理量,如压力、加速度、机械冲击和振动等。

压电效应是指某些电介质产生的一种机械能与电能互换的现象。压电效应可分为正压电效应和逆压电效应两种。在正压电效应中,当压电材料受到外力而变形时,其内部会产生电极化现象,在两个相对表面上产生正负两种电荷,产生的电荷量与外力成正比。在逆压电效应中,电介质会在外部施加的电场下产生机械变形。例如,把高频电信号加在压电材料中,就会导致压电材料高频振动,产生超声波,反之亦然。

压电元件普遍由压电单晶体和压电陶瓷制成,一次性塑料打火机就是利用压电陶瓷产生的电火花点燃丁烷气体的。如图 4.5(a)所示的是使用石英晶体的压电式力传感器,主要用于动态力、准静态和冲击力的测量,适用于振动设备的机械阻抗和力控振动试验,以及地质勘探部门电动力触探的测量等。如图 4.5(b)所示的是使用压电陶瓷元件制作的

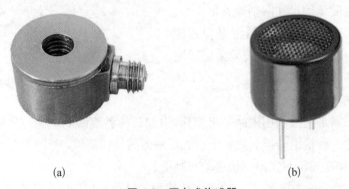

(a)　　　　　　　　　　　(b)

图 4.5　压电式传感器

(a) 使用石英晶体的压电式力传感器;(b) 使用压电陶瓷的超声波传感器

压电陶瓷超声波传感器,主要用于家用电器及其他电子设备的超声波遥控装置、超声测距及汽车倒车防撞装置、液面探测,以及超声波接近开关等。接近开关又称为无触点行程开关,当开关接近某一物体时,即发出控制信号。

2. 热电偶传感器

热电偶传感器是基于热电效应原理工作的传感器,简称热电偶。它是目前接触式测温中应用最广的传感器。热电效应就是在两种不同的导电材料构成的闭合回路中,当 2 个焊接点处的温度不同时,回路中产生的电势使热能转变为电能的一种现象。

图 4.6 所示的高温热电偶传感器采用贵金属高纯铂金为负极;铂铑合金为正极;或采用镍铬为正极、镍硅为负极。该传感器产品主要用于粉末冶金、烧结光亮炉、电炉、真空炉、冶炼炉及多种耐火材料,以及陶瓷和瓷器的烧制,温度的测量范围为 0 ℃～1 800 ℃。

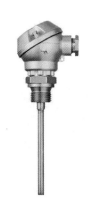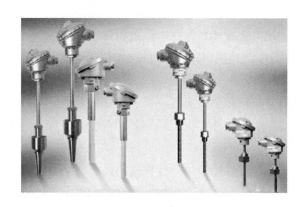

图 4.6　高温热电偶传感器

3. 光电式传感器

光电式传感器是以光电器件作为转换元件的传感器,主要用于检测光亮变化或直接引起光亮变化的非电量,也可用于检测能转换为光量变化的其他非电量。光电器件是指基于光电效应原理工作的光电转换元件。当光线照射在金属表面时,金属中有电子逸出,这种由光产生电的现象称为光电效应。

光电器件的作用主要是检测照射在其上的光通量。常见的光电器件有光发射型光电器件、光导型光电器件和光伏型光电器件等。光发射型光电器件主要包括光电管和光电倍增管。光导型光电器件主要包括光敏电阻、光敏二极管和光敏三极管。光伏型光电器件的代表是光电池。至于选择哪种光电器件,主要取决于被测参数、所需的灵敏度、传感器的反应速度、光源的特性,以及测量的环境和条件等因素。常见的光电传感器的类型主要包含透射、反射式、辐射式、遮挡式和开关式等。

光电传感器发展至今,很多技术已经相当成熟,由于光电测量方法灵活多样,可测参数众多,同时又具有非接触、高精度、高可靠性和反应快等特点,使得光电传感器在检测和控制领域获得了广泛的应用,例如,红外避障传感器就广泛应用于机器人避障、流水线计件等众多场合。

4.2.3　磁敏型传感器

磁敏型传感器是指利用各种磁电物理效应,如磁电感应原理、霍尔效应等,将磁物理量转换为电信号的一类传感器。磁敏型传感器的种类有很多,其中比较典型的有霍尔传感器、磁电传感器和磁光传感器等。

1. 霍尔传感器

霍尔传感器基于霍尔效应原理,将静止或变化的磁场信息转换为直流或交变的霍尔电压,从而实现将被测量转换为电信号。霍尔效应是指将半导体薄片放置在磁场中,当有电流流过时,在垂直于电流和磁场的方向上就会产生电动势。

基于霍尔效应实现的传感器种类有很多,比较常见的有霍尔电流传感器、霍尔位移传感器和霍尔位置传感器等。

(1) 霍尔电流传感器能在电隔离条件下测量直流、交流、脉冲,以及各种不规则波形的电流,具有不与被测电路发生电接触、不影响被测电路、不消耗被测电源的功率等优点,特别适用于大电流传感测量。

(2) 霍尔位移传感器能够测量出微小的位移,其工作原理是令霍尔元件的工作电流保持不变,当其在一个均匀梯度磁场中移动时,其输出的霍尔电压值将由它在该磁场中的位移量来决定。

(3) 霍尔位置传感器是一种检测物体位置的磁场传感器,通常使用 4 个霍尔元件定位被测物体的中心位置实物如图 4.7 所示。由霍尔位置传感器制成的复位开关被广泛应用于直流无刷马达、汽车发动机管理系统(电喷系统)、机器人控制、线性选择位置检测、流量测量和 RPM(每分钟转速)测量等方面。

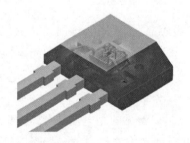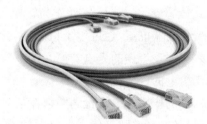

图 4.7　霍 尔 传 感 器

2. 磁电传感器

磁电传感器利用电磁感应原理将被测量(如振动、位移和转速等)转换成电信号。电磁感应原理是指当导体在稳恒均匀磁场中沿垂直磁场方向运动时,导体内产生的感应电势同磁感应强度、导体有效长度及导体相对磁场的运动速度成正比。根据法拉第电磁感应定律,当线圈切割磁力线时,线圈产生的感应电势与通过线圈的磁通变化率成正比。

磁电传感器不需要辅助电源就能把被测对象的机械量转换成易于测量的电信号,是一种有源类型的传感器,但只适合进行动态测量。这种传感器无须接触,就能够测量出各种导磁材料,如齿轮、叶轮、带孔圆盘的转速及线速度。

3. 磁光传感器

磁光传感器的工作原理主要是磁光效应。磁光效应是指具有固有磁矩的物质在外磁场的作用下电磁特性发生变化,从而使光波在其内部的传输特性也发生变化的现象,主要包括法拉第效应、磁光克尔效应、塞曼效应和磁致线双折射效应。例如,应用比较广泛的磁光电流传感器是根据特定角度射出的偏振光的光强度来反映被测电流大小的,避免了与被测电流电路的电气接触,适用于大型电路电流的实时检测。

4.3 传感器在物联网中的应用

传感器在物联网中的应用非常广泛,例如,计算机新技术之一的虚拟现实(Virtual Reality,VR)技术也与传感器有着密不可分的关系。VR 中的传感设备主要包括两部分:一是用于人机交互而穿戴在操作者身上的立体头盔显示器、数据手套和数据衣等,二是用于正确感知而设置在现实环境中的各种视觉、听觉、触觉和力觉等传感设置。下面以光纤传感器、湿敏传感器和气体传感器为例介绍传感器在物联网中的应用。

4.3.1 光纤传感器

光纤传感器是一种光电式传感器,它利用光导纤维的传光特性,把被测量转换为用光特性表征的物理量。根据光纤在传感器中的作用,光纤传感器可分为传感型传感器和传光型传感器两种,又称为功能型传感器和非功能型传感器。

传感型传感器的基本工作原理是利用光纤本身的特性把光纤作为敏感元件,被测量对光纤内传输的光进行调制,导致光的光学性质(如光的强度、波长、频率、相位和偏正态等)发生变化,再经过光纤送入光探测器,经解调后,获得原来的被测量。在传感型传感器中,光纤不仅是导光媒介,也是敏感元件,光在光纤内受被测量调制,多采用多模光纤。例如,光纤声传感器就是一种光纤传感型传感器。当声波到达光纤时,光纤受声波压力,产生微弱弯曲,通过弯曲的程度就能够得到声音的强弱。

传光型传感器是利用其他敏感元件感受被测量的变化,光纤仅作为信息的传输媒介,常采用单模光纤。光纤传感器可用于磁、声、压力、温度、加速度、陀螺、位移、液面、转矩、光声、电流和应变等物理量的测量。光纤传感器的应用范围很广,尤其可以安全、有效地在恶劣环境中使用。图 4.8 所示的光纤陀螺仪就是典型的光纤传感器的应用。光纤陀螺仪是一种测量物体相对于惯性空间的角速度或转动角度的无自转质量的新型光学陀螺仪,具有中低精度和高精度级别的多种产品,主要应用于惯性导航等领域,如在地下探测、地面车辆定位定向、舰载、机载及航天惯导系统中都有广泛的应用。

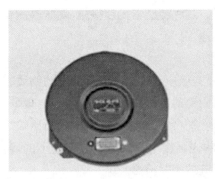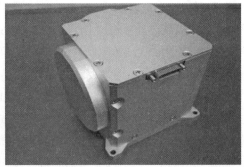

图 4.8　光 纤 陀 螺 仪

4.3.2　湿敏传感器

湿敏传感器用于测量湿度。湿度是表示大气干燥程度的物理量,又分为绝对湿度和相对湿度两种。绝对湿度是指在标准状态下,每单位体积混合气体中水蒸气的质量,单位为 g/m^3。相对湿度是指气体中水汽压与饱和水汽压之比,即相同温度下气体的绝对湿度与可能达到的最大绝对湿度之比,是一个无量纲的物理量。实际生活中提到的"湿度"通常指相对湿度。

物联网中的湿敏传感器通常为阻抗式湿度计,其湿敏材料分为氯化锂湿敏电阻和半导体陶瓷湿敏电阻两种。

1.氯化锂湿敏电阻

氯化锂溶液的导电能力与离子浓度成正比,其中锂离子对水分子的吸引力较强,当氯化锂溶液被置于待测环境中时,若环境的相对湿度较高,则溶液将吸收水分,使离子浓度降低,从而使溶液电阻率增加,反之则相反。

氯化锂湿敏电阻不受待测环境风速的影响,但是其缺点是耐热性差,不能在 0 ℃以下的环境中进行测量。

2.半导体陶瓷湿敏电阻

半导体陶瓷湿敏电阻通常是由两种以上的金属氧化物半导体材料混合烧结而成,分为负特性湿敏半导体陶瓷和正特性湿敏半导体陶瓷两种。

负特性湿敏半导体陶瓷的电阻率随湿度的增加而下降。如果半导体陶瓷是 P 型半导体,水分子吸附在陶瓷表面并且其中的氢原子具有很强的正电场,俘获陶瓷表面的电子使陶瓷表面带负电,从而吸引更多的空穴到达表面,使得电阻率下降;如果半导体陶瓷是 N 型半导体,则表面电势下降不仅使表面电子耗尽,还能够吸引更多的空穴,从而使空穴浓度大于电子浓度形成反型层,最终也使得电阻率下降。

正特性湿敏半导体陶瓷的电阻率随湿度的增加而上升。当水分子吸附在陶瓷表面使其带负电时,电子浓度下降,但是此时空穴浓度并没有增加到可以形成反型层,所以由于电子浓度下降使得电阻率增加。

4.3.3 气体传感器

气体传感器是能够感知气体种类及其浓度的传感器,主要用途有以下几个方面:在锅炉、焚烧炉和汽车发动机等燃烧监控中,检测排气中的氧气含量;在酒精探测仪中检测乙醇气体的含量;在易燃(如甲烷)、易爆(如氢气)和有毒气体(如一氧化碳)的泄漏报警装置中检测泄漏气体;在食品芳香类型的识别和质量管理中,进行气体成分的检测和定量分析。

气体传感器的类型很多,主要包括半导体传感器和振动频率型气体传感器等。

1. 半导体气体传感器

半导体气体传感器根据被测量的转换原理分为电阻型和非电阻型两种,典型代表分别是氧化物半导体气体传感器和金属氧化层半导体场效晶体管(metal-oxide semiconductor field-effect transistor,MOSFET)气体传感器。

氧化物半导体气体传感器是电阻型传感器。当传感器处于充斥着氧化性气体的环境中时,传感器将吸入一定的氧化性气体,使氧化物半导体的电阻值增大。当传感器吸入还原气体时则阻值降低。在传感器的半导体金属氧化物中添加金属催化剂可以改变传感器的气体选择性,例如,在氧化锌中添加钯会对氢气和一氧化碳产生较高的灵敏度;添加铂则会对丙烷和异丁烷产生较高的敏感性。

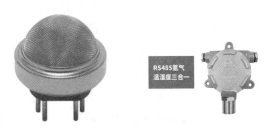

图 4.9 氢气传感器

图 4.9 所示是一种氢气传感器,其主要成分是二氧化锡烧结体。当吸附到氢气时,电导率上升;当恢复到清洁空气中时,电导率恢复。根据电导率的相应变化,将其以电压的方式输出,从而检测出氢气的浓度。该传感器广泛应用于氢气报警器、氢气探测、变压器的维护和电池系统等领域。

MOSFET气体传感器是利用MOS二极管的电容电压特性的变化,以及MOS场效应管间值电压的变化等物理特性制成的,属于典型的非电阻型半导体气体传感器。MOSFET气体传感器具有灵敏度高的优点,但制作工艺比较复杂,成本高。

2. 振动频率型气体传感器

振动频率型气体传感器是将待检测气体属性转换为振荡频率,供检测电路辨别。根据振荡实现的方式不同,主要分为表面弹性波传感器和晶振膜传感器等。

表面弹性波气体传感器建立在一块压电材料基板之上,通过压电效应在基片表面激励起声表面波(沿物体表面传播的一种弹性波)。基板上有吸附膜,当传感器吸收被测气体时,吸附了气体分子的吸附膜的质量就发生了变化,从而使声波的频率随之发生变化。表面弹性波传感器中吸附的气体量与频率变化量的平方成比例,当传感器的工作频率为数百 MHz 时,具有极高的灵敏度。

晶振膜气体传感器基于石英晶体,晶体片在电极激励电压的作用下做模波振动,晶体片上有气体吸收膜的涂层,当吸附到被测气体的分子时,膜质量增加,谐振频率降低,由于频率与单位面积膜质量变化成比例,比例系数中含振动频率的二次方,因此对频率变化的灵敏度相当高。

4.4　新技术传感器

新技术传感器是指为了解决特定问题而加入某种新技术的传感器,如手机使用的指纹传感器、以生物活性材料作为感受器的酶传感器和基因传感器等。新型传感器会采用各种先进技术和先进思想,如表面等离子共振(SPR)传感器、光谱共焦位移传感器、时栅传感器、MEMS 传感器、纳米传感器和超导传感器等。新型传感器是对传统传感器单一感测功能的改善和集成,可以同时感测到多种物理量,如多功能传感器和智能传感器等。

4.4.1　生物医学传感器

生物医学传感器是指用生物活性材料,如酶、蛋白质、DNA、抗体、受体等作为感受器,通过其生化效应来检测被测量的传感器,是发展生物技术必不可少的一种先进的检测方法与监护方法,也是物质分子水平的快速、微量分析方法。

生物传感器按照其传感器中所采用的生命物质可分为微生物传感器、免疫传感器、酶传感器、DNA 传感器等;按照传感器器件检测原理可分为热敏生物传感器、场效应管生物传感器、压电生物传感器、光学生物传感器、声波道生物传感器等;按照生物敏感物质相互作用的类型可分为亲和型传感器和代谢型传感器。

1. 生物医学传感技术的应用

生物医学传感技术是有关生物医学信息获取的技术,它与生物力学、生物材料、人体生理、生物医学电子与医疗仪器、信号与图像处理等其他生物医学工程技术相关。生物医学传感技术的创新和应用进展直接关系到医疗器械,尤其是新型诊断及治疗仪器的水平。生物传感器与国民经济的诸多领域关系非常密切,广泛应用在生化、医学、生物工程、环境、食品、工业控制与军事等领域,也是物联网重要的感知手段。目前生物医学传感技术的主要应用领域:

(1) 生物医学图像:传感器的应用不仅使计算机在生物医学图像(超声、CT、MRI等)的应用变为可能,而且使得计算机辅助图像处理进入传统的图像领域。

(2) 便携诊断仪器(如血压计、温度计、血糖仪等):目前使用广泛,低成本的商业实用性主要是基于传感器的应用。数据存储和处理使临床和测量参数的非固定监控成为可能。

(3) 介入式测量:传感器的微型化使血管内的参数(如血压、温度、流速)的直接连续监控成为可能,这是临床诊断新的实用工具。虽然商业产品已经投入到实际应用中,但它们的实用潜力还没有被完全开发。生物医学传感技术通过寻找那些快速探测、高灵敏度和专门化的领域而在公众健康水平的提高中起着重要的作用。临床医生或病人也需要一种途径来监控几种疾病的病人体中的关键代谢物的浓度。

　　(4) 血糖、血氧监控：血管内的和经皮的传感器同样已经商业化了，但是它们的应用实际上还是很有限的。非入侵式的血氧计操作简单可靠，主要是依靠物理传感器，防止了内科医师在使用前面两种技术时可能产生的伤害和风险。

　　(5) 连续代谢物监控：传感器在人体内连续工作一段时间，提供体液浓度的信息，可用来建立实时反馈控制和治疗，重要的突破已经应用到了葡萄糖微透析系统的传感器中。

　　(6) 亲和性传感器：近年来最重要的突破是亲和性传感器已获得商业成功。免疫传感器的药学研究和 DNA 芯片的遗传诊断已应用到了活体测试。

2. 生物医学传感技术的未来发展趋势

　　1) 床边监测

　　通常采样、送检到提出报告，最快也需要半个小时以上，这对于争取时间抢救危重病人与做好外科手术等是极其不利的。目前开发的床边监测用传感器，简单、坚固、结实、轻便、能连续或半连续运转，便于一般医护人员操作。

　　2) 无损监测

　　无损监测是病人最容易接受的监测方式，是当前生物医学传感技术中受到普遍关注的实际问题。目前取得的进展有经皮血气传感器无损监测血气（PO_2、PCO_2），利用非抽血测量（即通过抽负压使血液中的低分子渗出）传感血糖、尿酸等。

　　3) 在体监测

　　在体监测，可以实时、定点、动态、长期观测体内所发生的生理病理过程。在体监测所提供的信息是无与伦比的。伴随着传感技术的进展出现了多种多样的在体监测技术：植入式传感器可将体内的信息发射或传送至体外；导管式传感器可连续传感血管内或心脏内的血气/离子。在体监测目前存在的主要问题是如何改进传感器与组织的相容性问题。

　　4) 生物芯片和微流控技术

　　目前医院检验科配备的各种生化分析仪器，体积庞大，价格昂贵（以万美元计），绝大部分依赖进口。生物医学传感器具有价格低廉、操作与携带方便等优点，其性能价格比同类大型精密仪器高出一个数量级，同时可实现对肿瘤标志物等疾病的早期快速检测。

　　5) 细胞内监测

　　细胞是人体的基本单位，人体的主要生理生化过程是在细胞内进行的，监测细胞内的离子事件与分子事件，已成为当前生命科学中的热点课题。监测离子事件的离子选择性微电极（Ca、K、Na、Cl、Mg、Li 等）技术已渐趋成熟，而监测分子事件的分子选择性微电极在开发之中。

　　6) 仿生传感器

　　人体是各种传感器聚集之处，这些人体传感器具有灵敏度高、选择性好、集成度高等特点，研制仿生传感器应是发展生物医学传感技术的重要方向。目前已研制出多种受体传感器、神经元传感器、仿神经元传感器。直接采用生物材料作生物传感器存在的主要问题是：脱离固有的微环境后活性物质易失活，解决的主要途径是利用仿生化学人工修饰或合成敏感材料。

7）智能人工脏器

智能人工胰腺的问世,为人工脏器的智能化提供了先例。一个脏器与其他的组织和器官之间保持着多方面的联系,现行的人工脏器,只赋予该脏器单一的功能,割断了原有脏器同其他组织器官的联系。装备了传感系统、微系统或分子系统的智能人工脏器可望保持正常脏器的全面功能。异体器官移植面临难以克服的排斥反应问题,在植入的异体器官上装备抗排斥反应的分子系统是解决这一难题的有效途径。

8）基因探测

基因调控着细胞的活动和人的生老病死,基因探测被认为是当代生命科学的核心技术之一。基因探测目前采用传统的生化方法、基因探针。这些方法的缺点是操作繁复,效率低,研制 DNA、RNA 传感器是解决这些问题的有效途径,这些研究正在积极进行。

9）分子脑研究

大脑活动的物质基础是以神经递质与神经调质为主的系列分子事件,监测这些分子事件是深化分子脑研究的重要手段。递质与调质的特点之一,由于其含量甚微(pg 级),在体内连续传感这些物质,难度是很大的。调控基因"from gene to protein"的研究是生命科学的核心问题之一。此外,分子系统中的传感器可以识别蛋白质,处理器可据以确定基因的结构(DNA 序列),执行器可以对基因进行切割拼接,即分子系统可以调控基因,影响生命过程,干预生老病死。

4.4.2　MEMS 传感器

微型电子机械系统(micro electro mechanical systems,MEMS)是指可批量生产的,将微型机构、微型传感器、微型执行器、信号处理和控制电路,以及接口、通信和电源等集成于一体的新型传感器。

MEMS 是随着半导体集成电路精细加工技术和超精密机械加工技术的发展而发展起来的,构成的机械零件或半导体器件尺寸为微米、纳米级,具有小型化、集成化的特点。

MEMS 是在微电子技术基础上发展起来的多学科交叉的前沿研究领域,涉及物理学、电子、材料、机械、化学、生物学、医学等多种学科或技术,目前已发展成了一门独立的新兴学科。同传统传感器相比 MEMS 传感器具有以下优点:

(1) 体积小、性能高。MEMS 传感器元件体积小,重量轻,相对于传统传感器,尺寸在微米、纳米级,其厚度就更加微小。MEMS 器件以硅为主要材料,电气性能优良,硅的强度、硬度和杨氏模量与铁相当,密度类与铝类似,并且具有接近铜和钨的热传导率。

(2) 良好的兼容性,易于集成封装。MEMS 能够把功能不同、敏感方向不同或制动方向不同的多个传感器集成在同一芯片上,形成阵列。也可以将多个相同的敏感元件集成在一块芯片上。

(3) 批量生产。利用成熟的硅微加工工艺制造,类似集成电路的生产工艺,可批量生产。地球表层几乎拥有取之不尽的硅原料,成本低廉,竞争力更强。

除此之外,与传统的传感器相比,MEMS 传感器还具有功耗低、可靠性高、方便扩充以及多学科交叉的特点。

目前,常见的 MEMS 传感器主要有加速度传感器、机械陀螺、地磁传感器、密度传感器以及真空传感器等。

1. MEMS 技术构成

完整的 MENS 系统包括微传感器、微执行器、信号处理单元、通信接口和电源等部件,可集成在一个芯片中,其组成结构如图 4.10 所示。

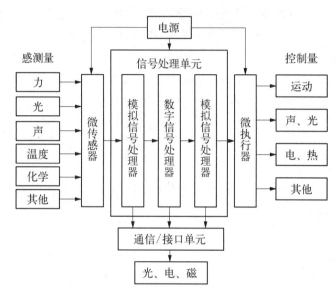

图 4.10　MEMS 系统组成及信号流

微传感器是 MEMS 最重要的组成部分,它比传统传感器的性能要高几个数量级,国内外目前已实现的 MEMS 传感器主要包括微压力传感器、微加速度传感器、微陀螺、微流量传感器、微气体传感器和温度传感器等。其中,微压力传感器是最早开始研制的 MEMS 产品。从信号检测方式来看,微压力传感器主要分为 MEMS 硅压阻式压力传感器和 MEMS 硅电容式压力传感器,两者都是在硅片上生成的微电子传感器。

信号处理单元含有信号处理器和控制电路。信号处理单元对来自微传感器的电信号进行 A－D 转换、放大和补偿等处理,以校正微传感器特性不理想和其他影响造成的信号失真,通过 D－A 转换变成模拟电信号,送给微执行器。

微执行器将模拟电信号变成非电量,使被控对象产生平移、转动、发声、发光和发热等动作,自动完成人们所需的各种功能。微执行器主要包括微电机、微开关、微谐振器、梳状位移驱动器、微阀门和微泵等几种类型。微执行器的驱动方式主要包括静电驱动、压电驱动、电磁驱动、形状记忆合金驱动、热双金属驱动和热气驱动等。把微执行器分布成阵列可以收到意想不到的效果,如可用于物体的搬送、定位等。

通信/接口单元能够以光、电及磁等形式与外界进行通信,或输出信号以供显示,或与其他微系统协同工作,或与高层的管理处理器通信,构成一个更完整的分布式信息采集、处理和控制系统。

电源部件一般有微型电池和微型发电装置两类。微型电池包括微型燃料电池、微型化学能电池、微型热电池和微型薄膜电池等,如薄膜锂电池的电池体厚度只有 $15\ \mu m$,放电率为 $5\ Ma/cm^2$,容量为 $130\ \mu Ah/cm^2$。微型发电装置包括微型内燃机发电装置、微型旋转式发电装置和微型振动式发电装置,如微型涡轮发电装置的涡轮叶片直径只有 $4\ mm$。

2. MEMS 传感器的应用

生活中有很多 MEMS 传感器应用的案例,比如智能手机、智能手环、智能手表等设备里面都使用了 MEMS 加速度传感器或陀螺仪,甚至地磁传感器。

1)应用于汽车领域

汽车电子产业被认为是 MEMS 传感器的第一波应用高潮的推动者。世界各国全面实施越来越严格的汽车安全规定和汽车厂商应用的智能辅助系统,加速了 MEMS 传感器的快速应用。MEMS 传感器的应用领域包括 ABS 防抱死系统、ESP 电子车身稳定系统、悬挂系统、电子手刹系统、自动泊车系统、胎压监测系统等。这种传感器采用单晶硅做材料的 MEMS 压力传感器。

MEMS 加速度计采用的是牛顿的经典力学定律原理,主要用于汽车安全气囊、防滑系统、汽车导航系统和防盗系统等。

2)应用于医疗领域

MEMS 传感器是智慧医疗的核心,医疗应用是 MEMS 传感器发展的重要动力。MEMS 压力传感器应用于血压计、宫腔内压力监测仪、医院床位控制、呼吸器和呼吸机、睡眠呼吸暂停监测仪、康复系统等医疗活动的各个环节。

MEMS 传感器应用于无创胎心检测,由于胎儿心率比成年人快很多,用传统的听诊器检测胎儿心率进行人工计数很难测量准确。超声多普勒胎心监护仪操作复杂、价格又高,增加家庭的经济成本,而且超声振动波对身体有损害,不适于经常性、重复性及家庭检查使用。

3)应用于运动健身

智能手环,或者为了降低成本就在我们的手机里安装可以进行运动相关统计的 App 软件来说,它就是利用这些传感器来监测你的运动状态,对你的身体健康状况进行提示。更高端的运动追踪系统,应用在职业运动员的日常训练中,对运动员的每一个动作进行记录,教练根据提供的数据进行分析,制定更加合理的训练计划以快速提高运动员的成绩。

可以说,MEMS 传感器与我们的生活息息相关,无处不在。传感器几乎可以感知一切,通过传感器采集数据,再组建网络传输数据,运用通信、大数据、云计算技术,实现万物互联,感知天下。

4.4.3 纳米传感器

纳米传感器是指应用了纳米材料的传感器,纳米是个长度度量单位,它是 $2\sim3$ 个金属原子或者 10 个左右的氢原子排列在一起的长度。纳米技术是指在单个原子或者分子上进行操作的科学技术,研究尺寸范围通常为 $1\sim100\ nm$。

当物质达到纳米尺度以后,某些性能就会不同于宏观世界而产生一些改变形成新的特殊的性能。例如,在纳米尺寸范围金属的光学性质会发生改变,金属超微颗粒对光的反射率极低,所有的金属超微颗粒都表现为黑色;超微颗粒化的物质的熔点会显著降低,例如,常规状态的金熔点为 1 064 ℃,当尺寸减小到 2 nm 时,其熔点降低到 327 ℃ 左右;此外在磁学、力学和电学方面纳米材料也表现出很多特殊的性质。利用纳米材料的这些特性可以发展出种类繁多的纳米传感器,如纳米电化学生物传感器、纳米化学传感器、纳米气敏传感器和向纳米尺度过渡的 MEMS 传感器等。

纳米电化学生物传感器以纳米材料为传感介质,与特异性分子识别物质包括酶、抗体和 DNA 等相结合,从而将生物量转换为电信号。纳米电化学生物传感器按照产生电信号的类别可以分为电流型和电位型两种;按照应用方向可以分为纳米颗粒生物传感器、纳米管(棒、线)生物传感器、纳米片及纳米阵列生物传感器等。这些纳米传感器可以大大提高生物传感器的灵敏度,并缩短反应时间。

4.4.4　智能传感器

智能传感器是一种具有单一或多种敏感功能,可以监测一种或多种外部物理量并将其转换为电信号,能够完成信号探测、变换处理、逻辑判断、数据存储、功能计算和数据双向通信,内部可以实现自检、自校、自补偿及自诊断,体积微小、高度集成的器件。简而言之,智能传感器就是具有信息处理能力的传感器。智能传感器的组成及其信号处理流程模型如图 4.11 所示。

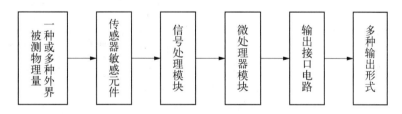

图 4.11　智能传感器组成和信号处理流程模型

智能传感器由传感器敏感元件、信号处理模块、微处理器模块和输出接口电路等部分组成,比 MEMS 多出了微处理器模块,使得智能传感器除具有一般的 MEMS 功能之外,还可以对信号进行计算和处理,以及支持用户编程控制,实现同单片机、数字音频信号处理器(digital signal processing,DSP)等信息处理平台协同工作等功能。

智能传感器在工作时的信号流程大致分为一种或多种的外界物理量被智能传感器的敏感元件感测到并转换为模拟形式的电信号,然后通过信号调理电路,一方面将模拟信号转换为数字信号,另一方面将转换后的信号进行解析区分(在感测多种物理量的情况下)、变换和编码,以适合微处理器对其进行处理计算。信号在微处理模块中还可能被保存并做其他处理。处理后的结果通过输出接口电路转换为模拟电信号输出给用户,或直接以数字信号的形式显示在各种数字终端设备上,如 LED/LCD 显示器等。

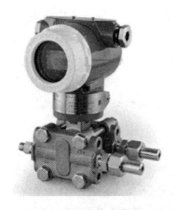

图 4.12   智能传感器实物

典型的智能压力传感器主要包括微处理器主机模板、模拟量输入模板、并行总线模板和接口模板等。其他智能传感器的结构同智能压力传感器的结构大致相同或近似,主要模块基本相同。智能传感器的产品实物如图 4.12 所示。该智能传感器是一个智能微差压变送器(用于测量压力差的一种压力传感器),它能测量各种液体和气体的差压、流量、压力或液位,并输出对应的 4～20 mA 模拟信号和数字信号。它具有优良的自动修正功能,能满足多种苛刻的使用环境,还能通过数字增强(digit enhanced,DE)通信协议与控制系统实现双向数字通信,消除了模拟信号的传输误差,方便了变送器的调试、校验和故障诊断。

该智能压力传感器由检测和变送两部分组成,其工作原理如图 4.13 所示。被测的力通过隔离的膜片作用于扩散电阻上,引起阻值变化。扩散电阻接在惠斯顿电桥中,电桥的输出代表被测压力的大小。在硅片上制成 2 个辅助传感器,分别检测静压力和温度。该传感器能够同时在同一个芯片上检测出差压、静压和温度 3 个信号,信号随后经多路开关分时地接到 A-D 转换器,经过模数转换后,变成数字量送到变送部分。

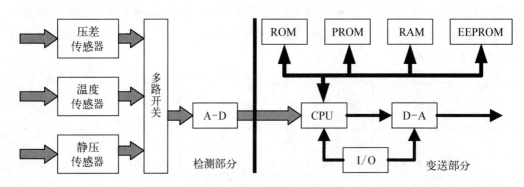

图 4.13   智能压力传感器原理

变送部分中的微处理器使传感器具有一定的智能,增强了传感器的功能,提高了技术指标。PROM 中存储有针对本传感器特性的修正公式,保证了传感器的高精度。

4.5   有线传感器网络

传感器网络是一种由传感器节点构成的网络,其中每个传感器节点都具有传感器、微处理器和通信接口电路,节点之间通过通信链路组成网络,共同协作来检测各种物理量和事件。根据传感器之间通信方式的不同,传感器网络分为两种:有线传感器网络和无线传感器网络。在物联网中,最为关注的是采用低功耗、短距离的移动通信网络构成的无线传输网络。

有线传感器网络是最为常见，也是最可靠的系统之一。

4.5.1 现场总线

现场总线(field bus)是典型的组建有线传感器网络技术之一，是近年来迅速发展起来的一种工业数据总线，是一种开放式的底层控制网络。

现场总线技术是控制、计算机、通信技术的交叉与集成，是当今自动化领域技术发展的热点之一，被誉为自动化领域的计算机局域网。

现场总线控制系统由测量系统、控制系统、管理系统三个部分组成。现场总线主要解决工业现场的智能化仪器仪表、控制器、执行机构等现场设备间的数字通信以及这些现场控制设备和高级控制系统之间的信息传递问题。现场总线具有简单可靠、经济实用等一系列突出的优点。

现场总线是 20 世纪 80 年代发展起来的，随着中央处理器与计算机性能的不断增强和价格的不断下降，计算机网络系统得到迅速发展。现场总线的标准并不统一，种类很多，我们常用的 USB 已成为 PC 技术的标准接口，具有传输速率高、拓扑结构灵活等特点。目前国际上流行且较有影响的现场总线主要有 Profibus EtherCAT、Foundation Fieldbus、LonWorks、HART、CAN、USB 和 M‑Bus 等。统一的国际标准是现场总线的发展趋势。

现场总线对工业的发展以及对国民经济的增长产生了非常重要的影响。现场总线主要应用于石油、化工、电力、医药、冶金、加工制造、交通运输、国防、航天、农业等国民经济的各个领域。

4.5.2 CAN 总线

控制器局域网络(controller area network，CAN)，是由德国 BOSCH 公司(研发和生产汽车电子产品)开发的，用于汽车内部的数据通信，其总线规范现已被国际标准化组织认定为国际标准(ISO 11898)，是国际上应用最广泛的现场总线之一，已广泛应用在离散控制领域，在欧洲已是汽车网络的标准协议。

CAN 协议建立在 ISO 的 OSI 开放系统互连参考模型基础上，不同的是，其模型结构只有三层，包括物理层、数据链路层和应用层。采用双绞线传输，直接传输距离最远可达 10 km，具有通信速率高、容易实现、性价比高等特点。

CAN 的信号传输采用短帧结构，每一帧的有效字节数为 8 个，数据传输时间短，受干扰的概率低，重发时间短。节点在错误严重的情况下，具有自动关闭的功能，切断该节点与总线的联系，使总线上其他操作不受影响，抗干扰能力强。

4.5.3 M‑Bus 总线

仪表总线(Meter‑Bus，M‑Bus)是一种用于公共事业仪表系统设计的数据传输总线协议,属于局域网(local area network,LAN)。日常生活中常用的各种仪表,如电表、热表、水表和气表等均采用 M‑Bus 总线计量。

　　M‑Bus 采用主叫/应答的方式进行通信,只有主设备发出询问后,从设备才能传输数据,由一个主设备、若干从设备和一对连接线缆组成,所有从设备并行连接在总线上,由主设备控制总线上的所有串行通信进程,如图 4.14 所示。

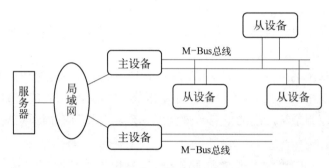

图 4.14　M‑Bus 总线

　　与 CAN 总线类似,在 OSI 的七层网络模型中,M‑Bus 只对物理层、数据链路层、网络层和应用层进行了功能定义。物理层定义了传输媒介的拓扑结构和接口,通常采用总线型拓扑结构;数据链路层的功能是在物理连接的基础上建立、维护和解除数据连接,数据链路层以帧为单位传输信息;应用层是直接面对用户,定义了测量记录类型和数据结构,主要功能包括读数据、写数据、寻址以及报警等。

　　主设备是一个智能控制器,可为 M‑Bus 总线提供电源,可以在几千米的距离上连接几百个从设备,保存从设备的测量数据,还可以利用各种现有的通信手段与异地的计算机联网,构成一个完备的远程管理计量系统。从设备是各种计量仪表,它们通过 M‑Bus 接口并联在总线电缆上,该接口负责收发总线数据,控制总线电源和电池电源的切换。电缆通常采用标准的电话双绞线,没有正负极性之分。

　　数据链路层遵循国际电工委员会 IEC870‑5(遥控装置和系统传输协议)标准,规定了 M‑Bus 的信号传输方式、字节表示、帧格式,以及主从设备的连接过程等。

　　网络层是可选的,原则上 M‑Bus 可以构建任意一种拓扑结构,如星形、环形、总线型等,在复杂的拓扑结构下,网络层为数据传输提供最佳传输路径。

4.6　无线传感器网络

　　无线传感器网络(wireless sensor network,WSN)是伴随着大量多功能传感器的应用并采用无线技术连接而形成的。无线传感器网络是由部署在监测区域内大量低成本、低功耗、微型传感器节点组成的,这些节点具有通信与计算能力,通过无线通信的方式形成的一种多跳(多次转发)自组织网络系统。无线传感器网络协作地感知、采集和处理网络覆盖区域内被感知对象的信息(包括电磁、光强、温度、湿度、噪声、地震和压力等物理现象),并以无线的方式发送给网络所有者。无线传感器网络是新一代的传感器网络,是一种分布式传感网络。无线传感器网络发展和应用将会给人类活动的各个领域带来深远影响。

4.6.1　无线传感器网络的组成

无线传感器网络系统由传感器节点(sensor node)、汇聚节点(sink node)和管理节点(manager node)三部分组成。典型的网络结构如图 4.15 所示。

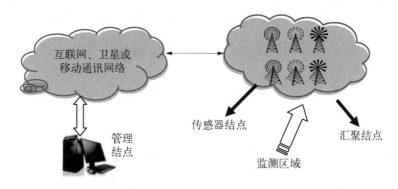

图 4.15　无线传感器网络的组成

在无线传感器网络中,大量的传感器节点被随机部署在监测区域内,通过自组织的方式构成网络,传感器节点探测到的信息进行简单处理后,通过多跳路由方式将监测的数据传输到汇聚节点,然后经过互联网、卫星等途径将数据信号传送至管理节点。用户可以通过管理节点收集相关的监测数据,也可以对无线传感器网络进行配置和管理。

无线传感器网络与通信技术和计算机技术紧密结合在一起,实现了数据的采集、处理和传输的功能。

1. 无线传感器节点

无线传感器节点通常是一个微型的嵌入式系统,安装有一个微型化的嵌入式操作系统,它的处理能力、存储能力和通信能力相对较弱,自身携带的能量有限,在无线传感器网络中既充当传感器又充当网络通信节点,起到了信息收集、处理、传递、存储、融合和转发等重要作用,同时,根据网络某些整体需要,还要协同其他节点完成特定任务。

无线传感器节点由传感器模块、处理器模块、无线通信模块和电源模块 4 部分组成,如图 4.16 所示。所有这些模块通常组装成个火柴盒大小甚至更小的装置,各装置相互协作以完成一项共同的任务。

传感器模块负责监测区城内信息的采集和模数转换。传感器模块种类繁多,大部分传感器输出的是模拟量,需要模拟信号到数字信号的转换。无线传感器节点对于传感器的测量精度要求并不是很高,整个网络对精度的要求更多的是通过对整个网络各个节点数据的统计结果的数理统计和处理来实现的。

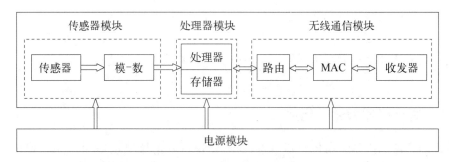

图 4.16　无线传感器节点结构

处理器模块负责控制整个传感器节点的操作,对本身采集的数据及其他节点发来的数据进行存储和处理。处理器模块是无线传感器节点的计算核心,所有的设备控制、任务调度、能量计算和功能协调等一系列操作都是在这个模块的支持下完成的。无线传感器节点对于其上的处理器有着特殊的要求,例如,微小的外形、高集成度、较低功耗且支持睡眠模式、运行速度尽量快、有足够的外部通用 I/O 接口、成本尽量低,以及安全性支持等。

无线通信模块负责与其他传感器节点进行无线通信,彼此交换控制信息和收发采集的数据。无线通信模块包括无线信号的收发、共享媒介的访问控制(MAC)和无线传感器网络中数据传递的路由选择。

电源模块为传感器节点提供运行所需的能量,通常采用电池或太阳能电池板供电。有些场合无法更换电池或者为了延长电池更换时间,一般采用睡眠机制,定期关闭某些模块的供电,从而延长整个网络的生存时间。

2. 汇聚节点

汇聚节点是一个特殊的无线传感器节点,一般为功能较为强大的嵌入式基站,主要负责收集和汇聚由其他传感器节点传输而来的数据,经过存储、融合等处理后,经由网关,通过互联网、卫星或者其他方式,将数据信息提交给管理节点。汇聚节点同时也负责将管理节点发送的控制信号及数据分发给所有或者指定的无线传感器节点。汇聚节点和网关通常集成在一个物理设备中。

汇聚节点的发射能力较强,具有较高的电能,可以将整个区域内的数据传送到远程控制中心进行集中处理。

3. 管理节点

管理节点通常是一台计算机或者功能强大的嵌入式处理设备,其任务是对汇聚节点传输回来的数据进行处理和判断,并向汇聚节点发送控制信号。用户通过管理节点对传感器网络进行配置和管理,发布监测任务并收集监测数据。

4.6.2　无线传感器网络的体系结构

参照开放系统互连参考模型(open system interconnection reference mode,OSI - RM)

的 7 层模型,无线传感器网络从下到上划分为物理层、数据链路层、网络层、传送层、应用层等 5 层。如图 4.17 所示。

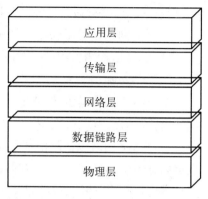

图 4.17　网络协议体系结构

（1）物理层负责二进制表示的信号调制解调、信号收发等工作,其传输介质主要有红外线、激光和无线电波。其中,无线电传输是目前无线传感器网络采用的主要传输方式。

（2）数据链路层负责介质访问控制和差错控制。介质访问控制（medium access control）协议规定了不同用户如何共享信道,解决信道冲突问题,保证可靠的点对点（点对多点）通信;差错控制则通过前向纠错（forward error correction）和自动重复请求（automatic repeater request）,保证源节点发出的信息可以完整无误地到达目标节点。

（3）网络层负责路由的生成和选择,完成路由分组和网络互连等功能。传感器节点无法直接与网关通信,需要通过中间节点（分簇路由协议中为簇头节点）以多跳路由的方式将数据传送到汇聚节点。

（4）传输层主要实现无线传感器网络与外网相连,将网络中的数据提供给外部网络。传输层是保证通信服务质量的重要部分。传输层把传感器节点采集的数据,通过汇聚节点使用卫星、互联网等为应用层提供可靠的数据传输服务。

（5）应用层位于整个架构的顶层,为用户提供各种应用支撑软件,包括协同信息处理、时间同步、定位以及提供应用服务接口。

除了上述通信协议外,为了协调无线传感器网络各层协议提供的功能,又提供了对整个无线传感器网络的管理平台。管理平台包括能量管理、移动管理、任务管理、拓扑控制、安全管理、服务质量等方面的管理功能。

4.6.3　无线传感器网络的组网技术

组建无线传感器网络首先进行需求分析,在此基础上确定组网模式和拓扑结构。无线传感器网络组网模式包括网状模式、簇树模式和星形模式 3 种,组网技术主要有以下几种。

1. ZigBee

ZigBee 网络是由 ZigBee 联盟（包括英国 Invensys 公司、日本三菱电气公司、美国摩托罗拉公司以及荷兰飞利浦半导体公司）制定的一种低速率、低功耗、低成本的短距离（传输距离 100 m 内）无线组网技术。ZigBee 一词来源于蜜蜂采蜜发现花粉时,一种告知对方相互间联系的方式,这是一种无线的沟通方式。

ZigBee 网络基于 IEEE 802.15.4 标准,是一种低功耗的个域网（PAN）技术。ZigBee 在 IEEE 802.15.4 的基础上增加了网络层和应用层,为用户提供机动、灵活的组网方式,成为无线传感器网络的主要组网技术之一。ZigBee 技术特点突出,主要有低功耗、低成本、低速率、近距离、短时延、高容量、高安全以及免执照频段等。

ZigBee 网络在工业、农业、智能家居等领域应用广泛。ZigBee 用于设备控制、温湿度、pH 值、环境检测、语音通信等功能。

2. Z－Wave

Z－Wave 网络是由 Z－Wave 联盟(由丹麦公司 Zensys 主导)推出的一种低功耗、低成本、高可靠性、短距离(室内 30 m，室外 100 m)的无线组网技术。

Z－Wave 网络包括两种基本的节点类型：控制节点和子节点。Z－Wave 网络控制节点可以有多个，但只有一个主控制节点，主控制节点负责所有网络内节点的分配。控制节点负责选择路由，初始化网络并向子节点发送网络命令。

Z－Wave 网络主要应用在智能家居方面，并且由于它的工作频率在我国属于工业频段，因此并不常用。

3. EnOcean

EnOcean 是由德国易能森公司(无线能量采集技术的开创者)开创的一种基于能量收集的超低功耗短距离无线通信技术。EnOcean 主要应用于绿色智能楼宇控制领域，在工业、交通、物流也有应用。

基于 EnOcean 技术的网络有高质量无线通信、能量收集和转化及超低功耗的特点。

(1) 高质量的无线通信。EnOcean 通信协议非常精简，采用无须握手的通信机制。

(2) 能量收集和转换。EnOcean 提供了各种能量采集模块，能够采集周围环境产生的能量，还可以通过收集自然界的微小能量为模块提供能源，实现真正的无数据线无电源线和无电池的通信系统。

(3) 超低功耗的芯片组。相较于其他无线通信技术如 ZigBee 技术，EnOcean 技术功耗更低，传输距离更远，EnOcean 传感器的数据传输距离可以达到 300 m。

4.7   无线传感器网络的应用开发

无线传感器网络是物联网的重要组成部分。无线传感器网络传感器可探测包括地震、电磁、温度、湿度、噪声、光强度、压力、速度等物理现象，应用领域广泛。无线传感器网络根据应用背景的不同，配置相应的网络模型、硬件平台、操作系统以及编程语言，进而分为硬件开发和应用软件开发。

4.7.1   无线传感器网络的硬件开发

无线传感器网络的硬件设计，在无线传感器网络的开发与应用作用非常重要，作为整个系统的底层支持，其发展方向为微型化、集成化、节能化、智能化。无线传感器网络的硬件开发主要针对传感器节点的设计，传感器节点应具有微型化、扩展性、灵活性、稳定性、安全性和低成本等特点。

1. 传感器节点的设计

在传感器网络中,传感器节点实现数据的采集和处理以及路由选择。无线传感器节点由处理器模块、传感器模块、无线传输模块和电源模块 4 部分组成。如图 4.18 所示。

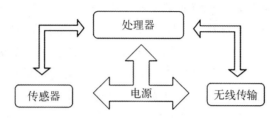

图 4.18　无线传感器节点组成

(1) 处理器模块。处理器单元是传感器网络节点的计算核心,和其他单元一起完成数据的采集、处理和收发。典型的处理器有 Atmel 公司的 ATmega 系列、Intel 公司的 8051 系列以及 Motorola 公司的 HC 系列。

(2) 传感器模块。传感器种类很多,可以检测温/湿度、光照、噪声、振动、磁场、加速度等物理量,用户可以根据应用需求选择合适的传感器。典型的传感器有温敏电阻 ERTJ1VR103J(松下电子公司)、加速度传感器 ADI ADXL202、磁传感器 HMC1002 和光敏电阻 Clairex CL94L 等。传感器是否可以在采集完数据后自动转入休眠模式以减少能量消耗支持低功耗模式,这一指标很重要。温/湿度传感器 SHTxx 系列支持低功耗模式,采集完数据后自动转入休眠模式。

(3) 无线传输模块。无线传输模块主要是无线通信协议中的物理层和介质访问控制层技术。无线传输介质有空气、红外、激光、超声波等。常用的无线通信技术有 ZigBee、Bluetooth、Z‐Wave、UWB、EnOcean、射频识别技术等,在无线传感器网络中应用最多的是 ZigBee 和无线射频识别技术。

(4) 电源模块。电池种类很多,电池储能大小与形状、活动离子的扩散速度、电极材料的选择等因素有关。大部分无线传感器节点目前使用的自身存储一定能量的化学电池,常见的有镍镉电池、镍锌电池、银锌电池和锂电池、锂聚合物电池等。除了化学电池外,有些场合可以利用自然能源来补给电池的能量,比如太阳能、电磁能、振动能、核能等。

2. 无线传感器网络的硬件平台

典型的无线传感器网络硬件平台有 Mica、Sensoria WINS、Toles、μAMPS 系列、XYZnode 和 Zabranet 等,由于具体的应用背景不同,这些无线传感器网络节点选择不同的处理器、组网技术等。

4.7.2　无线传感器网络的软件开发

无线传感器网络的软件系统采用模块化的程序结构,基于框架的组件来实现,为底层硬件、各种算法和协议提供一个可控的操作环境,便于用户有效管理整个网络,使其协调一致地工作,降低无线传感器网络的使用复杂度,提高整个网络工作效率。无线传感器网络的软件系统应用程序的开发使用 C 语言或 nesC 等编程语言。

nesC(network embedded systems C)是一种基于组件的事件驱动编程语言,用于为TinyOS 平台构建应用程序。nesC 语言是一种嵌入式编程语言,是对 C 语言的扩展,专门用于传感器网络的编程开发,其最大的特点就是支持组件化的编程模式,将组件化、模块化的思想和事件驱动的执行模型结合起来,采用基于任务和事件的并发模型来开发应用程序。整个系统由事件驱动运行,没有事件响应时,微处理器进入休眠状态,达到节能的目的。

nesC 语言的基本思想包括组件的创建和使用相分离,接口可以由组件提供或使用,接口是双向的,组件通过接口彼此静态地相连。nesC 的协作模型基于"运行到底"的任务构建。

4.8　嵌入传感器的智能信息设备

智能设备(intelligent device)是指具有计算处理能力的设备,这些设备具备灵敏准确的感知功能,可以感知环境信息,智能地提供方便快捷的服务。无线传感器网络的快速发展,人工智能时代的到来,改变了人类传统的生活、生产方式,深刻影响了人类社会的发展。

4.8.1　智能信息设备运行平台

智能信息设备应用平台具有情境感知、任务迁移、智能协作和多通道交互的特点。

情境感知(Context Awareness)是在 20 世纪 90 年代提出的源于普适计算(ubiquitous computing,也称为环境智能,指人们能够在任何时间、任何地点、以任何方式进行信息的获取与处理)的一种技术。情境感知通过智能信息设备捕获、分析多个对象之间的关系,进行场景化识别,为用户提供基于场景的服务体验。情景感知功能体现在智能手机和平板电脑,但智能穿戴设备在这项功能应用方面更有优势,其中最为突出的是个人助手。

智能协作是通过协调各种传感器和控制设备提供的服务,整合这些服务的功能,建立起新的组合服务,以提供更为丰富的功能。

多通道交互是指使用多种通道与计算机通信的一种人机交互方式,其中"通道"指用户表达意图,执行动作或感知反馈信息的通信方法。多通道交互采用手操作、言语、手势和表情识别、视线等向智能设备提供信息,使用户利用多个通道,以自然、并行、协作的方式进行人机对话,提高人机交互的自然性和高效性。

4.8.2　智能信息设备发展趋势

互联网时代的到来,改变了人们之间的交流方式。物联网又可以看作是互联网的延伸,互联网信息共享,解决人与人的信息沟通问题,物联网通过智能设备使人与人、人与物、物与物的相连,最终解决人与物的信息沟通问题。

随着物联网的深入发展,对智能设备的理解和定位有了新的变化,呈现出更深入的智能化、更透彻的感知和更全面的互联互通等发展趋势。

1. 更深入的智能化

物联网设备更深入的智能化,包括纵向智能化和横向智能化。纵向智能化指传感器设备性能的提升,利用其更丰富的功能和更强大的处理能力来实现设备的智能化;横向智能化则是指在智能化的范围上提升,把尽可能多的设备融入智能化的系统中来,没有处理能力的设备给其他智能设备提供更加丰富的信息,并执行其他智能设备使用数据挖掘和大数据分析工具整合分析海量信息数据做出的反馈和决策,来实现自身的智能化。

2. 更透彻的感知

更透彻的感知是物联网向物理世界延伸的基础,分为主动感知和被动感知。主动感知通过分布在物理环境中各种各样的传感器设备实现随时、随地感知、测量、捕获和传递信息,感知复杂多变的物理世界。被动感知是指设备会自动向周围广播自身的功能和状态,使其能与周围环境中新加入的设备进行更好的协作,被动获取环境中其他终端发来的信息,包括它们的功能和状态等。物联网将延伸的感知触角遍布空间里的任一设备,实现更透彻的感知。

3. 更全面的互联互通

5G 时代的到来,开启了互联互通的新纪元,智能设备与无线网络技术结合发展,从而迸发新的活力。只有实现全面的互联互通才能实现更深入的智能化和更透彻的感知,不仅空间内的所有设备自由地互联互通,而且通过互联网实现更广阔的互联互通,这样形成一个数量庞大、功能完善的群,设备之间相互协作完成任务。

除了以上发展趋势,智能设备的发展趋势还有利用云计算提供服务、更高效的操作系统、新型网络技术等。未来的世界将处于一个万物互联的时代。

 本章小结

本章围绕传感器和传感器网络,介绍了传感器的定义及分类,特别是传感器的工作原理和应用领域,包括新型传感器、生物医学传感器、MEMS 传感器的基本概念、相关技术以及应用,并综述有线传感器网络的现场总线、CAN 总线以及 M-Bus 总线,无线传感器网络的体系结构、通信协议、组网技术以及无线传感器网络的应用开发,最后介绍嵌入传感器技术的智能信息设备运行平台和发展趋势。

 习题 4

1. 选择题

(1) 传感器的定义是:"能感受规定的被测量(物理量、化学量、生物量等),并按照一定规律转换成可用信号的器件或装置,通常由敏感元件和(　　)组成。"

　　A. 输出元件　　　　　B. 转换元件　　　　　C. 输入元件　　　　　D. 电子器件

（2）传感器是（   ），能完成信息获取任务。

A. 测量装置   B. 输出装置   C. 输入装置   D. 处理装置

（3）无线传感器网络就是（   ）、微处理器与无线通信相结合的产物

A. 计算机   B. 通信设备   C. 传感器   D. 电子设备

（4）阻抗型传感器是利用电子元件的电阻、电容或（   ）作为感知环境变化的被测量，从而达到监测目的的一类传感器。

A. 电压   B. 电势   C. 电量   D. 电感

（5）电压型传感器是利用电子元件的（   ）、热电效应或光电效应，将压力、温度或光强度转换为电信号的一组传感器类型，具体分为压电式传感器、热电偶传感器和光电式传感器等几种类型。

A. 压电效应   B. 热力效应   C. 压力效应   D. 电力强度

（6）磁敏型传感器是指利用各种磁电物理效应，如磁电感应原理、霍尔效应等，将磁物理量转换为（   ）的一类传感器。

A. 电流   B. 电压   C. 电容   D. 电信号

（7）（   ）是一种光电式传感器，它利用光导纤维的传光特性，把被测量转换为用光特性表征的物理量。

A. 生物传感器   B. 光纤传感器   C. 气体传感器   D. 湿敏传感器

（8）MOSFET 气体传感器是利用 MOS 二极管的电容电压特性的变化，以及 MOS 场效应管间值电压的变化等物理特性制成的，属于典型的非电阻型半导体（   ）。

A. 生物传感器   B. 光纤传感器   C. 气体传感器   D. 湿敏传感器

（9）（   ）是指用生物活性材料，如酶、蛋白质、DNA、抗体、受体等作为感受器，通过其生化效应来检测被测量的传感器。

A. 生物传感器   B. 光纤传感器   C. 气体传感器   D. 湿敏传感器

（10）无线传感器网络从下到上划分为物理层、数据链路层、网络层、传送层、应用层等五层，其中（   ）负责路由的生成和选择，完成路由分组和网络互连等功能。

A. 网络层   B. 物理层   C. 数据链路层   D. 应用层

2. 填空题

（1）传感器的输入量是某一被测量，可能是物理量，也可能是化学量、生物量等（   ）。

（2）阻抗型传感器按照敏感物理量的不同，可分为电阻式传感器、（   ）和（   ）。

（3）基于霍尔效应实现的传感器种类有很多，比较常见的有（   ）、（   ）和（   ）等。

（4）传感器网络是一种由传感器节点构成的网络，其中每个传感器节点都具有传感器、（   ）和通信接口电路，节点之间通过（   ）组成网络，共同协作来检测各种物理量和事件。

（5）无线传感器节点由传感器模块、（   ）、无线通信模块和（   ）4 部分组成。

（6）组建有线传感器网络的技术有现场总线、CAN 总线和（   ）3 种方式。

(7) 无线传感器网络根据应用背景的不同,配置相应的网络模型、硬件平台、操作系统以及编程语言,所以无线传感器网络开发分为(　　　　)和(　　　　)开发。

(8) 智能设备是指具有计算处理能力的设备,这些设备具备灵敏准确的(　　　　),可以感知环境信息,智能地提供方便快捷的服务。

3.简答题

(1) 我国国家标准对传感器是怎样定义的?

(2) 传感器的组成结构是怎样的? 请画图说明。

(3) 传感器是如何分类的?

(4) 试述生物医学传感器的概念以及分类。

(5) 请叙述 MEMS 传感器的概念以及应用领域。

(6) 举例说出有线传感器网络的总线标准,至少举 3 个例子并简述其特点。

(7) 简述无线传感器网络组成要素。

(8) 无线传感器网络协议分哪几层?

(9) 简述无线传感器网络组网技术。

(10) 无线传感器网络的硬件开发主要包括哪几部分?

(11) 智能信息设备运行平台具有哪些特点?

第 5 章　物联网定位技术

📅 **学习目标**

(1) 能够描述定位技术的概念和性能指标。

(2) 辨析定位技术的分类，掌握基于卫星的定位和基于网络的定位技术原理。

(3) 识别基于位置的服务 LBS 体系结构和计算模式。

📰 **思政目标**

我国北斗卫星导航系统得到联合国卫星导航委员会认可，截至 2020 年 7 月，已与 137 个国家和地区签订合作协议，体现了我国卫星导航的先进技术。北斗精神反映了中国人民自强不息、敢想敢为的创新精神，是我们"道路自信、理论自信、制度自信和文化自信"的源泉，激发青年人的爱国情怀，引导学生刻苦学习科学技术，为中华民族伟大复兴、为实现中国梦而贡献青春。

物联网中存在着各种各样的物品信息，位置信息是所有物品共有的信息，因此，如何获取位置信息就成为物联网感知层的重要研究内容。定位技术的不断发展使得物联网的应用更加生活化和大众化，物联网的初衷是将生活中的全部实物都虚拟为计算机世界的一个标签，然后通过传感器网络或小型局域网等不同的接入方式接入全球网络当中。无论使用哪种接入方式，都离不开位置信息，但物联网环境多变与网络异构的特点使得不同设备在不同环境中的准确定位成为定位技术在物联网中的新挑战。

5.1　定位技术概述

在日常生活中，移动定位服务不仅可以让人们随时了解自己所处的位置，还可以提供实时移动地图、紧急呼叫救援或物品追踪等扩展功能服务，而这些服务的实现都需要定位技术的支撑。定位技术种类繁多，既有室外定位也有室内定位，由于侧重点不同，其要求的定位性能也有所不同。

定位是指在一个时空参照系中确定物理实体位置的过程。定位技术以探测移动物体的位置为主要目标，在军事或日常生活中利用这些位置信息为人们提供各式各样的服务，因此定位服务的关键前提就是地理位置信息的获取。

定位服务是通过无线通信网络提供的,是构成众多服务应用的基石。用户可以利用定位服务随时随地获取所需信息,如人们在开车时使用北斗导航系统等进行定位和自动导航,让导航仪自动计算出到达目的地的最优路线。

5.1.1　定位的性能指标

移动定位技术涉及移动无线通信、数学、地理信息和计算机科学等多个学科。定位系统中的位置信息有物理和抽象两种。物理位置信息是指被定位物体具体在物理或数学层面上的位置数据,如布达拉宫位于北纬 $29°39'24.77''$、东经 $91°07'2.52''$、海拔 3 700 m 等。抽象位置信息则描述为这栋建筑物坐落在西藏自治区拉萨市中心的红山上。在实际生活中,人们常使用的是抽象位置信息,有时定位系统需要把物理位置信息转换并映射为抽象位置信息。不同的应用程序需要的位置信息抽象层次也不尽相同,抽象层次越高,具体信息越少,概括能力越强,反之,具体信息越丰富,结果越确定。

定位的性能指标主要有两个:定位精度和定位准确度。定位精度是指物体位置信息与其真实位置之间的接近程度,即测量值与真实值的误差。定位准确度是指定位的可信度。孤立地评价二者中的任意一方面都没有太大的意义。因此,在评价某个定位系统的性能时,通常描述其可以在 95% (定位准确度)的概率下定位到 10 m(定位精度)的范围。定位精度越高,相应的定位准确度就越低,反之亦然,因此通常需要在二者之间进行权衡。通常室内应用所需的定位精度要比室外高得多,人们一般通过增加定位设备的密度或综合使用多种不同的定位技术来同时提高定位系统的精度和准确度。

5.1.2　定位技术的分类

在无线定位技术中,需要先测量无线电波的传输时间、幅度和相位等参数,然后利用特定算法对参数进行计算,从而判断被测物体的位置。这些计算工作可以由终端来完成,也可以由网络来完成。定位技术有以下几种分类方法:

(1) 根据测量和计算实体的不同,定位技术分为基于终端的定位技术,基于网络的定位技术和混合定位 3 大类。

基于移动终端的定位就是由终端自主完成定位计算,大致可分为测量和计算两个步骤,测量时需要专门的定位系统提供支持,最常见的定位系统是卫星导航系统,如 GPS。

基于网络的定位技术就是在已知位置的基站或接入点上附加某些装置,测量从移动终端发出的无线电信号参数,如传播时间、时间差、信号强度、信号相位和入射角等,从而利用特定的定位算法计算出移动终端的位置。

混合定位就是把不同定位系统融合起来,扬长避短,以提高定位精度。最常见的是移动通信网络与 GPS 的混合定位——辅助 GPS(A - GPS)。另外还有 GPS 与数字电视地面广播系统(digital television terrestrial multimedia broadcasting,DTMB)的混合定位技术等。

（2）根据定位场景的不同，定位技术可分为室外定位技术和室内定位技术两种。

室外定位技术主要有基于卫星和移动通信网的定位等。另外，军事雷达也属于室外定位技术，只是常用于搜索探测目标。很多定位技术是采用雷达原理实现的，如超声波定位等。

在建筑内部、地下和恶劣环境中，经常接收不到 GPS 或移动通信网信号，或者接收到的信号不可靠，而且用 GPS 定位时需要首先寻找卫星，初始定位慢，设备耗能高，这时就需要采用室内定位技术，如基于红外线、短距离无线通信网络的定位技术等。

（3）按照定位系统或网络的不同，定位技术可分为基于卫星导航系统、蜂窝基站、无线局域网、RFID、超声波、激光或磁感应设备的定位等。

（4）按照计算方法的不同，定位技术可分为基于三角和运算的定位、基于场景分析的定位和基于邻近关系的定位 3 种。

基于三角和运算的定位利用几何三角的关系计算被测物体的位置，是最主要、应用最为广泛的一种定位技术，也可细分为基于距离或角度的测量。

基于场景分析的定位可以对特定环境进行抽象和形式化，用些具体量化的参数描述定位环境中的各个位置，并用一个特征数据库把采集到的信息集成在一起，该技术常常用于无线局域网定位系统中。

基于邻近关系的定位是根据特定物体与一个或多个已知位置参考点的邻近关系进行定位，这种定位技术需要使用唯一的标志确定已知的各个位置，如移动蜂窝网络中的基于小区的定位，全自动集装箱码头中的基于磁钉（即磁导航传感器，如霍尔传感器等）的自动导向车（AGV）定位等。

5.1.3　定位技术在物联网中的发展

在实际应用中，经常需要根据物联网变化多端的应用环境选择适当的定位技术，或者将其中几种技术兼容使用。定位技术要想在物联网中变得更加成熟，还有很长一段路要走。

物联网中定位技术与移动终端的结合衍生出了一些新的应用领域，其中最有体现价值的就是基于位置的服务（location based services，LBS），它使定位技术的应用更加贴近生活，展现出了广阔的市场前景。由于位置信息十分丰富，其所能体现出的价值变得更加具有实际意义，这样物联网环境中的信息安全和隐私保护又成为一个重要话题，因此，如何对隐私信息进行有效保护也成为物联网应用是否可以普及的重要因素之一。

5.2　基于卫星的定位技术

基于卫星的定位技术是利用全球导航卫星系统（global navigation satellite system，GNSS）为用户终端提供定位服务。目前能够或计划在全球范围内提供定位服务的卫星导航系统有 4 个：GPS、GLONASS、伽利略和北斗。

5.2.1　全球定位系统

全球定位系统(global positioning system，GPS)是个高精度、全天候、全球性的无线导航定位、定时多功能系统，是随着现代航天及无线通信科学技术而发展起来的，应用在生活、工业和军事等各个领域。

1973 年美国国防部开始建立全球定位系统，并于 1978 年发射第一颗 GPS 实验卫星，到 1995 年 GPS 已经能够提供快速可靠的三维空间定位。GPS 的发展经历了从军事应用到民用的过程，首屈一指的是在汽车导航和交通管理上的应用。GPS 的民用定位精度最高可达 10 m，在有精度需求的应用中，如研究地壳运动、大地测量和道路工程方面，利用多点长期的接收，并通过误差修正及数据处理，也可以得到毫米级的精度。

GPS 系统是一个中距离圆形轨道卫星导航系统，由空间卫星系统、地面监控系统和用户接收机三部分组成，可以为地球表面 98% 的地区提供准确的定位、测速和高精度的时间服务。

1. 空间卫星系统

空间卫星系统由 24 颗 GPS 卫星(21 颗工作，3 颗备用)组成。这些卫星位于距离地表 20 200 km 的上空，均匀分布在 6 个轨道面上，每个轨道面 4 颗。这些卫星每 12 h 环绕地球一圈，轨道面倾角为 55°，从而保证用户端在全球任何地方、任何时间都可以观测到 4 颗以上的卫星。

每颗卫星内部均安装 2 台高精度的铷原子钟和铯原子钟，并计划采用更稳定的氢原子钟(其频率稳定度高于 10^{-14})进行更为精准的同步。GPS 卫星发送的信号均源于频率为 10.23 GHz 的基准信号，利用基准信号可以在载波 L1(15 712.42 MHz)及 L2(1 227.60 MHz)上调制出不同的伪随机码。GPS 卫星利用伪码发射导航电文，导航电文的作用是为用户提供卫星轨道参数、卫星时钟参数和卫星状态信息等。整个导航电文的内容每 12.5 min 重复一次，GPS 接收机通过解析伪随机码得到卫星接收机的距离，由于含有接收机卫星钟的误差及大气传播误差，故称为伪距。

2. 地面监控系统

地面监控系统由主控站、上行数据传送站和监测站组成。主控站位于美国科罗拉多州的空军基地。主要负责管理和协调整个地面控制系统的工作，如管理所有定位卫星、监测站、传送站和地面天线。

上行数据传送站也称为上行注入站，主要负责将主控站计算出的卫星星历和卫星钟的修改数据及指令等注入卫星的存储器中。卫星星历就是通过卫星轨道等参数由地面控制站计算出的每颗卫星的位置。上行注入站每天需要注入 3 次，每次注入 14 d 的星历。

监测站有 4 个，设有 GPS 用户接收机、原子钟、收集当地气象数据的传感器和进行数据初步处理的计算机等，主要负责对卫星的运行状况进行监测，包括伪距测试、积分多普勒观测和气象要素信息采集等。

3. GPS 接收机

GPS 接收机主要负责捕获按一定卫星高度截止角所选择的待测卫星信号,并跟踪这些卫星的运行,对所接收到的 GPS 信号进行变换、放大和处理,以便测量出 GPS 信号从卫星到接收机天线的传播时间,解译出 GPS 卫星所发送的导航电文,实时地计算出待测终端的三维位置。

GPS 定位常用的坐标系是经纬度坐标(LAT/LON)和海拔高度。由于地球并不是标准的球体,测出的高度会有一定误差,因此有些 GPS 接收机内置了气压表,希望通过多个渠道获得高度数据,以综合得出最终的海拔高度,从而提高 GPS 的定位准确度和精度。

4. GPS 定位原理

GPS 在定位时首先确定时间基准,获取电磁波从卫星到被测点的传播时间,从而得到卫星到被测点的距离。GPS 接收机至少需要知道 3 颗卫星的位置,再利用三点定位原理计算出被测点的空间位置,最后进行数据修正。

卫星的位置可以根据星载时钟所记录的时间在卫星星历中查出。空间中所有 GPS 卫星所播发的星历,均由地面监控系统提供。GPS 卫星不断地发射导航电文,导航电文里包含有卫星星历。当用户接收到导航电文时,提取出卫星时间,并将其与自己的时钟做对比,再利用导航电文中的卫星星历数据,推算出卫星发射电文时所处的位置,以此得知卫星到用户的距离,从而在大地坐标系中确定位置、速度等信息。

由于用户接收机使用的时钟与卫星星载时钟不可能总是同步,而时钟的精确度对定位的精度有着极大的影响,所以除了用户的三维坐标 x、y、z 外,还要引进一个 Δt,即卫星与接收机之间的时间差作为未知数,然后用 4 个方程将 4 个未知数解出来。因此,接收机至少需要接收到 4 颗卫星的信号。目前 GPS 接收机一般可以同时接收 12 颗卫星的信号。

GPS 定位包括静态和动态两种类型。在静态定位中,GPS 接收机的位置固定不变,这样可以通过重复测量提高定位精度。在动态定位中,GPS 接收机位于一个运动载体(如行进中的舰船、飞机或车辆等)上,在跟踪 GPS 卫星的过程中也相对地球而运动,因此需要实时地计算运动载体的状态参数,包括瞬间三维位置和三维速度等。

5.2.2　其他定位导航系统

目前全球卫星定位系统除了美国的 GPS 外,还有俄罗斯的格洛纳斯(GLONASS)、欧盟的伽利略(GALILEO)和中国的北斗。

GLONASS 系统于 2007 年开始运营,标准配置为 24 颗卫星,其中 18 颗卫星就能保证为俄罗斯境内用户提供全部服务。

伽利略定位系统于 2014 年投入运营。伽利略系统共有 30 颗卫星,其中 27 颗卫星为工作卫星,3 颗候补。卫星高度为 24 126 km,分别位于 3 个倾角为 56°的轨道平面内。

北斗卫星导航系统由空间端、地面端和用户端 3 部分组成。空间端包括 5 颗静止轨道卫星和 30 颗非静止轨道卫星。地面端包括主控站、注入站和监测站等若干地面站。用户端则由北斗用户终端,以及 GPS、GLONASS 和伽利略系统兼容的终端组成。北斗是目前唯一一种用户可以收发短报文的导航系统。

5.3 基于网络的定位技术

移动网络通常会具备基站、接入点或协调器等设备,这些设备可以自然而然地作为定位系统的锚点,为移动终端的定位提供参考点。基于网络的定位技术通常可分为两种:基于移动通信网络的定位和基于短距离无线通信网络的定位。

5.3.1 基于移动通信网络的定位

目前大部分的 GSM、CDMA 及 3G 等移动通信网络均采用蜂窝网络架构,即将网络中的通信区域划分为一个个蜂窝小区。通常每个小区有一个对应的基站,移动设备要通过基站才能接入网络进行通信,因此在移动设备进行移动通信时,利用其连接的基站即可定位该移动设备的位置,这就是基于移动通信网络的定位。这种定位技术中只要已知至少 3 个基站的空间坐标,以及各个基站与移动终端间的距离,就可根据信号到达的时间、角度或强度等计算出终端的位置。

手机等移动设备最适合使用基于移动通信网络的定位技术,但要考虑如何有效地保护用户的位置隐私,以及如何提高移动终端定位的准确度等。

基于移动通信网络的定位技术通常包括蜂窝小区定位(COO)、到达时间(TOA)、到达时间差分(TDOA)、到达角度(AOA)和增强观测时间差分(E - OTD)等几种方式。

1. 小区定位

小区定位(cell of origin,COO)是一种单基站定位方法,它以移动设备所处基站的蜂窝小区作为移动设备的坐标,利用小区标志进行定位,因此也称为 Cell - ID 定位。小区定位的精度取决于蜂窝小区覆盖的范围,如覆盖半径为 50 m,则误差最大为 50 m,而通过增加终端到基站来回传播的时长、把终端定位在以基站天线为中心的环内等措施,可以提高小区定位的精度。小区定位的最大优点是其确定位置信息的响应时间很短(只需 2～3 s),而且不用升级终端和网络,可直接向用户提供位置服务,应用比较广泛。不过由于小区定位的精度不高,在需要提供紧急位置服务时,可能会有所影响。

2. 基于到达时间和时间差的定位

基于到达时间(time of arrival,TOA)和到达时间差(time difference of arrival,TDOA)的定位是在小区定位的基础上利用多个基站同时测量的定位方法。

TOA 与 GPS 定位的方法相似,首先通过测量电波传输时间,获得终端和至少 3 个基站之间的距离,然后得出终端的二维坐标,也就是 3 个基站以自身位置为圆心,以各自测得的距离为半径做出的 3 个圆的交点。TOA 方法对时钟同步精度要求很高,但是由于基站时钟的精度不如 GPS 卫星,而且多径效应等也会使测量结果产生误差,因此 TOA 的定位精度也会受到影响。

TDOA 定位技术主要通过信号到达 2 个基站的时间差来抵消时钟不同步带来的误差,是一种基于距离差的测量方法。该技术中通过采用 3 个不同的基站,此时可以测量到 2 个 TDOA,再以任意 2 个基站为焦点和终端到这 2 个焦点的距离差,做出一个双曲线方程,则移动终端在 2 个 TDOA 决定的双曲线的交点上。该定位方法在实际使用中一般取得多组测量结果,通过最小二乘法来减小误差。TDOA 的定位精度比 COO 稍好,但响应时间较长。

以 GSM 网络为例,其网络中与定位相关的设备有位置测量单元(LMU)、移动定位中心(SMLC)和移动定位中心网关(GMLC)等。其中 LMU 通常安装在蜂窝基站中,配合基站收发器(BTS)一起使用,负责对信号从终端传送到周围的基站所需的时间进行测量和综合,以计算终端的准确位置。LMU 可支持多种定位方式,其测量可分为针对一个移动终端的定位测量和针对特定地理区域中所有移动终端的辅助测量两类。LMU 的初始值、时间指令等其他信息可预先设置或通过 SMLC 提供,最后 LMU 会将得到的所有定位和辅助信息提供给相关的 SMLC。SMLC 用于管理所有用于手机定位的资源,计算最终定位结果和精度。SMLC 通常分为基于网络子系统(NSS)和基于基站子系统(BSS)两种类型。GMLC 则是外部位置服务(LCS)用户进入移动通信网络的第一个节点。图 5.1 给出了 GSM 的定位网络结构及接口。

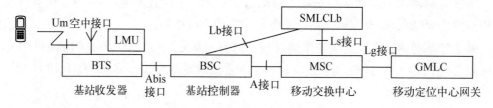

图 5.1 GSM 的定位网络结构及接口

在 GSM 网络中要想采用 TDOA 方案,首先需在每个基站增加一个 LMU,以测量终端发出的接入突发脉冲或常规突发脉冲的到达时刻,这样当请求定位的手机发出接入突发信号时,3 个或多于 3 个 LMU 会接收该信号并利用信号到达时的绝对 GPS 时间计算相对时间差(RTD),然后交由 SMLC 进行两两比较,计算突发信号到达时间差,再得到精确位置后,将结果返回给移动终端。TDOA 中测量的是移动终端发射的信号到达不同 LMU 的时间差,因此必须提前知道各 LMU 的地理位置及它们之间的时间偏移量。TDOA 只需要参与定位的各 LMU 之间同步即可,而 TOA 由于测量的是绝对传输时间,因此要求移动终端与 LMU 之间必须精确同步。

3. 基于到达角度的定位

到达角度(angle of arriving, AOA)方法不需要对移动终端进行修改,其最普通的版本为"小缝隙方向寻找",即在每个蜂窝小区站点上放置 4~12 组天线阵列,利用这些天线阵列确定终端发送信号相对于蜂窝基站的角度。当有若干个蜂窝基站发现该信号的角度时,终端的位置即为从各基站沿着得到的角度引出的射线的交汇处。AOA 方法在障碍物较少的地区定位精度较高,但在障碍物较多时,因多径效应而增大了误差,定位精度较低。

4. 增强观测时间差的定位技术

增强观测时间差(enhanced observed time difference,E-OTD)定位技术主要通过放置位置接收器或参考点实现定位。E-OTD 中的参考点通常分布在较广区域内的多个站点上,并作为位置测量单元来使用。当终端接收到来自至少 3 个位置测量单元信号时,利用这些信号到达终端的时间差可以生成几组交叉双曲线,由此估计出终端的位置。E-OTD 的定位精度较高,但其响应时间很长。与 TDOA 方案相比,E-OTD 是由终端测量并计算出其相对于参考点的位置,而 TDOA 则是由终端进行测量,却由基站计算出终端的位置,因此 TDOA 支持现存的终端设备,缺点是需在基站中安装昂贵的监测设备,而 E-OTD 方案则必须改造终端和网络。

5. 基于信号强度分析的定位

信号强度分析法是通过将基站和移动台之间的信号强度转化为距离来确定移动台的位置。由于移动通信的多径干扰、阴影效应等的影响,移动台的信号强度经常变化,因此在室外环境中很少使用这种方法。

5.3.2　基于无线局域网的定位

基于无线局域网(WLAN 或 Wi-Fi)的定位属于室内定位技术。在无线通信领域中,在室内和室外的环境下进行定位时的区别十分明显。露天环境中使用 GPS 即可满足人们大部分的需求,即使有所欠缺,也可以利用基站定位进行弥补,但室内环境中 GPS 信号会受到遮蔽,基站定位的信号受到多径效应的影响也会导致定位效果不佳,因此室内定位多采取基于信号强度(received signal strength/radio signal strength,RSS)的方法。基于 RSS 的定位系统不需要专门的设备,利用已架设好的无线局域网即可进行定位。

室内定位的定位精度与定位目标、环境,尤其是定位参考点铺设的密度等有关,参考点部署密度越高,定位精度也越高。常用的 WLAN 定位方法有几何定位法、近似定位法和场景分析法。

1. 几何定位法

几何定位法就是根据被测物体与若干参考点之间的距离,计算出被测物体在参考坐标系中的位置。这种方法可以利用信号到达时的传输时延或信号与参考点间的角度等结合数学原理进行测距。前面介绍过的 GPS 定位技术(基于 TOA)和基于 TOA/TDOA/AOA 的蜂窝移动网络定位技术采用的就是几何定位法。

在 WLAN 定位中,接入点(AP,通常为无线路由器)是典型的参考点(在定位系统中称为锚点)。可以在 AP 中附加测量装置,实现基于网络的定位系统。也可以通过测量移动终端与 AP 之间 MAC 帧的往返时间,实现基于终端的定位系统。

2. 近似定位法

近似定位法就是用已知物体的位置估计被测物体的位置。在近似定位法中,先设定已知位置,然后利用物理接触或其他方式感知用户,当用户靠近已知位置或进入已知位置附近一定范围内时,即可估计用户的位置。

在无线局域网中,所有进入接入点 AP 的信号覆盖范围的无线用户都可以通过 AP 连入网络,因此可以将 AP 的位置作为已知位置,实现近似法定位。这种方法最大的优点是简单、易于实现,在客户端也不需要安装硬件或软件,缺点是定位准确度依赖于 AP 的性能和定位环境,不够稳定。AP 理论上的规定覆盖范围是室内 100 m,室外 300 m,但实际中由于障碍物的影响,其使用范围一般为室内 30 m,室外 100 m。

IEEE 802.11 协议中规定,AP 的信息中要保存着当前与其相连接的移动终端的信息,因此也可以通过访问 AP 上保存的信息来确定移动用户的位置。目前有两种途径可以获取 AP 上记录的用户信息:一种是基于 RADIUS,一种是基于 SNMP,不过直接访问 AP 进行定位的方法有时误差较大,如采用 SNMP 访问时,周期性的轮询将延长对用户的响应时间。此外,IEEE 802.11 为减少由于用户频繁地与 AP 连接、断开时所带来的资源消耗,规定即使用户已断开与 AP 的连接,其信息也会保留 15~20 min。这些都会使访问 AP 时获得的信息不准确,导致定位有误差。

3. 场景分析法

场景分析法是利用在某一有利地点观察到别的场景中的特征来推断观察者或场景中的位置,该方法的优点在于物体的位置能够通过非几何的角度或距离这样的特征推断出来,不用依赖几何量,从而可以减少其他干扰因素带来的误差,也无须添加专用的精密仪器测量。不过使用该方法时,需要先获取整个环境的特征集,然后才能和被测用户观察到的场景特征进行比较和定位。此外,环境中的变化可能会在某种程度上影响观察的特征,从而需要重建预定的数据集或使用一个全新的数据集。

WLAN 中的信号强度和信噪比都是比较容易测得的电磁特性,一般采用信号强度的样本数据集。信号强度数据集也称为位置指纹或无线电地图,它包含了在多个采样点和方向上采集到的有关 WLAN 内通信设备感测的无线信号强度。WLAN 中的场景分析法使用的信号强度特征值虽然与具体环境有关,但并没有直接被转换成几何长度或角度来得到物体的位置,因而可靠性比较高,不过在使用这种方法定位时,如何计算生成信号强度数据集是影响定位精准度的一个关键因素。

WLAN 场景分析法的定位过程分为离线训练和在线定位两个阶段。离线训练是空间信号覆盖模型的建立阶段,通过若干已知位置的采样点,构建一个信号强度与采样点位置之间的映射关系表,也就是位置指纹数据库。在线定位阶段的目的是进行位置计算,用户根据实时接收到的信号强度信息,将其与位置指纹数据库中的信息进行比较和修正,最终计算出该用户的位置。基于位置指纹的定位系统根据位置指纹表示的不同,可以分为基于确定性和基于概率两种表达计算方法。

(1)基于确定性的方法在表示位置指纹时,用的是每个 AP 的信号强度平均值,在估计用户的位置时,采用确定性的推理算法,例如,在位置指定的数据库里找出与实时信号强度样本最接近的一个或多个样本,将它们对应的采样点或多个采样点的平均值作为估计的用户位置。

（2）基于概率的方法则通过条件概率为位置指纹建立模型，并采用贝叶斯推理机制估计用户的位置，也就是说该方法将检测到的信号强度划分为不同的等级，然后计算无线用户在不同位置上出现的概率。

5.3.3　其他基于短距离无线通信网络的定位

目前除了基于 WLAN 的室内定位技术外，其他室内和短途定位方法还有超声波定位、射频识别定位、超宽带（UWB）定位、ZigBee 定位、蓝牙定位等。

1．蓝牙定位

蓝牙作为短距离无线通信技术，可以满足一般室内应用场景，而生活中出现的带有蓝牙模块的设备（如手机、PDA）功耗很低，有利于构建低成本的定位传感网络。另外，蓝牙技术提供的功率控制方法及参数（如接收信号强度、链路质量和传输功率级等）使其具备了实现室内定位的基本条件，且蓝牙技术的信号范围有限，从而形成了利用小区定位方法的天然条件。

蓝牙定位技术的应用主要有基于范围检测的定位和基于信号强度的定位两种实现方法。

基于范围检测的定位用于早期蓝牙定位的研究中，当用户携带设备进入到蓝牙的信号覆盖范围时，通过在建筑物内布置的蓝牙接入点发现并登记用户，并将其位置信息注册在定位服务器上，从而追踪移动用户的位置，这种定位方法通常可以实现"房间级"的定位精度。

基于信号强度的定位方法则是已知发射节点的发射信号强度，接收节点根据收到信号的强度计算出信号的传播损耗，利用理论或经典模型将传输损耗转化为距离，再利用已有的定位算法计算出节点的位置。

2．ZigBee 定位

ZigBee 网络是一种带宽介于射频识别和蓝牙技术之间的短距离无线通信网络。基于 ZigBee 网络定位时，可以利用 ZigBee 网络节点组成链状或网状拓扑结构的 ZigBee 无线定位骨干网络，网络中包括网关、参考和移动 3 种节点。

网关节点主要负责接收各参考节点和移动节点的配置数据，并发送给相应的节点。

参考节点被放置在定位区域中的某一具体位置，负责提供一个包含自身位置的坐标值及信号强度值作为参照系，并在接收到移动节点的信息（如信号强度指示）后，以无线传输方式传送到网关节点进行处理。

移动节点则能够与离自己最近的参考节点通信，收集参考节点的相关信息，并据此计算自身的位置。

ZigBee 定位中常用的测距技术有基于信号强度和基于无线信号质量两种，通过测量接收到的信号强度或无线链路的质量值，推算移动节点到参考节点的距离。位置判别的精度取决于参考节点的密度规划。在定位过程中，需要利用 ZigBee 节点的标志，作为对每个节点身份的辨认。

ZigBee 定位技术中,若采用参考节点定位方法,则主要有 3 种计算方法:一是将 ZigBee 参考节点以等间距布置成网格状,移动节点通过无线链路的信号值,计算移动节点到相邻节点间的距离,从而进行定位,此法适用于较开阔地带;二是移动节点接收相邻两个参考节点的信号值,通过计算其差值进行定位;三是将收到最大信号值的节点位置作为移动节点位置,即采用固定点定位,此法定位精度不高。

3. 射频识别定位

射频识别定位系统能够实现一定区域范围内的实时定位,无论在室内或室外都能随时跟踪各种移动物体或人员,准确查找到目标对象,并将得到的动态信息上传给监控端计算机。

在粗定位时,射频识别系统利用标签的唯一标识特性,可以把物体定位在与标签正在通信的阅读器覆盖范围内,其精度取决于阅读器的类型,一般为几百到几千米,普遍用于物流监控、车辆管理和公共安全等领域。

在细定位时,依据阅读器与安装在物体上的标签之间的射频通信的信号强度、信号到达时间差或者信号到达延迟来估计标签与阅读器之间的距离。这种方法能够比较精确地确定物体的位置和方向。在实际应用中,可以将粗定位的结果作为细定位的输入,二者结合可以达到更精准的效果。

基于信号强度的距离估计方法需要大量的参考标签和阅读器,以及较长时间的累积数据,才能作为信号强度和几何路径之间的映射关系,系统成本较高。考虑到射频识别空间数据关联的特点,可以通过修改常见的定位算法来提高射频识别定位的精度。

5.4　基于位置的服务

基于位置的服务(location based services,LBS)通常是指通过定位系统、无线网络等技术确定移动用户所处的位置,并使用智能手机、导航仪等移动终端接收位置相关信息,以满足用户对于位置导航、智能交通及周边兴趣点搜索等需求的一种移动计算服务。

LBS 可看作是移动互联网提供的一种基于用户地理位置的增值业务,例如,腾讯公司推出的微信业务,除了可以进行实时文字、语音聊天等即时通信外,还可以利用 GPS 定位周围 1 000 m 内同样使用微信的陌生人。

目前,LBS 主要聚焦于面向用户的位置服务。随着增强现实(augmented reality,AR)等技术的发展,LBS 可以在一定程度上把人、物、环境与网络中的虚拟信息世界结合起来,统一呈现给用户,而这正是物联网追求的最终目标——虚拟世界与现实环境的完美融合。

5.4.1　LBS 系统的组成

LBS 系统由移动终端和服务器数据处理平台构成,二者通过移动通信网络连接在一起,其逻辑结构如图 5.2 所示。LBS 系统的工作流程是,用户通过移动终端发出位置服务申请,该申请经移动运营商的各种通信网关确认后,被服务器数据处理平台接受,数据处理平台根据用户的位置对服务内容进行响应。

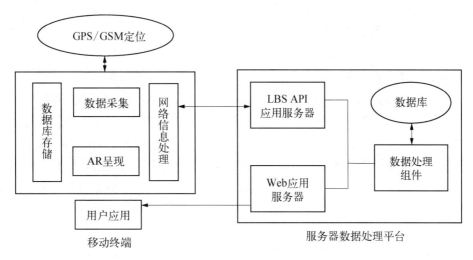

图 5.2　LBS 系统的逻辑结构

移动终端可以是手机、手持式计算机等,负责地理信息的采集。移动终端的软件由空间信息采集模块、网络信息处理模块、AR 呈现模块和数据库存储模块组成,各模块间协同处理数据。空间信息采集模块负责获取 GPS 或 GSM 坐标等空间位置参数,并传送给网络信息处理模块。网络信息处理模块将参数封装成请求消息,交由 LBS API 应用服务器处理,并在接收到响应报文后,提取关键节点的相关内容,交由 AR 呈现模块进行虚拟图形生成,并和真实图像比较叠加以呈现特殊的效果。数据库存储模块则用本地用户文件的保存。

服务器数据处理平台集成了 LBS 应用系统,并提供可扩展的应用程序接口(API)。LBS API 应用服务器是 LBS 服务器的统一入口,负责将用户的请求消息用规范的格式转发给数据处理组件。数据处理组件主要负责服务的综合处理,一方面调用从数据库中取得的位置数据;另一方面对位置数据进行转换处理,向 Web 应用服务器提供用户应用程序所需的响应数据。

5.4.2　LBS 的体系结构

LBS 构建于分布、异构、多元和开放的移动环境中,要求能在不同系统、不同数据之间进行跨平台的透明操作,涵盖范围较广,因此 LBS 采用分层的体系结构,各层相对独立,每层由熟悉该层的专业开发商负责实现。

LBS 的层次体系结构分为 5 个逻辑层次,从高到低依次为表示层、定位层、传输层、功能层和数据层,有时也将中间 3 层统称为逻辑层,简化为 3 层的 LBS 体系结构。

(1)表示层。描述移动终端上用户可以执行的操作、输出结果的表现方式等。涉及终端物理设备(如手机等)的定义、外观与运行方式(如屏幕尺寸等)、图文数据显示格式、有效规范(如位图、矢量图的编码与解码等)、多媒体接口(如触摸屏)等。用户操作包括地图漫游、放大、缩小和简单查询等。

(2) 定位层。研究移动定位的技术、位置数据的表示方法、定位精度对 LBS 应用的影响,以及用户定位隐私权的保护等。

(3) 传输层。为通信双方提供端到端、透明、可靠的数据传输服务。传输层定义了移动终端和 LBS 网站之间建立数据通信的逻辑路径、数据传输的标准、格式、加密解密方案和通信带宽等,并负责建立、管理、删除通信连接,以及检测和恢复通信中产生的错误。

(4) 功能层。该层为 LBS 的核心层次,主要具有以下功能:接收传输层上传的客户端请求,根据数据通信协议打包并通过传输层发送客户所要求的空间位置数据;与数据层进行交互,通过数据管理系统获得、修改和增加空间数据;进行复杂的空间分析运算和事务处理,利用应用服务器提供空间定位、查询、空间近邻分析、最远路径分析和物流配送等有关空间信息的专用服务;进行用户的身份验证和权限控制,以保护用户的隐私;负责建立 LBS 网站,全面管理和维护站点资源。

(5) 数据层。为功能层的分析运算提供数据支持。LBS 的数据可归纳为两种类型:一种是与空间位置相关的数据,如住址、距离等;另一种是与空间位置无关的数据,如用户的姓名、年龄等。数据层的内容涉及数据共享、数据管理和数据安全等方面。

5.4.3　LBS 的核心技术

影响 LBS 服务的主要因素有定位精度、无线通信网络传送数据量的大小,以及地理信息的表达对用户终端和网络带宽的要求等,因此 LBS 的核心技术也就相应地为空间定位技术、地理信息系统技术和网络通信技术。

1. 空间定位技术

LBS 的首要任务是确定用户的当前实际地理位置,然后据此向用户提供相关的信息服务,LBS 可以使用终端定位、网络定位和混合定位中的任意一种。目前 LBS 常用的是辅助 GPS 定位技术。

2. 地理信息系统

地理信息系统(geographic information system,GIS)是将地理信息的采集、存储、管理、分析和显示集合为一体的信息系统。该系统利用计算机软硬件技术,以空间数据库为基础,运用地理学、测绘学、数学、空间学、管理学和系统工程的理论,对空间数据进行处理和综合分析,为规划、决策等提供辅助支持,其主要功能有空间查询、叠加分析、缓冲区分析、网络分析、数字地形模拟和空间模型分析等。

地理信息系统使用矢量数据结构和栅格数据结构两种方法来描述地理空间中的客观对象。矢量数据结构通过点、线、面来描述地理特征,其优点是数据结构紧凑、冗余小、图形显示质量好,有利于网络拓扑和检索;缺点是结构复杂,不易兼容。栅格数据结构是把连续空间离散化,最小单元是网格,代表地面的方形区域或实物,网格的尺寸决定了数据的精度。目前无线网络主要使用栅格数据传输地图,其优点是数据结构简单,便于分析,容易被计算机处理,对移动终端性能要求低;缺点是地图操作时需要传送大量数据,服务器和网络负担重,对无线网络的带宽要求很高。

在 LBS 中,用户端的地理信息显示技术是开发移动应用程序时重点考虑的问题。LBS 提供给用户的多是地理信息(如街道名称、餐馆位置等),除了利用 GIS 进行空间分析外,客户端还需要支持 GIS 的部分功能,包括地图的显示、放大、缩小、漫游和属性信息显示等。

3. 无线通信网络技术

在 LBS 业务中,通信网络的选择不仅影响相关的定位技术,也影响对用户的服务质量。目前 LBS 主要依靠移动互联网为用户提供服务。移动互联网的扩展性、开放性、海量信息和查询方便等特点给 LBS 的发展带来了机遇,使 LBS 为终端用户提供全新的移动数据交互成为可能。移动互联网技术的核心是移动接入技术,涵盖了蜂窝移动通信网络(GPRS、CDMA - 1x 和 3G 等)、无线局域网(WLAN 等)和近距离通信系统(蓝牙、近场通信等)。

5.4.4　LBS 的漫游和异地定位

位置服务要求在任何地方都能为用户提供服务,即漫游服务。漫游是指移动用户离开本地网络后,在异地网络中仍可以进行通信并访问其他服务,分为国内和国际漫游两种类型。在实现位置服务的漫游时,需要解决服务管理、异地定位和跨区收费等问题。

漫游时,LBS 会遇到异地定位问题。例如终端采用网络定位时,跨区漫游所在的异地网络采用的系统标准可能与本地网络不同,定位方式也可能不同;终端采用 GPS 终端定位时,异地的网络定位服务器可能不支持 GPS 数据,从而无法获得位置服务。

异地定位问题的解决方法是在网络定位系统中增加定位数据融合和位置应用程序接口两层功能,以此屏蔽各种终端定位技术的差异,如图 5.3 所示。

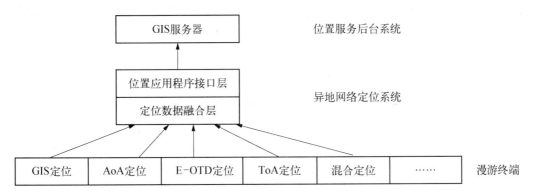

图 5.3　异地定位解决方案

定位数据融合层用来屏蔽底层终端的定位技术(如 GPS 定位、ToA 定位、E-OTD 定位、混合定位,以及任何可能的定位方式)差异,由网络定位系统识别终端类型,据此判断终端可能的定位方式,如果当前网络定位系统支持该定位方式,则继续使用;否则,利用当前网络的定位方式对终端定位。定位结果将存储在该层的临时数据区,由数据标准化程序将其转换成标准的位置数据(如经纬度坐标),然后打包传送到位置应用程序接口层。

位置应用程序接口层为 GIS 服务器提供标准的位置数据。GIS 服务器在调用过程中,不必考虑具体的终端定位方式,只要响应位置应用程序接口发出的调用位置数据的命令即可。

5.4.5　LBS 的计算模式

LBS 以移动用户为服务平台,是一种基于移动计算环境的应用。移动计算环境是指以移动互联网为核心平台、采用移动计算技术实现信息处理的一种计算环境,体现了随欲性、流动性及佩戴性的特点。随意性表现的是移动过程中用户可随时委托其使用的计算系统进行信息处理;流动性是由于用户总处于移动状态,网络环境的改变也导致计算环境的变化;佩戴性体现的是以人为本的人机交互方式,使人机紧密结合,作为移动计算的最高表现。

LBS 的计算模式有两种:基于瘦客户端/服务器的计算和基于服务器端的网格计算。

1. 瘦客户端/服务器计算

移动终端体积小、存储容量有限、不易于安装具有强大计算功能的应用软件,因此通常采用基于瘦客户端/服务器(Thin Client/Server, Thin C/S)的计算模式。

在瘦客户端计算模式中,客户端通过高效的网络协议与服务器连接起来,当从服务器下载代码和获取数据信息时,数据的计算与处理全部在服务器上运行,客户端只作为输入/输出设备。

瘦客户端计算模式的技术优势包括经济性、安全性、可伸缩性和集中计算等。经济性体现在客户端的硬件配置要求比较低。安全性体现在客户端无法直接访问服务器数据库,只能发出请求,无法对服务器数据进行修改、存储等操作。可伸缩性体现在可将若干业务功能分配到多个服务器中,实现负荷平衡。集中计算体现在主机计算与分布式计算的结合,服务器平台支持多线程机制,同时服务多个用户,而且应用程序的升级和替换在服务器端完成,用户察觉不到。

2. 网格计算

LBS 为用户提供服务时,如果只依靠单个站点,其计算能力和信息量都很有限,若系统过于庞大则会影响管理维护和处理效率。为此人们想到在互联网上根据需要建立不同主题的 LBS 站点,然后把这些地理位置分散的站点资源集成起来,使其具备超级计算的能力,以支持移动信息服务,完成更多资源与功能的交互,这种计算模式称为网格计算。

网格计算的目的是试图实现互联网上的计算、存储、通信、软件、信息和知识资源等所有资源的全面连通,使移动用户在获取 LBS 内容时,感觉如同个人使用一台超级计算机一样,不必去关心信息服务的实际来源。

网格计算的体系结构分为网格资源层、中间件层和应用层 3 个层次。资源层作为硬件基础,包含了各种计算资源(如超级计算机、可视化设备等)。中间件层主要为网格操作系统,完成资源共享的功能,屏蔽计算资源的分布与异构特性,向应用层提供透明、一致的使用接口。应用层负责具体体现用户的需求,在中间件层的支持下,用户可以开发各种应用系统。

基于网格计算的 LBS 服务端属于网格应用层,其具有站点自治、虚拟主机服务、资源统一管理和安全控制机制等特点。网格计算可以保证分属于不同组织机构的 LBS 的站点之间拥有独立的自主权,可以管理自己的站点,但同时也可以对各站点的资源进行统一管理和调度,把分散的主机站点映射到一个统一的虚拟机器上提供虚拟主机服务。另外,在实现资源共享上,由网格计算为站点的管理者提供安全管理和控制机制。

5.4.6　位置服务与移动互联网

位置服务在移动互联网时代的特征可以概括为一个词:SoLoMo,它是社会网络(Social)、位置服务(Local)和移动互联网(Mobile)的整合。

SoLoMo 概念中的 Social 体现的是位置服务的社会性,包括 3 层含义:一是结合位置的社交网络服务,二是位置服务计算中的社会计算,三是位置服务所具有的社会感知的发展方向。社交网络结合位置服务的初级应用便是位置签到服务,其通过 GPS 定位配合地图来确定并显示用户的位置,使用户随时随地分享信息。社会计算是指用复杂的网络系统、多维度特征融合计算等理论,研究网络拓扑与内容关联的计算模型,它在位置服务中的体现包括热点事件追踪、位置分享等一系列需要不同用户参与的应用。基于位置的社会感知是指通过部署大规模多种类传感设备,实时感知和识别社会个体的行为,分析挖掘群体社会的交互特征和规律,实现群体互动、沟通和协作。

SoLoMo 中的 Local 代表位置服务本身,除了确定用户的地理位置外,还要提供相关的信息服务。位置信息已经从服务内容转化为服务构成的输入性关键要素,通过对用户相关地理位置的定位和社会感知,位置要素能够参与到信息搜索、信息通信、电子商务和信息分享传播等多个传统互联网信息服务中,满足用户的个性化服务需求。

SoLoMo 中的 Mobile 表明当前位置服务的载体是移动互联网。除了前面所讲的各种定位技术外,采用近场通信技术建立的非接触式定位和利用手机的拍摄功能辅助定位也日渐流行。

5.4.7　位置服务与增强现实技术

增强现实技术(AR)是指通过借助计算机图形和可视化技术生成虚拟对象,并通过传感技术将虚拟对象准确地“放置”在真实环境中,达到虚拟图形和现实环境融为一体的效果。

1. AR 的特点和工作流程

AR 技术试图创造一个虚实结合的世界,为用户实时提供一个由虚拟信息和真实景物组成的混合场景。AR 技术处理的对象通常是虚实结合的混合环境,需要具备 3 个特点:能够合并真实和虚拟场景;支持实时交互;支持三维环境中的配置标准。

AR 系统的一般工作流程如图 5.4 所示。首先通过摄像头或传感器获取真实场景信息。然后对真实场景和场景位置信息进行分析,生成虚拟物体,再与真实场景信息进行合并处理,在输出设备上显示出来。在这个过程中,跟踪与定位技术(获得真实场景信息)、交互技术、真实与虚拟环境间的合并技术是支撑 AR 系统的关键。

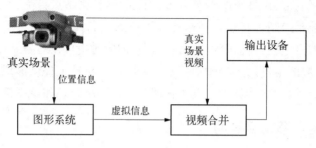

图 5.4   AR 系统的工作流程

2. AR 系统的关键技术

AR 系统的关键技术包括显示技术、定位技术和三维跟踪注册技术等。

AR 的显示设备可分为头戴式、手持式和普通显示器 3 种。使用最广泛的手持式 AR 显示设备是智能手机和平板电脑。

头戴式 AR 显示设备具有很强的沉浸感,是目前最专业的显示方式,但受限于技术因素,目前还存在重量、舒适性和续航等多方面缺陷,开发难度也较高。根据成像技术的不同,头戴式 AR 又可以分为 4 类:视频透视式、光学透视式、投影式和视网膜扫描式。

(1)视频透视式 AR 设备由摄像头采集外部图像,与虚拟场景合成后输出到用户眼前的小屏幕上,用户不能直接看到真实世界。

(2)光学透视式 AR 的用户可通过透明的镜片看到真实世界,利用了反射或投影的方式加入虚拟环境。

(3)投影式 AR 使用了轻薄透明的光波导元件,显示时,投影光束经过光束分离器后,照射到光波导元件上,再反射进入人眼,具有更佳的显示效果。图 5.5 所示为微软公司生产的投影式 AR 设备 HoloLens,该设备提供了一个完整的 AR 系统,搭载了数量众多的摄像头和传感器,不需要外接其他硬件,直接通过手势、语音等方式即可实现人机交互。

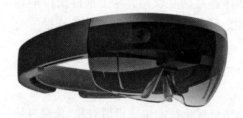

图 5.5   投影式 AR 设备 HoloLens

(4)视网膜扫描式 AR 设备通过低功率激光将图像直接透射到视网膜,可以实现超高分辨率,但目前技术并不成熟。

三维跟踪注册是指虚拟物体与真实物体的对准,并发生在配准的过程中。注册的任务是根据测量出的物体位置和方向角,确定所需要添加的虚拟三维模型在真实世界中的正确位置。跟踪则是识别物体的运动和视角的变化,使虚拟物体与真实物体的叠加随时保持一致。

AR 系统往往不需要显示完整的虚拟场景,只需要具备分析大量的定位数据和场景信息的能力,以此保证由计算机生成的虚拟物体精确地定位在真实场景中,这个定位过程称为配准。配准时,AR 系统要实时检测观察者在场景中的位置,甚至是运动方向,还需要从场景标志物或交互工具(如摄像头等设备)中获取空间位置信息。AR 所投射的图像必须在空间定位上与用户相关,当用户转动或移动头部、视野变动时,计算机产生的增强信息也要随之变化。AR 系统中经常使用的检测技术有视频检测、光学系统、GPS、超声波测距、惯性导航装置和磁场感应信息等。

3. AR 的应用

AR 系统根据应用范围可分为户内型与户外型两种。户内型 AR 系统包含了覆盖于建筑物内部物理空间的各种数据信息,用于重塑历史古迹或描绘建筑物。户外型 AR 系统应用 GPS 与定位传感器,在移动计算与无线网络技术的支持下进行户外实现。

AR 技术在手持设备上的应用有 Layer Reality Browser,Yelp 和 Wikitude Drive 等。其中 Layer Reality Browser 是全球第一款支持增强现实技术的手机浏览器,使用者只需将手机的摄像头对准建筑物,就能在手机的屏幕下方看到这栋建筑物的经纬度及周边房屋出租等实用性信息。作为对现实世界的一种补充和增强,AR 技术与 GIS 的结合将更准确地为用户提供户外移动式信息交互服务。AR 技术不仅用于 LBS,也广泛应用于其他领域,例如,在工业方面,AR 技术可以用于复杂机械的装配、维护和维修上。

在旅游领域,AR 技术和位置服务结合,非常适合提供旅游类服务。例如 AR 导航可以结合实际道路给出路标信息,并根据所在的公交站、地铁站等位置给出交通工具换乘信息。通过 AR 技术进行导游将带来全新的旅游方式,每到一处旅游景点,可以在实景上展现出景点的各项背景信息乃至不同时间的景点图像。2016 年 11 月,百度地图上线了 AR 实景导航,包含罗盘、路线、转向标及途经点等元素,辅助用户找到目的地,如图 5.6 所示。在娱乐领域,结合 AR 技术可以开发如 AR 互动游戏等娱乐应用。2016 年,日本任天堂公司推出了基于 AR 与谷歌地图的 PokemonGo 游戏,用户可以在实际的地图中捕获虚拟宠物,是结合了 AR 与 LBS 的娱乐应用实例。

在教育领域,通过 AR 技术辅助教学可以极大提升传统课堂的实践性和丰富性,产生新的教学方法。相比现有的基于幻灯片、视频的多媒体教学方式,AR 教育可以更形象、直观地展现教学内容,便于实现情境式学习,具有更佳的沉浸感,提高学习者的专注度。AR 技术在教育领域已经有了很多实际应用,例如,用于儿童教育的 AR 学习卡片,可以呈现出卡片对应实物的三维模型,帮助儿童认识世界。

在医疗领域,医生在进行手术的过程中,可以佩戴 AR 眼镜等 AR 设备,结合医疗传感器,获取人体器官的各项实时信息,如骨骼图像、血管分布甚至胎儿图像等,从而辅助医疗工作精确进行。

除此之外,AR 技术也可以提供即时翻译、即时搜索等生活服务,提供虚拟试衣、虚拟家具布置等购物服务,以及提供书籍整理查找等图书馆服务,等等。

4. AR 应用开发

由于目前头戴式等专业的 AR 设备仍然价格昂贵并不普及,流行的 AR 应用开发工具

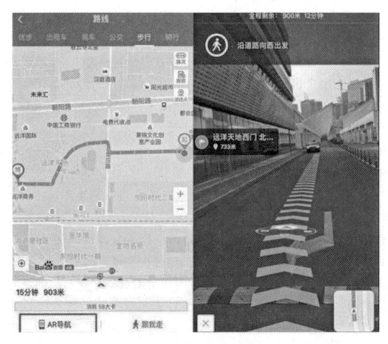

图 5.6　百度地图 AR 导航

集中在智能手机端,出现了很多用于开发 AR 应用的软件开发包(Software Development Kit,SDK)。这些 SDK 集成了图像采集、图像处理和图形渲染等函数库,使得开发者不必了解整个 AR 应用的底层原理,可以专注于应用功能的实现。

流行的 AR 开发 SDK 有 ARToolKit、Vuforia、Metaio、EasyAR、HiAR 和 VoidAR 等。其中 ARToolKit 是一套历史悠久、功能完善的开源 AR 系统开发工具包,该 SDK 极大地推动了 AR 应用的发展。Vuforia 是属于 PTC 公司的一款收费 AR SDK,具有非常好的性能,是最流行的 SDK 之一。Metaio 也是一款优秀的 AR 开发 SDK,但 2015 年苹果公司收购了 Metaio 公司,目前已不再开放使用。EasyAR、HAR 和 VoidAR 都是我国自主开发的 AR 开发工具包。

AR 应用开发常常结合 Unity3D 游戏引擎进行开发,Unity3D 是由 Unity Technologies 公司开发的多平台综合性游戏开发工具,得到了 Windows、Mac、IOS 和安卓等多平台的支持,可以轻松创建三维的增强现实互动内容。目前众多 AR SDK 都能与 Unity3D 结合进行开发。

5.5　室内定位应用开发

目前卫星导航定位技术已经得到了广泛应用,但在遮蔽物密集的城市室内环境下,难以实现精确的定位。特别是在商场、大型超市、储藏室、医院、会议室和宾馆等室内应用场景下,迫切需要精确更高、实时性更强的室内定位技术以满足人们的应用需求。

无线局域网定位、超声波定位、射频识别定位、超宽带定位、ZigBee 定位和蓝牙定位等多种定位技术均可用于室内应用场景。随着无线局域网的普及,其中基于无线局域网的场景分析法成为高效、低成本的主流解决方案。这种方式不需要额外部署硬件,通过智能手机等终端设备接收采集附近的 Wi-Fi 信号强度信息,再进行软件处理即可实现。本节以基于 Wi-Fi 位置指纹的室内定位 App 为例,介绍在安卓系统下开发室内定位应用的方法。

5.5.1　基于 Wi-Fi 位置指纹的室内定位系统设计

该定位系统使用的操作系统是 Windows 7,开发工具为 Eclipse,调试设备为安卓手机。总体规划如图 5.7 所示,包括一部智能手机和多个无线访问点。其中智能手机内置轻量级数据库 SQLite,可以用于位置指纹库的建立。无线访问点可以选用已部署好的无线路由器。

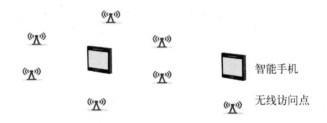

图 5.7　室内定位应用系统总体规划

该 App 软件系统主要包括位置指纹的采集、存储和在线比对定位 3 部分,其工作流程先是采集位置指纹数据,建立位置指纹数据库,然后采用特定算法在线比对位置指纹进行定位,如图 5.8 所示。

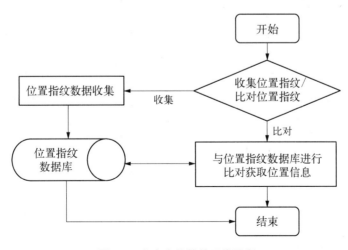

图 5.8　室内定位软件开发流程

5.5.2　位置指纹数据的采集和存储

Wi-Fi位置指纹利用了802.11数据帧首部的接收信号强度指示(received signal strength indication，RSSI)字段，该信号强度与到对应的AP的距离相关，距离越近，接收信号的强度也越高。

1. 位置指纹数据的采集

首先选取一块室内定位区域，建立坐标系，要求此区域内有布置好的若干个AP接入点。接着在这个区域内设置足够数量的参考点进行覆盖，记录每个参考点的位置坐标。在每个事先选取好的参考点处用移动终端收集周围AP接入点的RSSI信息，使用多个AP信号的RSSI值即可组成Wi-Fi指纹，连同当前参考点的坐标一起存储到数据库中，这样就建立了位置指纹库。

信息采集模块主要使用安卓系统下的ScanResult类，可以获取附近AP的相关信息，所有可以采集的信息字段如表5.1所示。

表 5.1　原始 AP 信息表

信 息 字 段	字 段 含 义
BSSID	接入点 MAC 地址
SSID	网络名称
Capabilities	可用状态(加密方式等)
Frequency	无线信号频率
level	信号强度值，即 RSSI 值
timestamp	时间戳，最近一次的更新时间

其中MAC地址可用来唯一地标识AP，level字段是建立Wi-Fi指纹库的关键。

2. 位置指纹数据库的创建

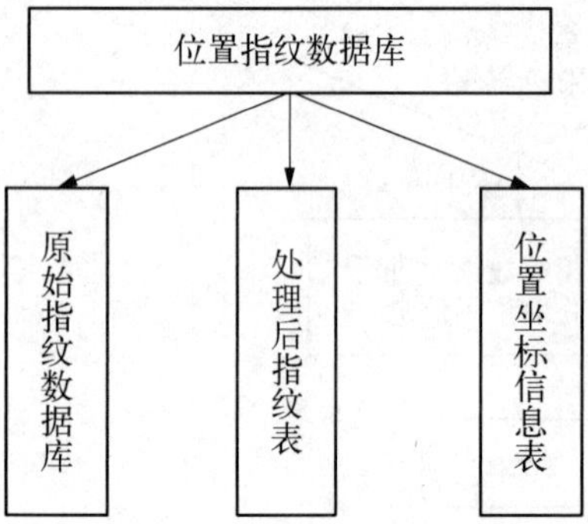

安卓系统内置SQLite数据库。SQLite是一款关系型数据库，具有运算速度快、占用资源少的特点，特别适合在移动设备上使用。SQLite不仅支持标准的SQL语法，同时遵循数据库的ACID原则(即原子性、一致性、隔离性和持久性)。

安卓系统下提供了SQLiteOpenHelper类，用于SQLite数据库的创建和升级。本例中主要用到3个数据表，如图5.9所示。

图 5.9　位置指纹数据库表规划

其中原始指纹数据表记录每个参考点扫描到的所

有 AP 的相关数据,包括各 AP 的 RSSI 值。经过处理后选出稳定可靠的多个 AP 组成该区域的 Wi-Fi 指纹基准,组合参考点到每个基准 AP 的 RSSI 值即 Wi-Fi 指纹,存储于处理后指纹表中。位置坐标信息表记录每一个参考点的坐标信息,一般需要根据参考点的选取手动录入,在数据库中,每一个指纹都和唯一的一个位置信息相对应。

对于 SQLite 数据库的操作,安卓下同样有现成的 SQLiteDatabase 类和 Cursor 类可以使用。SQLiteDatabase 可用于数据库的访问,实现对数据库的增、删、查、改操作;Cursor 类相当于一个光标,用于实现对查询结果的选取。

SQLiteDatabase 中有着方便的 API 函数,可以直接完成各项数据库操作,同时也支持直接输入的标准 SQL 语句。

3. 指纹库的优化

为了减小在线定位时的计算量,可以对离线位置指纹库进行聚类处理,方便后续进行两阶段匹配以提高效率:先匹配各类中心点,然后在对应类中再具体进行匹配。

本例采用 k 均值聚类(K-means)算法来完成聚类处理。K-means 算法接受参数 k,然后把所有样本分为 k 个聚类,使得同一个聚类里面的样本相似度较高,不同聚类中的样本相似度较低。K-means 算法是基于距离的聚类算法,将距离差较小的样本组成一个独立且收缩的簇,即一个聚类。K-means 流程如图 5.10 所示,其基本思想是:首先指定需要划分的簇的个数 k 值;然后再随机选取 k 个数据当作最初的聚类的中心;之后求剩下的这些数据对象到这 k 个最初聚类中心的距离大小值,并依据这些数值,把所有剩下的数据都分到距离它最近的那一个簇中去;最后,调整新的类并计算本类中的所有数据的平均值来作为新的中心,如果新的中心与前一个计算出来的聚类中心相比变化很小,就说明算法已经收敛。

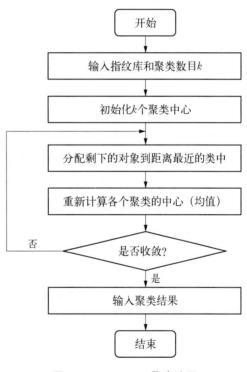

图 5.10　K-means 聚类流程

5.5.3　在线实时定位

位置指纹数据的采集、存储和处理可以归纳为离线阶段,主要目标是建立室内定位所需的位置指纹库。在实时定位阶段,手机根据实际采集到的 Wi-Fi 强度信息,将待测点的 Wi-Fi 指纹与位置指纹库的 Wi-Fi 指纹进行匹配,从而确定用户的实际位置。这一过程是一个数据分类问题,可以采用机器学习中的一些分类算法来解决。常用的分类算法有最近邻算法(nearest neighbor, NN)、K 近邻算法(K nearest neighbor, KNN)、贝叶斯算法、决策树算法和神经网络算法等,分别适用于不同的应用场景。在基于位置指纹的室内定位应用中,NN 算法是最基础的算法,KNN 算法是最为常用且高效的方法。

NN 算法就是遍历所有位置指纹库中的指纹,计算二者之间的距离(如各信号强度的平均差值),由此来判断二者之间的相似度,选出距离最近采样点(最近邻点)作为匹配,即待测点的位置与该采样点相同。NN 算法实现简单,但是仅仅进行一对一的匹配,定位精度不高。

K 近邻法在最近邻算法的基础上进行了改进,它将待测点的指纹与位置指纹库进行遍历,计算距离,然后根据距离大小进行排序,选出其中距离最近的 $K(K>2)$ 个指纹数据,然后对 K 条指纹对应的位置坐标求均值,作为最终的定位位置输出。实际应用中,可以根据实际 AP 部署情况选取合适的 K 值,并且选择合适的距离计算方式进行优化。这种方式具有较高的精度,适用于计算能力有限的移动终端,也能够满足室内定位的实时性需求。

本章小结

本章围绕物联网的定位技术,对定位技术的概念内涵、性能指标和分类做了详细阐述。接下来,对全球定位系统 GPS 做了详细介绍,对移动通信网络、无线局域网和短距离通信网络的定位原理和流程做了系统讲授。最后通过一个室内定位应用开发案例,介绍了基于 Wi-Fi 位置指纹的室内定位系统的软件和硬件设计及开发流程,特别论述了指纹库的优化算法和在线定时定位的计算模型,提供了一个完整的课程设计方案。

习题 5

1. 选择题

(1) 物联网中存在着各种各样的物品信息,(   )是所有物品共有的信息,因此,如何获取位置信息就成为物联网感知层的重要研究内容。

A. 位置信息   　　B. 空间信息   　　C. 编码信息   　　D. 生物信息

(2) 在实际生活中,人们常使用的是(   )信息,有时定位系统需要把物理位置信息转换并映射为抽象位置信息。

A. 物理位置   　　B. 绝对位置   　　C. 抽象位置   　　D. 相对位置

(3) 基于卫星的定位技术是利用(   )为用户终端提供定位服务。

A. 网络系统   　　　　　　　　　B. 移动网络

C. 遥感系统   　　　　　　　　　D. 全球导航卫星系统

(4) GPS 接收机至少需要知道(   )颗卫星的位置,再利用三点定位原理计算出被测点的空间位置,最后进行数据修正。

A. 5   　　　　B. 3   　　　　C. 4   　　　　D. 2

(5) 北斗卫星导航系统由空间端、地面端和用户端 3 部分组成。空间端包括 5 颗静止轨道卫星和(　　　)颗非静止轨道卫星。

A. 20　　　　　　　　B. 30　　　　　　　　C. 10　　　　　　　　D. 21

2. 填空题

(1) 按照计算方法的不同,定位技术可分为基于(　　　)、(　　　)和基于邻近关系的定位 3 种。

(2) 目前全球卫星定位系统除了美国的 GPS 外,还有俄罗斯的格洛纳斯(GLONASS)、欧盟的(　　　)和中国的(　　　)。

(3) (　　　)是一种单基站定位方法,它以移动设备所处基站的蜂窝小区作为移动设备的坐标,利用小区标志进行定位,因此也称为 Cell‐ID 定位。

(4) 基于无线局域网的定位属于室内定位技术,主要包括基于(　　　)和基于(　　　)的室内定位。

(5) LBS 的层次体系结构分为 5 个逻辑层次,从高到低依次为表示层、(　　　)、(　　　)、(　　　)和数据层,有时也将中间 3 层统称为逻辑层,简化为 3 层的 LBS 体系结构。

(6) Android 系统内置的(　　　)数据库是一款关系型数据库,具有运算速度快、占用资源少的特点,特别适合在移动设备上使用,不仅支持标准的(　　　)语法,同时遵循数据库的 ACID 原则(即原子性、一致性、隔离性和持久性)。

3. 简答题

(1) 目前世界上都有哪些全球卫星定位系统?

(2) 请尝试推导 GPS 在计算移动终端位置时的数学理论公式。

(3) 定位技术按照基于终端的定位和基于网络的定位技术具体可以分为哪几种?

(4) 室内定位技术主要有哪些? 室内定位技术与室外定位技术有什么不同?

(5) Wi‐Fi 位置指纹定位的优缺点有哪些? 如何提高定位精度?

(6) AR 技术与虚拟现实(VR)技术有何区别? AR 系统的技术关键是什么? 按应用范围可分为哪几种类型?

(7) LBS 的计算模式有哪些? LBS 中的 SoLoMo 的含义是什么?

(8) 简要介绍 LBS 的体系结构。

(9) LBS 的核心技术都有哪些? LBS 漫游中的异地定位是如何解决的?

(10) LBS 的应用有哪些?

第6章 物联网的数据编码和数据管理

📅 **学习目标**

(1) 描述并识别物联网的信息编码体系。
(2) 能够设计 EPC 编码结构。
(3) 总结归纳医院信息管理和数据归档方案。
(4) 熟悉并体验物联网的计算流程和大数据技术。

📰 **思政目标**

物品信息编码本身就可以作为商品防伪的一个技术手段,维护消费者利益,人民利益大于一切,绝不弄虚作假;物联网的计算模式、与物联网数据管理相关的技术涉及云计算、数据库等高端数据处理方法,引导学生勤奋学习,掌握先进的科学工具和技术,有知识、有胆识、有理想,为民族复兴、国家富强贡献力量。

物联网是传输物品数据信息的网络,物品信息需要编码传输,物品信息编码指出了物品的种类、标识和特性等静态或动态属性,是物联网自动识别技术的基础。物品信息被采集并传输到应用系统后,通过数据中心实现信息的集中处理、存储、传输、交换和管理。如何解决数据计算速度问题、海量异构数据存储问题、必要数据的搜索问题,以及管理决策的数据挖掘问题等,就成为物联网系统下一步关注的重点。

6.1 物联网的物品信息编码

参与制定物品信息编码标准的机构比较多,如 GSI、UID、ISO、AIM 和 IP - X 等体系。国内外比较常见的物品信息编码体系是 GSI 条码编码体系和产品电子代码(electronic product code,EPC)编码体系。

6.1.1 物品的分类与编码

物联网中的"物"泛指各种产品、商品、物资和资产,以及服务等的综合。用一组有序的符号(数字、字母或其他符号)组合来标识不同类目物品的过程即为物品编码,这组有序的符号组成称为物品代码。

通过对物品编码,实现了物品的数字化,提高了信息处理的效率,从而能够实现物品种类、物品状态、物品地理位置和逻辑位置等的自动识别活动。

1. 物品分类

物品分类就是把物品按照某些特征划分到不同的集合中。分类的粒度可以是大类、中类、小类、细类、品种、细目(花色、规格、质量、等级)直至最小的应用单元。

目前国内外物品分类编码体系主要包括全球商务倡议联盟制定的全球产品分类(global product classification,GPC)、联合国统计署制定的产品总分类(central product classfication,CPC)、世界海关组织制定的商品名称及编码协调制度(HS)、全球统一标识(GSI)制定的 EAN.UCC 和 EPC、联合国计划开发署制定的联合国标准产品与服务分类代码(UNSPSC),以及 ISO 制定的车辆识别代码(VIN)等。图 6.1 为 GPC 产品分类框架结构示意图。大类是产品隶属的行业、中类是小行业、小类是族、细类是适合客户使用的具体产品品种,即基础产品类别。这 4 项遵循 UNSPSC 标准。

大类	中类	小类	细类(基础产品类别)	基础产品类别定义	基础产品类别特殊属性描述	基础产品类别特殊属性值

图 6.1　GPC 产品分类框架结构

例如,某发泡型葡萄酒的 GPC 代码为 5020220510000275,代码含义为:50 表示大类中的食品、饮料和烟草,20 表示中类中的饮料,22 表示小类中的葡萄酒,05 表示细类中的发泡型葡萄酒,10000275 表示该葡萄酒的标识代码。

2. 物品代码

代码是一组有序的符号,代表了物品的信息,表现形式一般有数字型、字母型和数字字母混合型 3 种。代码分为无含义代码和有含义代码两类。无含义代码是指代码本身不提供任何有关编码对象的信息,只作为编码对象的唯一标识,用于代替编码对象名称。有含义代码是指代码不仅能代表编码对象,还能表现出编码对象的一些特征,便于物品信息的交流和传递。无含义代码和有含义代码的常用代码类型如图 6.2 所示。

由于代码用于标识物品,因此其正确性将直接影响系统的质量。为了验证输入代码的正确性,人们在代码本体的基础上添加了校验码。校验码是指可通过数学关系来验证代码正确性的附加字符。校验码的产生和正确性验证由校验系统来完成。当代码输入系统时,校验系统会利用校验程序对输入的本体码进行运算,再将得出的校验结果与输入代码的校验码进行对比,若二者一致则代码输入正确,若不一致则代码输入有误。

3. 物品编码的载体

物品进行编码后需要相应的载体承载其代码,物品编码不同,选择的载体也不同。物品编码的载体主要包括条码标签、射频标签和卡 3 种。

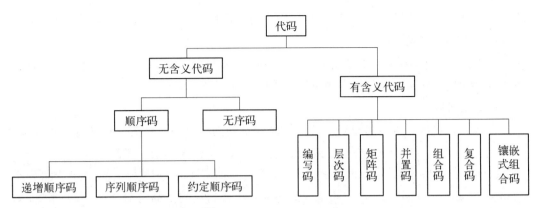

图 6.2　常用物品代码类型

条码标签用于承载条码符号,带有条码和人工可读字符,以印刷、贴附或吊牌的方式附着在物品上。条码标签按其制作工艺可分为覆隐条码标签、覆合条码标签、永久性标签、印刷标签、打印标签和印刷打印标签等。在印刷打印标签中,按其应用领域的不同,可分为商品条码标签、物流标签、生产控制标签、办公管理标签和票证标签等;按其所印刷的载体不同,可分为纸质标签、合成纸与塑料标签和特种标签;按其信息表示维度不同,又分为一维条码和二维码。

射频标签用于承载电子信息编码,通常被粘贴在需要识别或追踪的物品上。射频标签具有以下特点:可非接触识别、可识别高速运动物体、抗恶劣环境、保密性强和可同时识别多个识别对象等。射频标签按其能量供应方式分为有源标签和无源标签两大类;按其工作频率,可分为低频(低于 135 kHz)、高频(13.56 MHz)、超高频(860～960 MHz)或微波标签;按其形态、材质,可分为标签类、注塑类和卡片类三种。

卡也是物品编码的一种载体,人们日常生活中使用的名片、身份证和银行卡等都属于这一范畴,用于承载与个人相关的信息。卡目前可分为半导体卡和非半导体卡两大类。非半导体卡有磁卡、聚对苯二甲酸乙二醇酯(polyethylene terephthalate, PET)卡、光卡和凸字卡等。半导体卡有 IC 卡等,IC 卡又分为接触式 IC 卡和非接触式 IC 卡两种,并由此衍生出了双接口卡,可在一张卡片上同时提供接触式和非接触式两种接口方式。

6.1.2　条码编码体系编码

早在 20 世纪 40 年代,人们就开始研究物品编码,尝试使用条码来标识商品,而当时制定条码标准的组织主要包括美国统一编码委员会(UCC)和欧洲物品编码协会(EAN)。EAN 和 UCC 共同创立了“EAN.UCC 系统”,在全球推广条码编码标准和通用商务标准,2005 年更名为全球统一标识系统(globe standard 1, GS1)。GS1 系统主要包括 4 部分:条码、电子商务、全球数据同步网络和 EPCglobal。

GS1 系统对贸易项目、物流单元、位置、资产和服务关系等进行编码,把条码、射频识别、电子数据交换、全球产品分类、全球数据同步和产品电子代码等系统结合起来,为物流供应链提供一个开放性的标准体系。GS1 系统目前广泛应用于全球商业流通、物流供应链管理及电子商务过程中。

1. EAN.UCC 编码体系

EAN.UCC 条码编码体系的结构如图 6.3 所示。该体系包含了流通领域所有产品与服务的标识代码及附加属性代码,其中附加属性代码不能脱离标识代码而独立存在。

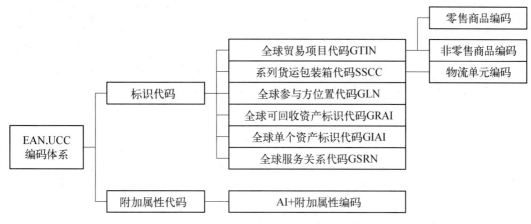

图 6.3　GS1 条码编码体系

EAN.UCC 编码体系包括了 GTIN、SSCC、GLN 和 GSRN 等代码,这些代码分别用于不同行业,每种代码都有其特定的编码数据结构,遵循 ISO/IEC 15420 标准,是一种十进制数字编码方案,通常采用 UCC/EAN-128(也称为 GS1-128)条码符号表示。

(1) GTIN 代码。全球贸易项目代码(global trade item number, GTIN)是为全球贸易项目提供唯一标识的一种代码,是 GS1 编码系统中应用最广泛的标识代码,其中的贸易项目是指一项产品或服务。GTIN 有 4 种不同的代码结构:GTIN-13、GTIN-14、GTIN-8 和 GTIN-12,后面的数字代表编码位数,具体结构如图 6.4 所示。GTIN 的这 4 种结构可以对不同包装形态的商品进行唯一编码,如 GTIN-14 主要用于非零售商品的标识。

GTIN-14	包装指示符	包装内含项目的 GTIN（不含校验码）	校验码
代码结构	$N1$	$N_2N_3N_4N_5N_6N_7N_8N_9N_{10}N_{11}N_{12}N_{13}$	N_{14}

GTIN-13 代码结构	厂商识别代码　商品项目代码	校验码
	$N_1N_2N_3N_4N_5N_6N_7N_8N_9N_{10}N_{11}N_{12}$	N_{13}

GTIN-12 代码结构	厂商识别代码　商品项目代码	校验码
	$N_1N_2N_3N_4N_5N_6N_7N_8N_9N_{10}N_{11}$	N_{12}

GTIN-8 代码结构	商品项目代码	校验码
	$N_1N_2N_3N_4N_5N_6N_7$	N_{18}

图 6.4　GTIN 的 4 种代码结构

（2）SSCC 代码。系列货运包装箱代码（serial shipping container code，SSCC）是为物流单元（运输和/或储藏）提供唯一标识的代码，具有全球唯一性，由扩展位、厂商识别代码、参考代码和校验码 4 部分组成，是 18 位的数字代码，不包含分类信息。

（3）GLN 代码。全球参与方位置代码（global location number，GLN）又称全球位置码，是对参与供应链等活动的法律实体、功能实体和物理实体进行唯一标识的代码。法律实体是指合法存在的机构，如供应商、客户和承运商等；功能实体是指法律实体内的具体部门，如某公司的财务部；而物理实体则是指具体的位置，如仓库、交货地等。全球位置码由厂商识别代码、位置参考代码和校验码共 13 位数字组成。当用条码符号表示位置码时，GLN 代码应与应用标识符 AI 一起使用，如应用标识符 410＋GLN 表示交货地，414＋GLN 表示物理位置等。

（4）GRAI 代码。全球可回收资产标识（global recyclable asset identification，GRAI）代码是对可回收资产进行标识的代码，这里的可回收资产是指具有一定价值、可再次使用的包装或运输设备。GRAI 的资产标识符由资产标识代码和一个可选择的系列号组成，同一种可回收资产的资产标识代码相同。资产标识符不能用作其他目的，且其唯一性应保持到有关的资产记录使用寿命终止后的一段时间。

（5）GIAI 代码。全球单个资产标识（global individual asset identification，GIAI）代码是对一个特定厂商的财产部分的单个实体进行唯一标识的代码。全球单个资产被认为是具有任何特性的物理实体。GIAI 代码的典型应用是记录飞机零部件的生命周期，可从资产购置到其退役进行全过程跟踪。GIAI 与应用标识符 AI（8004）结合使用可表示单个资产更多的信息。

（6）GSRN 代码。全球服务关系标识（global service relation number，GSRN）代码是对服务关系中的接受服务者进行标识的代码，可用于标识医院的病人、俱乐部会员等。

2. 全球数据同步网络

全球数据同步网络（global data synchronization network，GDSN）是由 GS1 和其他一些工业团体创建的、基于互联网的一种信息系统网络，主要由数据池、全球注册中心和参与商品主数据同步的企业组成。

GDSN 数据池为企业提供数据保存和处理服务，由 GS1 各成员组织（MO）负责建立并管理，换而言之，每个数据池的前端发布方是全球的供应商。

全球注册中心作为全球范围内的商品信息目录，帮助企业准备定位商品信息所在的数据池，并且维护商品信息的同步关系，目前由 GDSN Inc 负责。

企业主要包括供应商和零售商。企业进入 GDSN 数据池时需通过 GS1 的国际认证，贸易双方需采用共同的数据标准和数据交换格式。

GDSN 通过部署在全球不同地区的数据池系统，使得分布在世界各地的公司能和供应链上的贸易伙伴使用统一制定的 GS1 XML 消息标准交换贸易数据，实现商品信息的同步，保持信息的高度一致。

GDSN 在贸易伙伴间提供了对话平台，能够保证供应商在正确的地方、正确的时间将正确数量的正确货物提供给正确的贸易伙伴。GDSN 的工作流程如图 6.5 所示,数据在 AS2 加密方式下通过互联网进行传输。

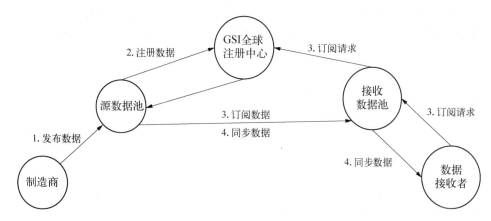

图 6.5　GDSN 的技术实现过程

　　GDSN 帮助贸易双方经过 GDSN 认证数据池连接到 GS1 全球注册中心,并且为源数据提供者提供产品信息的发布及同步功能,为数据接收者提供产品信息的订阅及同步功能。图中的发布数据指卖方向本地数据池提交产品及企业信息,注册数据指数据被发送到 GS1 全球注册中心进行注册,订阅请求指买方通过本地数据池订阅卖方信息,而同步数据则指卖方数据池向买方数据池发送订阅信息。

　　在 GDSN 中,供应商和零售商、物流/仓储商不能直接和全球注册中心连接,必须通过数据池接入,且其可以通过不同的数据池加入 GDSN。GDSN 通过商品条码 GTIN＋GLN 唯一标识每一个贸易项目,而企业则通过 GLN 唯一标识。

6.1.3　产品电子代码 EPC

　　产品电子代码 EPC(eletronic product code,EPC)是 GS1 系统的一部分,是对 GS1 条码编码体系的扩展。EPC 电子标签与阅读器之间可以通过无线通信自动进行数据交换,实现对单个商品的唯一标识,提高了产品处理的自动化程度,利用互联网构造了一个覆盖世界上万事万物的实物互联网,由此产生了物联网的概念。

1. EPC 的产生与发展

　　EPC 的产生基于射频识别技术的发展,是对条码系统的改进。条码系统使用图像印刷标签,识别过程通常需要人工参与。EPC 使用电子标签代替图像标签,一是提高了识别的自动化程度,二是提高了标签的信息存储容量,更重要的是标签内的信息不再固定不变,可在识读过程中实时修改,从而为物联网的各种应用提供技术支持。

　　EPC 系统的最终目标是为每一单品建立全球的、开放的标识标准,即为世界上的每一件物品都赋予一个唯一的编号,该编号的载体是一个电子标签。当 EPC 标签贴在物品上或内嵌在物品中时,该物品与 EPC 标签中的唯一编号就建立起了一对一关系。当 EPC 标签通过射频识别系统时,阅读器就读取 EPC 标签所存储的信息,然后将信息送入互联网 EPC 体系中的 EPC 信息服务系统(EPCIS),实现物品信息的采集和追踪,接下来进一步利用 EPC 体系中的网络中间件等,对采集的 EPC 标签信息进行处理和应用。

1996 年,EAN 和 UCC 与国际标准组织 ISO 合作,陆续开发了射频识别相关标准。1999 年麻省理工学院成立 Auto‐ID Center,致力于自动识别技术的开发和研究,其在 UCC 的支持下将射频识别技术与互联网结合,提出了 EPC 的概念。2003 年,EAN 和 UCC 成立了 EPCglobal 公司,正式接管了 EPC 在全球的推广应用工作,并将 Auto‐ID Center 更名为 Auto‐ID Lab,为 EPCglobal 提供技术支持。2004 年中国物品编码中心获得 EPCglobal 授权,成立了 EPCglobal China,负责统一管理、注册、赋码和组织实施我国的 EPC 系统推广应用工作及 EPC 标准化研究工作。

目前第二代的 EPCglobal 标准(简称 Gen2)是由 RFID 技术、互联网和 EPC 组成的 EPCglobal 网络的基础,包括标签数据转换(TDT)标准、标签数据(TDS)标准、空中接口协议标准、读写器协议标准和认证标准等。

2. EPC 编码结构

EPC 的编码结构是一个二进制位串,有 64 位、96 位、198 位和 256 位等几种结构,由标头和数字字段两部分构成,标头字段确定了码的总长度、结构和功能(标识类型)。EPC 标签数据(TDS)标准 V1.1 中规定编码的标头为 2 位或者 8 位。

EPC 编码体系分为 3 类:通用标识(GID)类型、基于 EAN.UCC 的标识类型和 DOD 标识类型。DOD 标识类型用于美国国防部的货物运输。EPC 的代码类型不同,编码结构也不同。

96 位的 EPC 通用标识 GID‐96 的编码结构如图 6.6 所示,包含了标头、通用管理者代码、对象分类代码和序列代码 4 个字段。

8位	28位	24位	36位
标头	通用管理者代码	对象分类代码	序列代码

图 6.6　EPC‐96 编码的通用结构

(1) 8 位标头的前两位必须是 00。标头值 0000 0000 保留,以允许使用长度大于 8 位的标头。8 位标头中有一些未定义,如 0000 0000~0000 01xx,而其他则对应相应的编码方案,如 0000 1000 对应 SSCC‐64、0011 0000 对应 SGTIN‐96、0011 0001 对应 SSCC‐96 等,其中 64 和 96 分别指编码长度为 64 位和 96 位。当前已分配的标头如果前两位非 00 或前 5 位为 00001,则可以推断该标签是 64 位,否则该标签为 96 位。将来,未分配的标头可能会分配给现存或者其他长度的标签。

(2) 通用管理者代码通常就是厂商识别代码,由 EPCglobal 分配,用于标识一个组织管理实体,负责维护对象分类代码和序列代码。

(3) 对象分类代码用于识别物品的种类或类型,其在每个厂商识别代码下必须是唯一的。对象分类代码也包括消费性包装品的库存单元或高速公路系统的不同结构等。

(4) 序列代码则在每个对象分类代码内是唯一的,也就是说,管理实体负责为每个对象分类代码分配唯一的、不重复的序列代码。

EPC 标签数据(TDS)标准定义了 5 种基于 EAN.UCC 的标识类型,即系列化全球贸易标识代码(SGTIN)、系列化货运包装箱代码(SSCC)、系列化全球位置码(SGLN)、全球可回收资产标识符(GRAI)和全球单个资产标识符(GIAI)。

SGTIN - 96 的编码结构如图 6.7 所示,由标头、滤值、分区值、厂商识别代码、对象分类代码和序列代码 6 个字段组成。

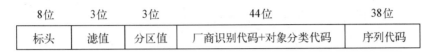

8位	3位	3位	44位	38位
标头	滤值	分区值	厂商识别代码+对象分类代码	序列代码

图 6.7　SGTIN - 96 编码结构

(1) 标头的值固定为 0011 0000,代表 SGTIN - 96。

(2) 滤值用来快速过滤和确定基本物流类型,如 001 表示零售消费者贸易项目、010 表示标准贸易项目组合、011 表示单件项目等。

(3) 分区值指出随后的厂商识别代码和产品分类代码两个字段各占多少位。例如,如果厂商识别代码为 24 位,对象分类代码为 20 位,则分区值为 5(101)。

(4) 序列代码为一个数字,是厂商分配给每一件产品的唯一标识符。

3. EPC 编码转换

EPC 编码标准与 EAN.UCC 编码标准是兼容的,EAN.UCC 代码可以顺利转换为 EPC 的相应代码。

EAN.UCC 代码由厂商识别代码、商品项目代码和校验码组成,以条码作载体时被当作一个整体来处理,而 EPC 网络中则需要单独处理厂商识别代码和商品项目代码。在转换成 EPC 编码时,需要了解 EPC 编码厂商识别代码的长度,然后将 EAN.UCC 系统代码的十进制数转换成二进制编码。另外,EPC 编码中不包含校验位,因此当从 EPC 编码转换成传统的十进制代码时,需要根据其他的位重新计算校验。

下面介绍从 EAN.UCC 的 GTIN 代码到 EPC 的 SGTIN 代码的转换过程。GTIN 用于标识一个特定的对象类,不能用于标识单品,转换为 SGTN 时,需要增加一个序列代码。

GTIN 转换到 SGTIN 时,各字段的映射关系如图 6.8 所示。SGTIN 厂商识别代码由 GS1 分配给管理实体,与 GTIN 十进制编码中的厂商识别代码相同,项目代码是由管理实体分配的一个特定对象的分类,可通过将 GTIN 的指示位和项目代码位连接成一个单一整数而获得。序列代码由管理实体分配给一个单一对象,是 SGTIN 相较于 GTIN 新增加的部分。

假如 GTIN 的代码是 1 0614141 00235 8,连同序列代码 8674734 转换为 EPC 的步骤如下:

(1) 标头(8 位)为 00110000。

(2) 设置零售消费者贸易项目(3 位)为 000。

(3) 由于厂商识别代码是 7 位十进制数(0614141),对应的二进制为 24 位,因此分区

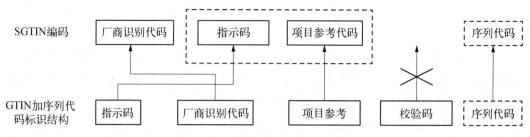

图6.8　GTIN转换为SGTIN的编码方案

值(3位)是5,二进制表示是101。

(4) 0614141转换为EPC管理者分区,二进制(24位)表示为0000 1001 0101 1110 1111 1101。

(5) 首位数字(指示码)和项目代码确定成100235,进制(20位)表示为0001 1000 0111 1000 1011,去掉校验码8。

(6) 将8674734转换为序列代码,二进制(38位)表示为0000 0000 0000 0010 0001 0001 0111 0110 1011 10。

(7) 按照SGTIN-96的格式"标头 滤值 分区值 厂商识别代码 指示码 项目代码 序列代码",串联以上数位为96位EPC(SGTIN-96):0011 0000 0001 0100 0010 0101 0111 1011 1111 0100 0110 0001 1110 0010 1100 0000 0000 0000 1000 0100 0101 1101 1010 1110。用十六进制表示为3014 257A F461 E2C0 0084 5DAE。

4. EPC系统的组成

EPC系统由EPC编码体系、射频识别系统及信息网络系统组成,如图6.9所示。

EPC编码体系用于标识物品,基础是GSI系统的EAN.UCC条码和EPC电子代码。

EPC射频识别系统由EPC标签和识读器(读写器)组成。标签用于承载EPC编码及其附加功能信息,贴在物品上或内嵌在物品中。识读器用于识读EPC标签,读取其中的代码信息。当EPC标签靠近EPC识读器时,二者之间就可自动进行数据交换。

EPC信息网络系统主要由EPC中间件、对象名称解析服务(object naming service,ONS)和EPC信息服务(EPC information service, EPCIS)组成。EPC中间件用于加工和处理来自读写器的所有信息和事件流。ONS负责将EPC编码转化成一台EPCIS服务器的网络地址。EPCIS则对EPC信息进行存储和管理。

EPC系统在实现时,先进行产品信息采集,然后通过互联网技术向全球供应链中的授权贸易伙伴分享该信息。EPC系统的具体实现过程如下:先将EPC标签粘贴在集装箱、托盘、箱子或物体上,然后利用分布在整个供应链各处的EPC识读器在标签经过时读取各个标签所承载的信息,将EPC编码和读取日期、时间和地点传输给EPC中间件,再由EPC中间件在各点对EPC标签、识读器和当地基础设施进行控制和集成,过滤冗余信息,利用对象名称解析服务(ONS)技术将采集到的EPC标签相关信息传输给产品电子代码信息服务(EPCIS),由EPCIS对EPC标签中相关数据的存取进行管理。在这个过程

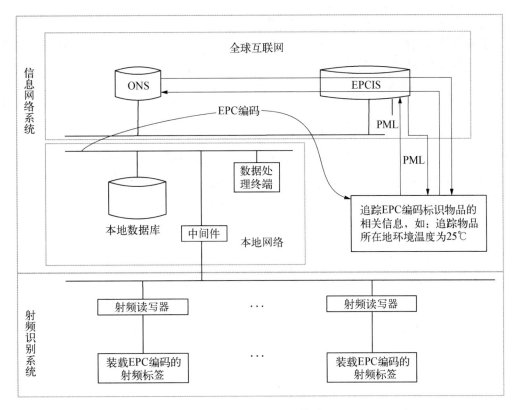

图 6.9 EPC 系 统

中，企业可通过 ONS 访问 EPCIS 服务器获得相应 EPC 标签对应产品的相关信息，并指定哪些贸易伙伴有权访问这些信息，还可以通过中间件经过安全认证后访问企业伙伴的产品信息，从而最终形成包含并能实时显示各个产品移动情况的信息网络。EPC 系统中的所有信息均以物体标记语言（physical markup language，PML）文件格式来传送，其中 PML 文件可能还包含一些实时的时间信息和传感器信息等。

6.2 我国的物品信息编码机制

物品编码是物品的唯一标识，必须由权威机构负责分配。不同的编码体系具有自己的管理机构，用户可以根据自己的需要向特定的管理机构提出注册申请，为自己及其产品申请特定的代码。

6.2.1 物品信息编码业务办理

物品信息编码管理机构负责为厂家分配各种产品代码。1988 年成立的中国物品编码中心是我国管理物品编码的专门机构，隶属于国家市场监督管理总局，1991 年代表我国加入国际物品编码协会（GSI），负责全球统一编码标识系统和供应链管理标准的推广，向社会提供公共服务平台和标准化解决方案。

中国物品编码中心在全国设有 47 个分支机构,形成了覆盖全国的集编码管理、技术研发、标准制定、应用推广及技术服务于一体的工作体系,已在零售、制造、物流、电子商务、移动商务、电子政务、医疗卫生、产品质量追溯和图书音像等领域广泛应用物品编码和自动识别技术。

目前中国物品编码中心主要承担以下相关业务办理:办理全球位置码、办理二维码、办理产品电子代码、办理资产标识代码、办理全球服务关系代码和办理动物管理者代码等。

物品信息编码业务办理大体上有注册、续展和变更等内容。下面以 EPC 终端用户注册申请为例说明业务办理的具体流程,如图 6.10 所示。

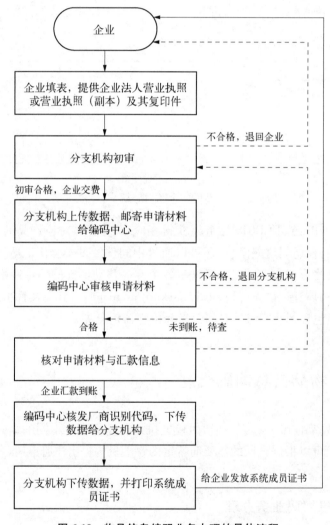

图 6.10　物品信息编码业务办理的具体流程

(1) EPC 终端用户申请人(以下简称申请人)直接向中国物品编码中心申请注册 EPC 厂商识别代码。

（2）申请人应当填写《EPCglobal China 终端用户注册登记表》，并提供营业执照及其复印件。

（3）中国物品编码中心对申请人提供的申请资料应当在 5 个工作日内完成初审。对初审合格的，中国物品编码中心将进行正式审批；对初审不合格的，中国物品编码中心应当将申请资料退给申请人并说明理由。

（4）中国物品编码中心对初审合格的申请资料应当自收到申请人交纳的有关费用之日起 10 个工作日内完成审批程序。对符合规定要求的申请成为 EPC 系统终端用户的申请人，中国物品编码中心应立即将申请人的资料上报给 EPCglobal，请求核准，一旦获得通过，即向申请人核准注册 EPC 厂商识别代码；对不符合规定要求的，中国物品编码中心应当将申请资料退回并说明理由。

（5）申请人获准注册 EPC 厂商识别代码的，由中国物品编码中心发给《EPCglobal China 终端用户证书》，取得 EPCglobal China 终端用户资格。

6.2.2　EPCIS 系统功能设计

EPCIS 是 EPC 网络中的信息存储中心，承担着数据存储和共享的功能。一个简单的 EPCIS 由客户端模块、数据存储模块和数据查询模块 3 部分组成。客户端模块负责将射频识别数据传输到指定的 EPCIS 服务器。数据存储模块将数据存储在数据库中，并在产品信息初始化的过程中调用通用数据生成特定产品的 EPC 信息存入 PML 文档中。数据查询模块根据企业查询系统的查询要求和权限，访问相应的 PML 文档，生成 HTML 文档作为响应。EPCIS 的系统设计开发可以分为数据库设计、文件结构设计和程序流程设计 3 部分。

1. 数据库设计

在 EPC 系统中，数据类型分为时标数据和静态属性数据。时标数据是指从标签读取到的或者与商业交易相关的实时数据，属于动态数据；静态属性数据是指定义在产品级上的通用数据。时标数据一般存储在数据库中，而静态属性数据通常以 PML 格式的文件保存。

数据库中主要维护两张表：一张是 generate 表，另一张是 show 表。generate 表中的每个条目记录着一类产品的信息，如产品类型编号、产品名称和处理程序的路径等。show 表中的每个条目记录着一个具体产品的信息，如产品的射频识别码、对应的 PML 文件路径、上次读取的时间、地点和环境信息等。当单个产品对应的射频识别码和传感器信息传入系统时，应用程序首先将信息插入到 show 表相应的条目中，再将相关信息存储到 PML 文档中。

2. 文件结构设计

EPCIS 的文件包括数据库文件、PML 文件、客户端程序文件和服务器端程序文件。每种产品类型 xxx 对应一个 xxx.asp 文件、一个 xxxshow.asp 文件和一个 xxx 文件夹。xxx.asp 文件将负责根据客户端传入的产品信息创建或修改 show 表中相应的条目，然后调用 show 表中 SHOW ASP URL 所指定的 xxxshow.asp 文件生成或修改对应的 PML 文件，并存储在 xxx 文件夹中。除此之外，文件目录中还包括用于权限管理的 Login.asp 文件，以及用于与客户端交互和总体调度的 Server.asp 文件。

3. 程序流程设计

客户端程序功能比较简单,主要是将从射频识别读写器获取的串行数据转换为 IP 数据包并发送至 EPCIS 服务器。

数据存储程序主要根据客户端传送过来的产品信息维护数据库中的 generate 表和 show 表,以及对应的 PML 文件。当客户端程序向 EPCIS 服务器发出访问请求时,服务器首先调用 login.asp 进行权限认证,查询 generate 表确认客户端是否具有相关产品的管理员权限。接着由 server.asp 通过查询 generate 表,调用该类产品对应的 xxx.asp 处理程序来处理客户端传入的信息,并更新 show 表条目,然后调用 xxxshow.asp 处理程序,将更新条目信息存储到 show 表中 PML URL 字段所指向的 PML 文件。如果 generate 表

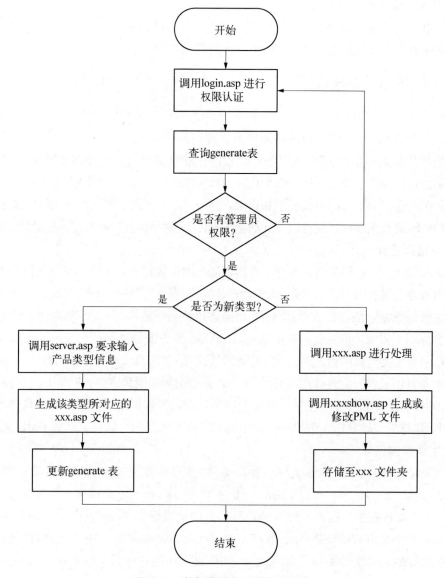

图 6.11　数据存储程序的主要流程

中没有查询到该类产品信息,则说明需要存储的是一类新的产品,server.asp 会要求客户端输入产品类型信息,然后生成该类型产品所对应的 ASP 文件并更新 generate 表。数据存储程序的主要流程如图 6.11 所示。数据查询程序主要根据企业查询系统的要求和权限,查询相应的 PML 文件,生成 HTML 文档作为响应。首先调用 login.asp 进行权限认证,然后根据数据库中 show 表的路径字段找到 PML 文件,然后调用 xxxshow.asp 生成 HTML 文档响应给查询系统。

6.3　物联网的数据管理模式

信息编码为实现信息管理和传输提供了基础。物联网数据被采集编码后传输到网络,网络应用服务器对其进行存储管理和分析应用。每台服务器都有自己的 CPU、内存,但分配到这些服务器的应用往往不能充分地利用这些资源。再者,为了确保服务的可靠性往往还要预留冗余的服务器、存储器、网络设备等,很多时候,这些硬件资源往往处于空置状态,并没有得到充分的利用。再加上正确预测不同应用对服务器的计算能力和存储器的存储能力的需求又是困难的,因此,2006 年谷歌的 CEO 埃里克·施密特首次提出了云计算的概念,以及后来业界衍生出来雾计算、霾计算、边缘计算等一系列计算方式。

6.3.1　物联网的云计算

云计算(cloud computing)是一种利用互联网实现随时随地、按需、便捷地使用共享计算设施、存储设备、应用程序等资源的计算模式。云计算系统由云平台、云存储、云终端、云安全 4 个基本部分组成。云平台作为提供云计算服务的基础,管理着数量巨大的 CPU、存储器、交换机等大量硬件资源,以虚拟化的技术来整合一个数据中心或多个数据中心的资源,屏蔽不同底层设备的差异性,以一种透明的方式向用户提供计算环境、开发平台、软件应用等多种服务。通常情况下,云平台从用户的角度可分为公有云、私有云、混合云等。

(1) 公有云:第三方提供商为用户提供服务的云平台,用户可通过互联网访问公有云。

(2) 私有云:为一个用户单独使用而组建的,对数据存储量、处理量、安全性要求高。

(3) 混合云:是结合了公有云和私有云的优点而组建的。

从用户角度来看,采用云计算服务模式,用户不再面对实际的物理设备,不再为租用运营商的整个物理设备(如服务器)付费,而是为运营商提供的计算能力和存储能力付费,用户使用多少计算能力就支付多少费用,就像支付电费、水费那样实现按需付费。

从运营商角度来看,运营商将大量的计算资源用网络连接起来,统一进行管理和调度,构成一个计算资源池为用户服务。运营商采用虚拟化技术把一台服务器或服务器集群的计算能力分配给多个用户,也可以根据用户需求关闭或开启物理设备,以节省运营成本。

云计算提供的服务模式可分为 3 类：基础设施即服务(infrastructure as a service，IaaS)、平台即服务(platform as a service，PaaS)和软件即服务(Software as a Service，SaaS)。

(1) IaaS 将硬件设备等基础资源封装成服务供用户使用，典型的 IaaS 例子有亚马逊云计算系统的弹性云 EC2 和简单存储服务 S3。

(2) PaaS 提供用户应用程序的运行环境，如微软的云计算操作系统(Microsoft Windows Azure，MWA)。PaaS 的实质是将互联网的资源服务转化为可编程接口，为第三方开发有商业价值的资源和服务平台。

(3) SaaS 将应用软件作为服务项目。它的针对性较强，只提供较为单一的软件化服务。典型的如 Salesforce 公司提供的在线客户关系管理(client relaionship management，CRM)服务。

云计算在商业应用上又分为公共云、私有云、社区云和混合云等。

(1) 公共云的基础设施归云服务商所有，针对某个市场而非特定企业而设计，提供近似标准化服务，向不受限的广大客户群开放。用户可以在无须硬件基础的情况下直接进行资源和应用系统的快速部署。

(2) 私有云是针对单个企业设计的基础设施，可由企业或第三方进行管理，仅限企业成员接入，在安全性、私密性和自由性上比公共云更具优势。

(3) 社区云介于公共云和私有云之间，基础设施为同社区的多个企业所共享。适用于多家企业具有相似的云服务需求的情况，既能满足同社区企业的特色要求，也能够实现资源的高效共享。

(4) 混合云的基础设施由上述的多种云部署模式组成，一般情况下既有内部私有云，也有外部公共云，可以灵活结合不同云的优势，但实现架构上也更为复杂。

1. 云计算的体系结构

云计算系统是为用户提供服务的硬件及系统软件的集合体。云计算系统首要考虑的问题是，如何充分利用互联网上的软硬件设施处理数据，以及如何发挥并行系统中各个设备的最大功能。

目前，云计算系统还没有一个统一的技术架构，导致各个大型公司对云计算的实现形式差别较大。云计算系统的体系结构大致如图 6.12 所示，这种体系结构体现了云计算与面向服务的体系结构(service oriented architecture，SOA)的融合。SOA 是一种软件设计体系结构，常用于构建企业 IT 应用。基于 SOA 的应用程序的功能单元能够通过统一的方式进行互操作。

云计算体系结构大致分为 4 层：物理资源层、资源池层、中间管理层和 SOA 层。物理资源由一些包括计算机、存储器等在内的基础设施组成。资源池层通过将大量的物理资源层设备进行同构整合，结合成庞大、高效的服务器集群。中间管理层负责对分布式的服务器群进行统一管理和调度，使资源能够高效、安全地提供服务。SOA 层封装了下面 3 层的服务，并以友好的界面形式传递给用户，提供丰富的服务。

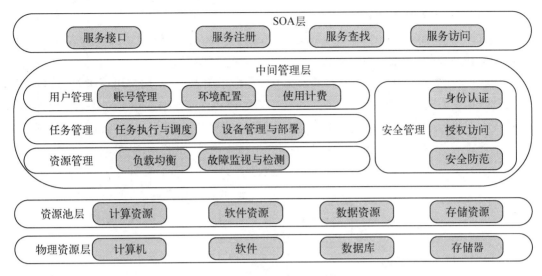

图 6.12　云计算体系结构

2. 云计算系统实例

主导云计算发展方向的主要有互联网公司和电信运营商。目前云计算已进入实用阶段,例如阿里巴巴公司启动的"阿里云"计划主要面向国内中小企业,利用低成本计算机集群构建互联网上的分布式存储。中国移动的"大云"计划构建了大规模的虚拟主机,网络存储和搜索引擎等多层次的云计算业务。亚马逊(Amazon)是最早进入云计算领域的厂商之一,其云计算平台能够为用户提供强大的计算能力、存储空间和其他服务。微软公司的云计算平台(Windows Azure)则被认为是继 Windows NT 之后最重要的产品。

1) 亚马逊云计算

亚马逊 Web 服务(Amazon Web services,AWS)是目前业内应用最为泛的公有云产品,它能够为各种规模的企业提供云计算设备服务,以满足公司 IT 业务的弹性需求。

AWS 云计算平台主要包括弹性计算云(elastic compute cloud,EC2)、简单存储服务(simple storage service,S3)和简单数据库服务(SimpleDB)3 个云计算基础设施服务。

(1) EC2 是亚马逊提供的云计算环境的基本平台。利用亚马逊提供的各种 API 接口,用户可以按照自己的需求随时创建、增加或删除实例,也可以随时运行和终止自己的虚拟服务器。

(2) S3 是亚马逊推出的一个公开存储服务。Web 应用程序开发人员可以使用它临时或永久存储任意类型的数字资产,包括图片、视频、音乐和文档。

(3) SimpleDB 是基于 Web Service 技术的一种扩展,提供了建立在云存储基础上的类似于关系型数据库的基本功能。通过这种方式,软件开发人员可以将数据库完全托管在云上,节省了开发时间与成本。SimpleDB 支持 Java、C♯、Perl 和 PHP 这 4 种编程语言,并提供了相应的 API 函数库和开发工具包。

2) 微软云计算 Windows Azure

微软的 Windows Azure 云计算系统提供的服务有云计算操作系统、SQL Azure 云计算数据库和.NET 服务。

微软云计算操作系统 Windows Azure OS 是一个服务平台,用户可以通过互联网访问微软数据中心的 Windows 系统或应用程序来处理和存储数据。除了这些操作以外,微软还提供对平台的管理、负载均衡和动态分配资源等服务。Windows Azure 中最主要的部分由计算服务、存储服务和 Fabric 控制器 3 个模块构成,如图 6.13 所示。

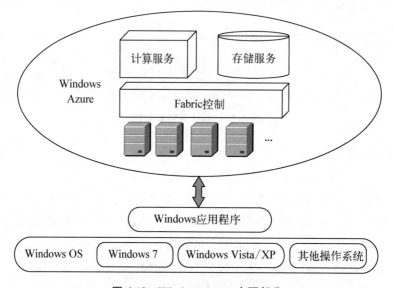

图 6.13　Windows Azure 主要部分

(1) 计算服务。Windows Azure 计算服务用于支持拥有大量并行用户的大型应用程序。Windows Azure 应用程序的访问,只需要用户通过互联网登录 Windows Azure 入口,注册或输入用户的 Windows Live ID,待验证通过后就能使用微软云计算服务。

(2) 存储服务。Windows Azure 存储服务是指依靠微软数据中心,允许应用程序开发者在云端存储应用程序数据。Windows Azure 存储为应用程序开发人员提供了 3 种数据存储方式:Blob、Table 和 Queue。

二进制大文件存储(binary large objects,Blob)提供一个简单的接口存储文件及文件的元数据,可以用来存储影像、视频等。

表格(Table)提供了大规模可扩展的结构化存储。一个 Table 就是包含一组属性的一组实体,应用程序可以操作这些实体,并可以查询存储在 Table 中的任何属性。每个存储账户都可以申请创建一个或多个 Table。Table 没有固定模式,所有的属性都是以<名称,类型值>的形式存储的。

Queue 不同于 Table 和 Blob,后两种主要用于数据的存储访问,而 Queue 主要用于 Windows Azure 不同部分之间的通信。

(3) Fabric 控制器。Fabric 控制器是 Windows Azure 的大脑,负责平台中各种资源的统一管理和调配。Fabric 由位于微软数据中心的大量服务器组成,由被称为 Fabric 控制器的软件来管理。当用户通过开发者门户把应用程序上传到 Windows Azure 平台时,由 Fabric 控制器读取其配置文件,然后根据配置文件中指定的方式进行服务部署。

Windows Azure 面向的是软件开发商,属于典型的平台即服务模式,支持各种程序开发语言。开发者可将自己的 Windows Azure 应用程序通过微软提供的开发者入口部署到云端运行。Windows Azure 会自动为该应用程序分配一个 URL,通过这个 URL 用户就能够访问 Windows Azure 应用程序。

另外,微软云计算服务平台不仅为用户提供了云端应用程序的基础设施,还提供了一系列基于云的服务,如 SQL 服务、NET 服务等,这些服务可以被云端应用程序和本地程序访问。

3) 开源云计算 OpenStack

OpenStack 是一个云计算管理平台项目,由美国国家航空航天局 NASA 与云服务厂商 Rackspace 合作研发,并于 2010 年宣布开源。凭借强大的社区服务,以及 Red Hat、Cisco、IBM、HP 和华为等开发商的支持,OpenStack 已经成为当前最主流的开源云计算系统。

OpenStack 最初设计的目标就是对于云计算系统的开源实现,使得每一个公司都可以自己部署云计算系统,不需要依赖于亚马逊、微软等云计算厂商的任何服务,打破了技术壁垒。OpenStack 开源、标准化的特性使其在私有云部署上非常自由,越来越多的用户开始采用 OpenStack 自行部署私有云平台。

OpenStack 包含了一组项目,分别实现云计算系统的多种功能,其中最主要的 4 大组件为计算组件 Nova、网络组件 Neutron、存储组件 Swift 和 Cinder、镜像服务组件 Glance,如图 6.14 所示。除此之外,还有认证授权服务组件 Keystone、管理面板组件 Horizon 等,提升了运行的安全性和操作的便捷性。OpenStack 组件由 Python 语言开发,并发处理能力高,系统资源占用率低,易于维护和扩展。

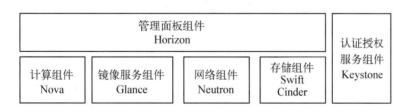

图 6.14　OpenStack 架构图

计算组件 Nova 是 OpenStack 的核心组成部分,是一套控制器。Nova 提供了诸多核心功能,诸如启动运行虚拟机实例、管理网络和控制用户对云的访问等,这些功能又通过 nova-api、nova-compute 和 nova-volume 等子组件实现。

网络组件 Neutron 解决 OpenStack 虚拟网络配置的问题。Neutron 分为外部网络、数据网络和管理网络 3 个模块。外部网络部分负责对外网的访问及外网对内部的连接;数据网络部分负责虚拟机之间的数据交换,需要解决路由问题;管理网络实现 OpenStack

各模块之间的数据通信,如数据库连接等。

Swift 和 Cinder 都是存储组件,但是适用于不同的存储方式。Swift 用于可扩展的对象存储,用于大规模可扩展系统中,这种存储方式可用性和可扩展性很高。Swift 通过内置冗余及容错机制实现,有效防止数据意外丢失。Cinder 组件于 2012 年引入 OpenStack,用于块存储,即实现了传统的存储方式,为虚拟机实例提供持久的磁盘卷设备。

镜像服务组件 Glance 负责云计算虚拟机的磁盘镜像的相关功能。Glance 可以实现虚拟机镜像的查询与检索,镜像在配置时可以采用 OpenStack 的对象存储机制,也可以采用 Amazon 的 S3 存储解决方案。Glance 组件支持多种虚拟机的镜像格式,包括常用的 VMware、VirtualBox 虚拟机所支持的磁盘格式及 Amazon 镜像格式等。

3. 云计算系统的开发

云计算的技术主要包括分布式并行计算技术和虚拟化技术。对于研究人员来说,开源的 Hadoop、Spark 等提供了一个云计算研究平台,VMware 等虚拟化软件可以在一台计算机上搭建和运行多种操作系统平台,CloudSim 云计算仿真器则为开发云计算系统提供了仿真运行环境。

1) 开源云计算系统 Hadoop

Hadoop 是 Apache 开源组织的一个分布式的计算框架,可以在大量廉价的硬件设备组成的集群上运行应用程序,为应用程序提供稳定、可靠的接口。Hadoop 开源云计算平台包括 HDFS 分布式文档系统、MapReduce 分布式平行计算框架和 HBase 分布式数据库。Hadoop 的云计算架构如图 6.15 所示。

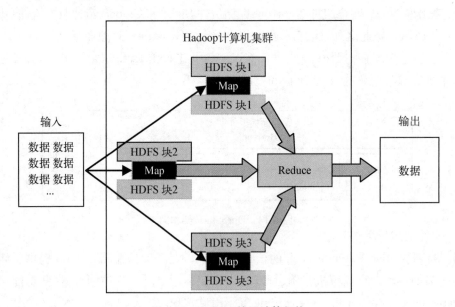

图 6.15　Hadoop 的云计算架构

Hadoop 分布式文件系统(hadoop distributed file system,HDFS)是分布式计算的存储基础,具有高容错性和极高的数据处理功能。当 HDFS 检测到错误时,会自动运行数据恢复。这种机制是由于其内部的 NameNode(名称节点)。NameNode 负责记录文档与存储块的对应关系,并定期进行文档区块的备份工作。另外,HDFS 数据采用一次写入、多次读出的词模式,提供单一的目录系统,可以处理高达 10PB 的数据量。

MapReduce 是大型数据的分布式处理模型架构,也是一种编程模型,通过映射(Map)和简化(Reduce),把数据分割成若干块,分配给各个计算机进行运算处理。MapReduce 代表了在大型计算机集群上执行分布式数据处理的方式,这种数据处理方式适合海量数据的并行处理。

HBase 是一个开源的、基于列存储模型的分布式数据库。它是由 Java 语言开发的,以 HDFS 文档系统为存储基础,提供类似于分布式数据库的功能。

Hadoop 2.0 之后新引入了 YARN 资源管理系统,架构如图 6.16 所示。YARN 具有很好的通用性,可为上层应用提供统一的资源管理和调度功能。原有的资源管理器仅仅支持 MapReduce 处理架构,缺乏拓展性,资源利用率低,而且一个节点的故障会对整个集群产生严重影响。引入了 YARN 后可以运行如 Spark、Storm 等更多种类的处理框架,资源调度机制更灵活,并且具有很好的容错性,单点故障可以快速重启并恢复。

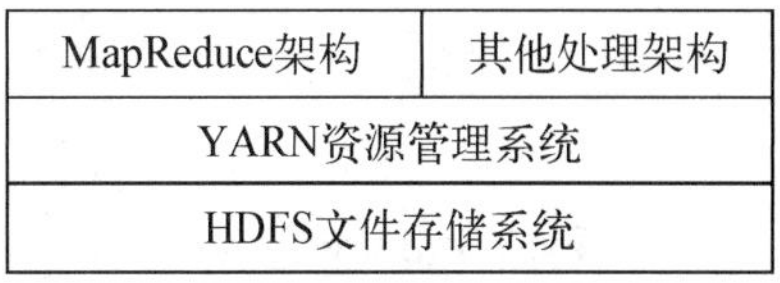

MapReduce架构	其他处理架构
YARN资源管理系统	
HDFS文件存储系统	

图 6.16　Hadoop 2.0 架构

2) 开源云计算系统 Spark

Spark 与 Hadoop 类似,同属于 Apache 组织的开源分布式计算框架,由美国加州大学伯克利分校的 AMP 实验室开发,是新一代的大数据处理引擎。与 Hadoop 相比,Spark 主要具有高速、通用和多资源管理器支持 3 个特点。

(1) 在速度方面,Spark 扩展了广泛使用的 MapReduce 计算模型,而且高效地支持更多计算模式,包括交互式查询和流处理。这一特性使 Spark 在处理大数据时,具有更好的性能,带来了更好的实时性。研究表明,Spark 在诸如机器学习、大规模图处理和分布式数据处理的一些计算中,相比 Hadoop 有了几倍乃至几十倍的速度提升。Spark 高速的关键就是能够在内存中进行计算,大大减少了读写硬盘这一耗时工序。Spark 中对于数据的核心抽象称为弹性分布式数据集(resilient distributed dataset,RDD),可以包含任意类型的对象。在计算过程中,数据会被分割为多个子集,分发到集群中的任意节点进行处理,计算的中间结果都可以保存在内存中,无须每做一步都写回到硬盘,方便了中间结果的重用。

(2) 在通用性方面,Spark 所提供的接口非常丰富。Spark 提供基于 Python、Java 和 Scala 3 种语言的简单易用的 API,内建丰富的程序库。Spark 本身由 Scala 语言编写。Spark 还有 4 个主要的组件用于不同的应用,分别为:操作结构化数据的 Spark SQL,对实时数据进行流式计算的 Spark Streaming,实现常见机器学习功能的 MLlib,以及操作图的 GraphX。这些组件还在不断地拓展完善之中,用户基于 Spark 一套软件系统即可实现各种功能,大大减少了运行多套软件的开销。

(3) 在资源管理器上,Spark 可以在各种集群管理器(cluster manager)上运行,其软件栈如图 6.17 所示。在集群管理器上运行,不提供文件管理系统,也是 Spark 和 Hadoop 的一大区别。这一特性使得 Spark 的部署更为灵活,剥离了对于集群底层的关注,也导致 Spark 需要依赖其他系统提供分布式文件系统。目前,与 Spark 结合的最主流的 2 种集群 管理器就是 Hadoop YARN 及 Apache Mesos。另外,Spark 也自带了一个简易的调度 器,但仅仅支持一个独立集群,一般只作为入门使用。

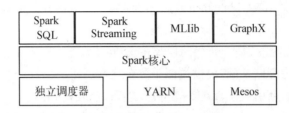

图 6.17　Spark 软件栈

Spark 和 Hadoop 并不是对立竞争的关系,而是可以相互兼容。二者可以分离,Hadoop 可以独立运行,Spark 也可以基于其他集群管理器运行。但二者更适于结合,可以将 Spark 看作 Hadoop 的一个计算功能组件,也可以将 Hadoop 看作 Spark 的运行基础。 Spark 设计之初就很好地考虑到了与 Hadoop 的结合,基于 YARN 部署 Spark 云计算平 台,既可以运行 Spark 作业,也可以运行 Hadoop MapReduce 作业,适用于不同的数据处 理任务,目前的使用非常广泛。

3) 云计算虚拟化技术

虚拟化技术是云计算系统的核心组成部分之一,是将各种计算及存储资源充分整合 和高效利用的关键技术。虚拟化技术的核心内容是虚拟机。虚拟机是指在一台物理主机 上虚拟出多个虚拟计算机,其上能同时运行多个独立的操作系统,这些客户操作系统通过 虚拟机管理器访问实际的物理资源。

虚拟化的目的在于实现 IT 资源利用效率和灵活性的最大化。虚拟化技术是云计算、 云存储服务得以实现的关键技术之一。云计算之所以采用虚拟化技术,首要因素是节约 成本、便于管理。对于个人用户使用桌面虚拟机来说,可能感觉不是很明显。然而对于 IDC 等运营场景来说,虚拟化所带来的便捷则是革命性的,比如烦琐的装机过程从传统的 安装操作系统变成了简单的系统镜像文件拷贝,节约了大量的时间和人力。对于动辄需 要上万台机器的云计算服务运营来说,低成本效果显而易见。另外,每个虚拟机都是在给 定的资源容器中工作的,相互之间实现了资源隔离,为云计算的安全提供了一定的保证。

虚拟化技术的类型有全虚拟化、半虚拟化和硬件辅助虚拟化 3 种。

(1) 全虚拟化也称为原始虚拟化技术,全虚拟化是指虚拟机模拟了完整的底层硬件, 包括处理器、物理内存、时钟和外设等,使得为原始硬件设计的操作系统或其他系统软件 完全不做任何修改就可以在虚拟机中运行。

(2) 半虚拟化是另一种类似于全虚拟化的热门技术。它使用虚拟机管理程序分享存 取底层的硬件。半虚拟化技术使得操作系统知道自身运行在一个虚拟机管理程序上,它的客户操作系统集成了虚拟化方面的代码。操作系统自身能够与虚拟进程进行很好的协作。

（3）硬件辅助虚拟化也称为硬件虚拟机，主要是指操作系统在虚拟机上运行时，必须靠系统硬件来完成虚拟化的过程，硬件辅助虚拟技术不但能够提高全虚拟的效率（虚拟机的产品都加入该类功能），而且使用半虚拟技术的 Xen 软件也通过该项技术做到支持 Windows，Mac 之类闭源的操作系统。

目前在云计算中常用的虚拟机产品有 VMware、Xen 和 KVM 等。

（1）VMware 是全球最大的虚拟化厂商，主要产品包括桌面版的 VMware workstation 和企业版的 VMware ESX server。

（2）Xen 虚拟化技术由剑桥大学计算机实验室发明，随后成立公司，投入商业化发展，Xen.org 提供了 Xen 云计算平台软件——Xen 云平台（Xen Cloud Platform，XCP）。Xen 云平台提供虚拟化装置，由大量安装 XCP 软件的计算机组成庞大的 Xen Server 集群，负责提供所有的计算和存储资源。

（3）KVM 是基于 Linux 内核的虚拟机，是以色列的一个开源组织提出的一种新的虚拟机解决方案，也称为内核虚拟机。

4）云计算仿真器 CloudSim

CloudSim 仿真软件模拟的是一个支持数据中心、服务代理人、调度和分配策略的云计算平台，帮助研究人员加快云计算有关算法、方法和规范的发展。

CloudSim 能够提供虚拟化引擎，用来在数据中心节点上帮助建立和管理多重的、独立的、协同的虚拟化服务。在对虚拟化服务分配处理器内核时，CloudSim 能够在时间共享和空间共享之间灵活切换。

CloudSim 提供基于数据中心的虚拟化技术、虚拟化云的建模和仿真功能，支持云计算的资源管理和调度模拟。用户可以根据自己的研究对平台进行扩展，重新生成平台后，就可以在仿真程序中调用自己编写的类、方法及成员变量等。

6.3.2　面向物联网的雾计算

相比于云计算的高高在上和遥不可及，雾计算更为贴近地面，就在你我身边。我们知道，将数据从云端导入和导出实际上比人们想象的要更为复杂，由于接入设备越来越多，在传输数据、获取信息时，带宽就显得不够用了，这就为雾计算的产生提供了空间。

雾计算（fog computing）的概念在 2011 年被人提出，并非是些性能强大的服务器，而是由性能较弱、更为分散的各种功能计算机组成，渗入电器、工厂、汽车、街灯及人们生活中的各种物品。雾计算是介于云计算和个人计算之间的、半虚拟化的服务计算架构模型，强调数量，不管单个计算节点能力多么弱都要发挥作用。

雾计算有几个明显特征：低延时、位置感知、广泛的地理分布、适应移动性的应用，支持更多的边缘节点。这些特征使得移动业务部署更加方便，满足更广泛的节点接入。

与云计算相比，雾计算所采用的架构更呈分布式，更接近网络边缘。雾计算将数据、数据处理和应用程序集中在网络边缘的设备中,而不像云计算那样将它们几乎全部保存在云中。数据的存储及处理更依赖本地设备,而非服务器。所以,云计算是新一代的集中式计算,而雾计算是新一代的分布式计算,符合互联网的"去中心化"特征。

OpenFog 是一个由著名业内人士开发的专为雾计算架构而设计的开放雾计算框架。它提供了用例、试验台技术规格,还有一个参考体系结构。

6.3.3   面向物联网的霾计算

无论是"云"还是"雾",都不想成为"霾",但是这个问题却现实般存在着,如果得不到慎重的预防以及妥善的解决,那么"霾计算"就出现了。

霾计算(haze computing)指的是什么呢?可以理解为比较差劲的云计算或雾计算,因为这两者虽然概念先进,但也不是没有缺点。第一,隐私与安全。现在的互联网世界,遭黑客攻击的事层出不穷,因此客户的隐私数据很容易泄露。第二,网络延迟或者中断。云计算都是通过互联网远程访问的,虽然现在网速提高很快,但和局域网相比,速度还是有所延迟的,虽然在延时方面雾计算稍微好点,但如果网络中断,无论云计算或者是雾计算,服务都无法访问。第三,带宽会耗费预算,厂商按流量收费有时会超出预算、应用软件性能不够稳定,数据可能不值得放在云上,规模过大难以扩展,缺乏人力资本等都是造成霾计算的根源所在。

6.3.4   物联网边缘计算

边缘计算(edge computing)指在靠近物或数据源头的网络边缘侧,融合网络、计算、存储、应用核心能力的开放平台,就近提供边缘智能服务,满足行业数字化在敏捷连接、实时业务、数据优化、应用智能、安全与隐私保护等方面的关键需求。

边缘计算和雾计算看起来很相似,其主要区别在于,雾计算更具有层次性和平坦的架构,其中几个层次形成网络,而边缘计算依赖于不构成网络的单独节点。雾计算在节点之间具有广泛的对等互连能力,边缘计算在孤岛中运行其节点,需要通过云实现对等流量传输。边缘计算是所有关于智能传感器节点的应用,而雾计算仍然是关于局域网络,可以为数据量大的操作提供计算能力。

那么,边缘计算和云计算又有何区别?这两者都是处理大数据的计算运行方式。但不同的是,边缘计算模式,数据不用再传到遥远的云端,在边缘侧就能解决,更适合实时的数据分析和智能化处理,也更加高效而且安全。

如果说物联网的核心是让每个物体智能连接、运行,那么边缘计算就是通过数据分析处理,实现物与物之间传感、交互和控制。"边缘计算"作为一种将计算、网络、存储能力从云延伸到物联网网络边缘的架构,遵循"业务应用在边缘,管理在云端"的模式。

6.3.5   物联网的 MIST 计算

通过以下计算模型可以促进物联网的数据处理和智能化:

（1）基于云计算的模型。

（2）基于雾计算的模型。

（3）边缘计算模型。

随着微控制器,芯片系统和低成本通信能力的提高,人们提出了一种"薄雾"(mist)计算模型,它补充了雾和边缘计算,可以简单地引入物联网设备的网络功能,分配工作负载,既没有雾也没有边缘计算提供的动态智能模型。

建立这种模式可以带来高速的数据处理和智能提取的设备,具有 256 kb 的内存大小和 100 kb/s 的数据传输速率。对于 Mesh 网络,肯定会看到这样一个计算模型的促进者,会有人提出一个更好的基于 MIST 系统的模型,可以很容易地使用它。

6.3.6　物联网的普适计算

随着计算、通信和数字媒体技术的互相渗透和结合,计算机在计算能力和存储容量提高的同时,体积也越来越小。今后计算机的发展趋势是把计算能力嵌入到各种设备中,并且可以联网使用。在这种情况下,人们提出了一种全新的计算模式,即普适计算。

在普适计算模式中,人与计算机的关系将发生革命性的改变,变成一对多、一对数十甚至数百,同时,计算机也将不再局限于桌面,它将被嵌入到人们的工作和生活空间中,变为手持或可穿戴的设备,甚至与日常生活中使用的各种器具融合在一起。

在物联网中,处理层负责信息的分析和处理。由于物品的种类不计其数,属性千差万别,感知、传递和处理信息的过程要因物、因地、因目的而异,而且每一个环节都充斥了大量的计算,因此,物联网必须首先解决计算方法和原理问题,而普适计算能够在间歇性连接和计算资源相对有限的情况下处理事务和数据,从而解决了物联网计算的难题。可以说,普适计算和云计算是物联网最重要的两种计算模式,普适计算侧重于分散,云计算侧重于集中,普适计算注重嵌入式系统,云计算注重数据中心。物联网通过普适计算延伸了互联网的范围,使各种嵌入式设备连接到网络中,通过传感器和射频识别技术感知物体的存在及其性状变化,并将捕获的信息通过网络传递到应用系统。

1. 普适计算技术的特征

普适计算为人们提供了一种随时、随地、随环境自适应的信息服务,其思想强调把计算机嵌入到环境或日常工具中去,让计算机本身从人们的视线中消失,让人们的注意力回归到要完成的任务本身。普适计算的根本特征是将由通信和计算机构成的信息空间与人们生活和工作的物理空间融为一体,这正是物联网追求的目标,实际上普适计算概念的提出也早于物联网。

图 6.18 所示为普适计算下信息空间与物理空间的相互融合,融合需要两个过程绑定和交互。

信息空间中的对象与物理空间中的物体的绑定,使物体成为访问信息空间中服务的直接入口。实现绑定的途径有两种:一是直接在物体表面或内部嵌入一定的感知、计算和通信能力,使其同时具有物理空间和信息空间中的用途。例如,美国麻省理工媒体实验

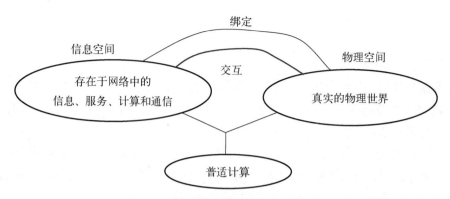

图 6.18   普适计算物理空间和信息空间的融合

室的 Things That Think 项目,可以让计算机主动提供帮助,而无须人去特意关注。二是为每个物体添加可以被计算机自动识别的标签,标签可以是条码、NFC 或 RFID 电子标签。如 HP 的 Cool Town 计划,该计划基于现有的 Web 网络技术的普适计算环境,通过在物理世界中的所有物体上附着一个编码,有 URL 信息的条形码,来建立物体与其在 Web 上的表示之间的对应,从而建立一个数字化的城市。

物理空间和信息空间之间的交互可以从两个相对方面看:一是信息空间的状态改变映射到物理空间中,其主要形式是数字化信息可以无缝地叠加在物理空间中,如已经广泛采用的各种电器上的显示屏。二是信息空间也可以自动地觉察物理空间中状态的改变,从而改变相应对象的状态或触发某些事件,如清华大学的 Smart Classroom 研究,就是采用视觉跟踪、姿态识别等方法来判断目前教室中老师的状态。物理空间和信息空间之间无须人的干预,即其中任一个空间状态的改变可以引起另一个空间的状态的相应改变。

在物理空间和信息空间的交互过程中,普适计算还要具备间断连接与轻量计算两个特征。间断连接是服务器能不时地与用户保持联系,用户必须能够存取服务器信息,在中断联系的情况下,仍可以处理这些信息。所以,企业计算中心的数据和应用服务器能否与用户保持有效的联系就成为一个十分关键的因素。由于部分数据要存储在普适计算设备上,使得普适计算中的数据库成为一个关键的软件基础部件。

轻量计算就是在计算资源相对有限的设备上进行计算。普适计算面对的是大量的嵌入式设备,这些设备不仅要感知和控制外部环境,还要彼此协同合作,既要主动为用户"出谋划策",又要"隐身不见";既要提供极高的智能处理,又不能运行复杂的算法。

2. 普适计算的系统组成

普适计算的系统组成主要包括普适计算设备、普适计算网络和普适计算软件 3 部分。

(1) 普适计算设备。普适计算设备可以包含不同类型的设备,典型的普适计算设备是部署在环境周围的各种联入式智能设备,一方面自动感测和处理周围环境的信息,另一方面建立隐式人机交互通道,通过自然的方式,如语音、手势等,自动识别人的意图,并根据判断结果做出相应的行动。目前,智能手机、摄像机和智能家电等都可以作为普适计算设备。

（2）普适计算网络。普适计算网络是一种泛在网络，能够支持异构网络和多种设备的自动互连，提供人与物、物与物的通信服务。除了常见的电信网、互联网和电视网外，RFID 网络、GPS 网络和无线传感器网络等都可以构成普适计算的网络环境。

（3）普适计算软件。普适计算的软件系统体现了普适计算的关键所在——智能。普适计算软件不仅需要管理大量联网的智能设备，而且需要对设备感测到的人、物信息进行智能处理，以便为设备和人员的进一步行动提供决策支持。

3. 普适计算的体系结构

普适计算还没有统一的体系结构标准，人们定义了多种层次参考模型。有人把普适计算分为设备层、通信层、协同处理层和人机接口层 4 层，也有人把普适计算分为 8 层：物理层、操作系统层、移动计算层、互操作计算层、情感计算层、上下文感知计算层、应用程序编程接口层和应用层。

（1）物理层是普适计算操作的硬件平台，包括微处理器、存储器、IO 接口、网络接口和传感器等。

（2）操作系统层负责计算任务的调度、数据的接收和发送，以及内部设备的管理，主要包括传统的嵌入式实时操作系统。

（3）移动计算层负责计算的移动性，提供在移动情况下计算的不间断能力。

（4）互操作计算层负责服务的互操作性，提供协同工作的能力。

（5）情感计算层负责人机的智能交互，赋予计算机人一样的观察、理解和生成各种情感特征的能力，使人机交互最终达到像人与人交流一样自然、亲切。

（6）上下文感知计算层负责服务交付的恰当性，能够根据当前情景做出判断，形成决策，自动地提供相应的服务。

（7）应用程序编程接口层负责向应用层提供标准的编程接口函数。

（8）应用层提供普适计算下的新型服务，如移动会议、普遍信息访问、智能空间、灵感捕捉和经验捕获等。

4. 普适计算的关键技术

普适计算是多种技术的结合，集移动通信、计算技术、小型计算设备制造技术、小型计算设备上的操作系统及软件技术等多种关键技术于一身。由于普适计算是一个庞大而又复杂的系统，因此，普适计算需要运用多种技术对自身系统进行支持。关键的几种技术包括人机接口技术、上下文感知计算、服务的组合和自适应技术等。

人机接口技术实现普适计算的不可见性和以人为中心的计算思想，系统必须给用户提供一种接近于访问物理世界的自然接口，如语音输入、眼睛显示等。

上下文感知计算是指每当用户需要时，系统能利用上下文向用户提供适合于当时任务、地点、时间和人物的信息或服务。

服务的组合用于解决单一服务难以满足用户服务需求的问题。

自适应技术用于解决设备、计算能力、存储量和移动性等方面的差异性，使系统能够根据自身的资源状态，采取一定的策略来保证应用程序平滑执行。

6.4　物联网的大数据管理

物联网时代是一个大规模生产、分享和应用数据的"大数据"时代,数据开始以 pb(1 pb＝1 024 tb)为单位,远超传统计算机的处理能力。这些数据包含了各类有价值的信息,通过数据挖掘技术,发掘大数据的潜在内容,将对人们的社会生活产生深远影响。

6.4.1　大数据与数据中心

大数据是一种规模大到在获取、存储、管理、分析方面大大超出传统数据库软件工具能力范围的数据集合,它的数据规模和转输速度要求很高,并且具有结构多样性,不适合原本的数据库系统。为了获取大数据中的价值,需要通过专门的分析方式来处理它。传统的方式将耗费相当多的时间和资源成本才能提取这些信息,而当今的各种资源,如硬件、云架构和开源软件,使得大数据的处理更为方便和经济。

1. 大数据特征

大数据有 4 个主要特点:数据体量巨大;数据类型繁多;价值密度低,但总体价值高;对数据的高速处理要求高。2011 年,国际数据公司(IDC)发布报告,将大数据的特点归纳为 4 个 V,即 Volume(大量)、Variety(多样)、Value(价值)和 Velocity(高速),这种定义得到了业界广泛的认同。除此之外,也有学者认为 Variability(多变)、Veracity(真实)等也是大数据特点。大数据时代为分析信息带来了以下 3 个巨大的转变。

(1) 数据分析能力增强,不再依赖随机抽样。当信息缺乏及信息流通受限制时,才不得已选择采样分析的方法。随机采样最核心的一点就是实现采样随机性比较困难。随着高性能计算的发展,逐渐打破了这一束缚。对所有的数据进行分析,相较对采样出的小范围数据进行分析,具有更高的精确性。

(2) 研究数据量提升,不再追求数据精确度。当数据量很少时,尽可能精准地量化数据才能获得准确的分析结果,少量有偏差的数据就可能对最终的结论造成较大影响。在分析少量数据时,也往往要采用复杂的算法以提升精确度。然而在拥有海量的即时数据时,绝对的精准不再那么重要,少量的偏差对分析结果的影响可以忽略,更重要的是在宏观层面对数据进行合理分析处理。

(3) 分析事物的相关关系成为核心,不必强调因果关系。传统的数据分析需要设立假设并进行验证,即从原因推导数据结果,这种方法有其局限性。借助大数据分析,可以在不需要准确阐述事件发生原因的情况下,寻找事物之间的相关关系。建立在相关关系分析基础上的预测是大数据的核心应用之一。

2. 数据中心

物联网的数据处理体现了数字世界与物理世界的融合,是物联网智能特征的关键所在。物联网数据被采集并传输到应用系统后,如何解决数据计算速度的问题、海量异构数据的存储问题、必要数据的搜索问题,以及管理决策的数据挖掘问题等,就成为物联网系统要关注的重点。

　　物联网的数据处理大部分依赖于互联网提供的基础设施、服务和技术,例如,数据中心和通信线路等基础设施,云计算、网格计算等服务模式,以及数据存储和数据挖掘等技术。普适计算则进一步把计算能力延伸至感知层的设备中。

　　数据中心是信息资源整合的物理载体,在物联网应用和维护企业数据等方面,有着严格的标准和广泛的使用。数据中心不单是一个简单的服务器统一托管、维护的场所,而变成了一个包含大量计算设备和存储设备的数据处理集中地。

　　数据中心包含服务器集群、高性能计算和存储区域网等重点技术,其未来发展方向主要以绿色、大规模虚拟化、云计算及自身的智能化等为主,是物联网大规模数据处理的理想场所。

　　数据中心通常是指可以实现信息的集中处理、存储、传输、交换和管理等功能的基础设施,一般含有计算机设备、服务器、网络设备、通信设备和存储设备等关键设备。

　　一个完整的数据中心由支撑系统、计算设备和业务信息系统 3 个逻辑部分组成,如图 6.19 所示。支撑系统主要包括建筑、电力设备、环境调节设备、机柜系统、照明设备和监控设备。计算设备主要包括服务器、存储设备、网络设备和通信设备等,支撑着上层的业务信息系统。业务信息系统是为企业或公众提供特定信息服务的软件系统,信息服务的质量依赖于底层支撑系统和计算设备的服务能力。

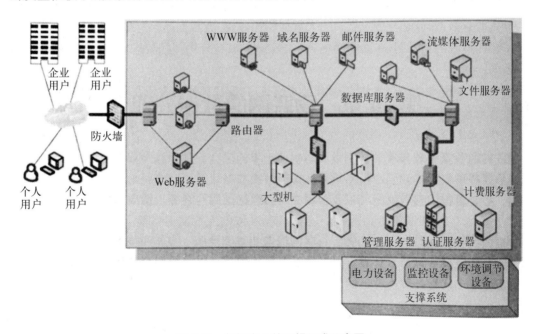

图 6.19　数据中心的逻辑组成示意图

6.4.2　物联网与大数据的关系

　　随着物联网技术的日益成熟,大数据也在物联网技术的带动下发展到了新高度。物联网和大数据之间有着密切联系,简单来说,物联网为大数据提供了重要来源,而反过来在决策支持及数据应用方面,大数据又为物联网提供了巨大帮助,可以说大数据是物联网领域内在的灵魂和血液,而且是物联网不断发展的未来趋势。实际上,应用物联网,也可以理解为大数据的利用,物联网的发展和应用需要大数据来为其提供有利资源,正因为这样,物联网的发展才离不开大数据。

物联网催生了大数据:随着物联网技术的快速发展,各种不同领域的传感设备和终端设备被广泛部署,将各式各样的物理信息转换为电信号,再通过不同的接入方式接入互联网等传输系统,最终上层的监控感知系统收集到感知系统的数据。由于越来越多的传感器会被研制、生产并最终投入使用,并且很多新的传感器会支持更高的数据精度与更多的数据类型,未来物联网产生的数据量将急速增长。这些数据量的增长不会是匀速的,随着更多的新的传感设备投产,数据量很可能呈现指数性的爆炸增长。这些来自物联网设备的数据是大数据的重要来源之一。

大数据丰富了物联网应用:物联网是大数据潜在应用价值得以很好体现的重要领域。在很多物联网技术的应用中都可以用到大数据分析技术,从而带来更加良好的用户体验,让物联网应用更加丰富多彩。例如,构建智能建筑、数字化医疗、遥感勘测、车联网和智能环保等应用,可以收集相应传感器产生的大数据,通过云计算技术分析数据,进行数据挖掘,得到有用的信息,从而对现有的技术进行改进,创造更大价值。

物联网的大数据主要包括社交网络数据和传感器感知数据,各项设备在运行过程中会产生海量数据,但是与传统意义的大数据相比,这些大数据还是有很大差异的。

相比传统的互联网,在物联网中,对大数据技术具有更高的要求,主要体现在以下几个方面:

(1)数据量更大。物联网具有海量的节点,其数量规模远大于互联网:物联网节点源源不断地采集数据,数据生成频率远高于互联网。

(2)数据速率更高。物联网中的数据海量性必然要通过高数据传输速率来汇聚更多的数据:由于物联网数据很多时候需要实时访问处理,要配备高数据传输速率来支持相应的实时性。

(3)数据更加多样化。物联网涉及的应用范围广泛,在不同领域、不同行业,需要面对不同类型、不同格式的应用数据。可以说物联网的大数据多样性、异构性、有噪声及非结构性体现更加明显。一般来说,物联网的数据通常来说包括时间、位置、环境和行为等信息,处理过程中需要考虑多个维度。这样一些差异使得物联网的大数据处理具有更大的难度。

(4)物联网对数据真实性的要求更高。物联网是真实物理世界与虚拟信息世界的结合,其对数据的处理及据此进行的决策将直接影响物理世界,物联网中数据的真实性显得尤为重要。

6.4.3　大数据的分析与处理

大数据体量庞大,看起来杂乱无章,但其中往往隐含着价值巨大的内在规律,要从其中提炼并分析出有价值的信息,需要借助一些高效的数据分析方法。除了传统的统计学、计算科学方法外,针对一些庞大复杂的大数据实例,还需要用到专门的大数据处理方法。

传统处理方法包括各个学科的数据处理方法,例如:聚类分析,将相似的数据分为一类;因子分析,通过少数几个因子反映原数据的大部分信息;相关分析,测定事物之间相互关系;回归分析,研究一个变量与其他变量之间的数学关系;深度学习,利用深层次、复杂的架构来学习对象在不同层次上的表达等。各种传统的数据处理技术都可以直接应用于大数据处理中。

传统的数据分析方法面对规模很大的数据集合时,效率往往会非常低,这就需要结合一些针对大数据的高速处理方法。常用的方法包括:散列法(Hash),将数据转化为短的定长数据,从而实现快速的读写和查询;布隆过滤器(Bloom Filter),利用多个散列函数形成位数组进行判断,大大节省空间,但有一定的错误率;索引,额外存储索引信息便于迅速定位,但引入了较高的额外开销;字典树(Tire 树),利用字符串的公共前缀提升字符串比较的效率;并行计算,将计算问题进行分解,同时使用多个计算资源协同处理等。

常见的大数据的处理形式可以分为三大类:对静态数据的批量处理,对在线数据的实时处理,以及对图数据的综合处理。其中对在线数据的实时处理又可以分为两种类型,包括对流数据的处理和实时交互计算。因此,可归纳为以下 4 种处理形式。

(1) 批量数据处理系统。批量数据是指巨量的、静态储存于硬盘、可以重复利用、精确度高、价值密度低的数据。由于这些数据已经静态存储,对实时性要求不高,可以综合利用各种数据分析方法进行处理,选择高效合理的算法可以避免耗费大量时间。

(2) 流式数据处理系统。流式数据是连续的数据序列,而且往往序列中的元素多样,并且包含时序等特征,在传感器数据众多的物联网中应用广泛。这种数据处理起来更为复杂,需要系统快速响应并即时输出结果,要求处理系统具有高性能、实时和可扩展等特性。

(3) 交互式数据处理系统。交互式数据强调人机交互,系统与操作人员一步一步地进行数据交互,根据操作人员的需求逐步完成处理,直至获得结果。这种处理方式灵活、直观、便于控制,但对于系统的性能也有更高的要求,数据必须被即时处理修改,同时完成反馈。

(4)图数据处理系统。图数据是一类通过节点和边直观展示事物之间关系的数据类型。图数据处理相比常见的文本数据,具有更高的复杂性,尤其互联网中上千万级别的图数据,对现有的数据处理系统提出了严峻挑战。图数据对于语义网、计算机视觉和智能交通等领域意义重大,已成为大数据相关学科研究的重点。

6.5　物联网的数据挖掘技术

物联网需要采集、存储和处理海量的数据。如何对数据进行稳定的存储、高效的处理和便捷的查询,是实现物联网应用系统的一个富有挑战性的课题。数据库系统作为一项有着近半个世纪历史的数据处理技术,成为支撑物联网应用系统的重要工具。

数据库(database,DB)就是存放数据的仓库,具体而言,就是长期存放在计算机内的、有组织的、可共享的数据集合。在数据库系统中,数据模型是数据库系统的核心和基础,按照数据模型中数据之间的关系,传统数据库系统可分成网状数据库、层次数据库和关系数据库三类,其中最常见的是关系数据库系统。

随着数据处理的需求和发展,统一的数据模型已经不能满足数据管理方法的不同要求,因而产生了演绎数据库、面向对象数据库、分布式数据库、工程数据库、时态数据库、模糊数据库和主动数据库等新型数据库。

6.5.1　海量数据存储

在物联网中,无所不在的移动终端、射频识别设备和无线传感器每分每秒都在产生数据,与互联网相比,数据量提升了几个量级。随着数据从 GB、TB 到 PB 量级的海量急速增长,存储系统由单一的磁盘、磁带、磁盘阵列转向网络存储、云存储等,一批批新的存储技术和服务模式不断涌现。

1. 磁盘阵列

磁盘阵列的原理是将多个硬盘相互连接在一起,由一个硬盘控制器控制多个硬盘的读写同步。图 6.20 显示了一个典型的磁盘阵列。磁盘阵列中比较著名的是独立冗余磁盘阵列(redundant arrays of independent disks,RAID)。

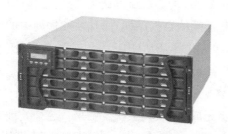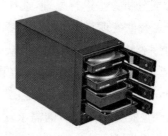

图 6.20　磁　盘　阵　列

RAID 最大的优点是提高了数据存储的传输速率和容错功能。在提高数据传输速率方面,RAID 把数据分成多个数据块,并行写入读出多个磁盘,以让很多磁盘驱动器同时传输数据,以提高访问磁盘的速度。而这些磁盘驱动器在逻辑上是一个磁盘驱动器,所以使用 RAID 可以达到单个的磁盘驱动器几倍、几十倍甚至上百倍速率。

RAID 的具体实现分为软件 RAID 和硬件 RAID。

(1) 软件 RAID 是指通过网络操作系统自身提供的磁盘管理功能,将连接的普通 SCSI 卡上的多块硬盘组成逻辑盘,形成阵列。软件 RAID 不需要另外添加任何硬件设备,所有操作由中央处理器负责,所以系统资源的利用率会很高,但是也会因此使系统性能降低。

(2) 硬件 RAID 是使用专门的磁盘阵列卡来实现的,提供了在线扩容、动态修改

RAID 级别、自动数据恢复和超高速缓冲等功能。同时,还能提供数据保护、可靠性、可用性和可管理性的解决方案。

2. 网络存储

由于直接连接磁盘阵列无法进行高效的使用和管理,网络存储便应运而生。网络存储技术将"存储"和"网络"结合起来,通过网络连接各存储设备,实现存储设备之间、存储设备和服务器之间的数据在网络上的高性能传输,主要用于数据的异地存储。网络存储有 3 种方式:直接附接存储(direct attached storage,DAS)、网络附接存储(network attached storage,NAS)和存储区域网(storage area network,SAN)。

1)直接附加存储 DAS

DAS 存储设备是通过电缆直接连接至一台服务器上,IO 请求直接发送到存储设备。DAS 的数据存储是整个服务器结构的一部分,其本身不带有任何操作系统,存储设备中的信息必须通过系统服务器才能提供信息共享服务。

DAS 的优点是结构简单,不需要复杂的软件和技术,维护和运行成本较低,对网络没有影响,但它同时也具有扩展性差、资源利用率低、不易共享等缺点。因此,DAS 存储一般用于服务器在地理分布上很分散,通过 SAN 或 NAS 在它们之间进行互连非常困难或存储系统必须被直接连接到应用服务器的场合。

2)网络附加存储 NAS

在 NAS 存储结构中,存储系统不再通过 IO 总线附属于某个服务器或客户机,而直接通过网络接口与网络直接相连,由用户通过网络访问。NAS 实际上是一个带有服务器的存储设备,其作用类似于一个专用的文件服务器。这种专用存储服务器去掉了通用服务器的大多数计算功能,而仅仅提供文件系统功能。与 DAS 相比,数据不再通过服务器内存转发,而是直接在客户机和存储设备间传送,服务器仅起控制管理的作用。

3)存储区域网 SAN

存储区域网是存储设备与服务器通过高速网络设备连接而形成的存储专用网络,是一个独立的、专门用于数据存取的局域网。SAN 通过专用的交换机或总线建立起服务器和存储设备之间的直接连接,数据完全通过 SAN 网络在相关服务器和存储设备之间高速传输,对于计算机局域网(LAN)的带宽占用几乎为零。

SAN 按照组网技术主要分为 3 种:基于光纤通道的 FC - SAN、基于 iSCSI 技术的 IP - SAN 和基于 InfiniBand 总线的 IB - SAN。

在 SAN 方式下,存储设备已经从服务器上分离出来,服务器与存储设备之间是多对多的关系,存储设备成为网上所有服务器的共享设备,任何服务器都可以访问 SAN 上的存储设备,提高了数据的可用性。SAN 提供了一种本质上物理集中而逻辑上又彼此独立的数据管理环境,主要应用于对数据安全性、存储性能和容量扩展性要求比较高的场合。

3. 云存储

云存储是在云计算的基础上发展而来的,它是指通过集群应用、网格技术或分布式文件系统等功能,将网络中大量各种不同类型的存储设备通过应用软件集合起来协同工作,共同对外提供数据存储和业务访问的存储系统。云存储承担着最底层的数据收集、存储和处理任务，对上层提供云平台、云服务等业务。

云存储通常由具有完备数据中心的第三方提供，企业用户和个人将数据托管给第三方。云存储服务主要面向个人用户和企业用户。在个人云存储方面，主要是一些云存储服务商向个人用户提供的云端存储空间，如阿里云向每个天语云手机用户提供 100 GB 免费的云存储空间。在企业级云存储方面，通过高性能、大容量云存储系统，数据业务运营商和 IDC 数据中心可以为无法单独购买大容量存储设备的企业提供方便快捷的存储空间租赁服务。

与传统的存储设备相比，云存储是一个由网络设备、存储设备、服务器、应用软件、公用访问接口、接入网和客户端程序等多个部分组成的复杂系统。各部分以存储设备为核心，通过应用软件对外提供数据存储和业务访问服务。

云存储系统的结构模型由存储层、基础管理层、应用接口层和访问层组成。

（1）存储层。存储层是云存储的基础，它将多种存储设备互连起来，形成一个海量的数据池，进行海量数据的统一管理。存储层可使用任何网络存储方式。

（2）基础管理层。基础管理层是云存储最核心的部分，该层通过集群、分布式文件系统、网格计算、文件分发、P2P、数据压缩、数据加密和数据备份等技术，实现云存储中多个存储设备之间的协同工作，利用分布式存储技术使多个存储设备可以对外提供同种服务，并提供更大、更强、更好的数据访问性能。

分布式存储技术是将海量数据分布存储于多台服务器，并进行统一管理的技术，能够将地理上分散的数据库系统进行逻辑上的联合。分布式存储需要解决的问题有：文件定位，能够快速定位文件存储于哪些节点上；可靠性，通过备份机制提高数据安全性，避免因单点故障引发的系统瘫痪；可扩展性，能方便地动态增加磁盘空间及数据节点；负载均衡，平衡各个节点的磁盘利用率，降低故障发生的概率。

常见的分布式存储技术主要有两种实现模式：非对称式和对称式。非对称的分布模式设置了一些目录服务器，集中记录着数据在不同数据节点储存的目录信息，结构简单，应用广泛；对称模式没有中心目录节点，各节点通信协作，自组织完成资源共享，具有更强的扩展性，但实现更为复杂，且引入了更大的通信开销。

（3）应用接口层。应用接口层是云存储运营商提供的应用服务接口，它直接面向用户。不同的云存储运营商可以根据实际的业务类型，开发不同的应用服务接口，提供不同的应用服务，比如数据存储服务、空间租赁服务和数据备份服务等。

（4）访问层。任何一个授权用户都可以通过标准的公用应用接口来登录云存储系统，享受云存储服务。当然，云存储运营商不同，云存储提供的访问类型和访问手段也不同。

6.5.2　数据库的维护

物联网的数据以数据库形式存储，用户对数据的管理维护操作就要通过数据库管理系统（database management system，DBMS）进行。DBMS 是一种操纵和管理数据库的大型软件,用于建立、使用和维护数据库。它对数据库进行统一的管理和控制,以保证数据库的安全性和完整性。用户通过 DBMS 访问数据库中的数据,数据库管理员也通过 DBMS 进行数据库的维护工作。数据库、数据库管理系统和数据库管理员合在一起,统称为数据库系统。

针对关系数据库,常用的 DBMS 分为两类:一类是桌面数据库,如 Access、FoxPro 和 dBase 等;另一类是客户机/服务器数据库,如 SQL Server、Oracle 和 Sybase 等。桌面数据库用于小型的、单机的应用程序,它不需要网络和服务器,实现起来比较方便,但它只提供数据的存取功能。客户机/服务器数据库主要适用于大型的、多用户的数据库管理系统。应用程序包括两部分:客户机部分主要用于向用户显示信息及实现与用户的交互;服务器部分主要用来实现对数据库的操作和对数据的计算处理。

DBMS 采用结构化查询语言(structured query language,SQL)供用户操作数据库。SQL 用于对数据库中的数据进行查询、更新、添加和删除操作。SQL 用户可以是应用程序,也可以是终端用户。SQL 语句可嵌入在宿主语言的程序中使用,宿主语言可以是常用的高级语言,如 Java、C♯ 等,也可以是网页脚本语言,如 PHP、JSP 等。这些语言通过 ODBC、JDBC 和 ADO 等 API 提供的接口访问数据库。

6.5.3　物联网的 NoSQL 数据库

数据库系统在物联网中起着数据存储和数据挖掘的关键性作用,然而由于物联网包含着从泛在的小型传感器设备到大型的超级计算机集群等数以亿计的节点,这必然要求对数量巨大的数据进行快速的存储、分析、共享和搜索,如今的关系数据库系统及模型已不再适用,于是出现了类似亚马逊的 Dynamo、脸谱的 Cassandra 和阿帕奇的 HBase 等非 SQL 实现的非关系数据库系统——NoSQL 数据库。

NoSQL 数据库不是字面意义上的非 SQL 接口数据库,在逐步地发展中,NoSQL 数据库的概念越来越宽泛,成为"Not only SQL",是非关系型数据库的代称。为了改变关系型数据库对于数据结构的限制,NoSQL 数据库摒弃了数据之间的关联,不再存储复杂严谨的数据表,而是自定义数据格式。这种简单的数据模型带来了高度可扩展的能力,读写性能也大大提升,同时具有低成本的好处。在存储、处理海量大数据方面,NoSQL 数据库可以灵活存储各类非结构化数据,并且不需要复杂的数据库维护操作,具有无可比拟的优势。

由于数据模型的不同,常见的 NoSQL 数据库可分为以下 4 种。

(1) 键值(Key-Value)存储系统。这是最简单、最广泛的 NoSQL 系统。原理非常简单,即每个数据存储一个 Key 作为索引,数据无论是什么格式,都存放在 Value 中。由于不关心数据内容照单全收,具有极高的可扩展性,使用时依靠 Key 可以快速实现查询。

(2) 列存储系统。传统的关系型数据库是行存储,每个数据存储一行,包含其各种属性字段,且属性字段需要提前定义好。按列存储则是以属性为核心,同属性的数据聚合存储。由于大数据实际使用中多为简单的查询,只关心少数属性字段,这种存储方式效率更高,并且很好地支持动态扩展。

（3）文档存储系统。这种数据库类型可以看作是键值型 NoSQL 数据库与关系型数据库的一个平衡,数据由键值对来存储,值存储为类似 JSON 格式的文档。其吸取了键值存储系统的优点,文档格式自行定义,比关系型数据库具有更好的可扩展性。同时也保留了关系型数据库的规范性,更好地描述了数据内容的内部格式,比键值型数据库功能更强大。

（4）图数据管理系统。使用图结构（节点和边）和属性来表示和存储数据,可以存储任意的图,对图数据的处理效率大大高于传统数据库。

NoSQL 优秀的性能使得该数据库得到了众多开发者的青睐,目前市面上已经有了很多可用的 NoSQL 数据库产品,例如,键值数据库 Redis 和 Dynamo；列存储数据库 HBase 和 GBase 8a；文档存储数据库 MongoDB 和 CouchDB；图数据管理系统 Neo4j、OrientDB 等。NoSQL 数据库并不是要取代传统的关系型数据库,因为缺乏了严格的数据关系模型,无法完成一些复杂的数据库功能,在传统的应用场景中并不能完全通用。总体而言,NoSQL 数据库是在大数据存储管理的需求下新兴的数据库技术,突破了关系型数据库的限制,在海量数据应用中性能更高。现在 NoSQL 数据库就成熟度、稳定性而言,还不及传统数据库,正处于快速发展的时期。

6.5.4　数据挖掘与分析

物联网技术采用射频识别、全球定位系统和传感器等设备采集物体信息,使物品与互联网连接起来,进行信息交换和通信,实现智能化识别、定位、跟踪、监控和管理。可以看出,物联网数据的类型十分复杂,包括传感器数据、射频识别数据、二维码、视频数据、音频数据和图像数据等。物联网数据的产生与采集过程具有实时不间断到达的特征,数据量随时间的延续而不断增长,具有潜在的无限性。如何从大量的数据中获得有价值的信息,从而达到为决策服务的目的,是物联网运用数据挖掘技术的主要目的。

1. 数据挖掘的过程

数据挖掘是指从大量的、不完全的、有噪声的、模糊的、随机的数据中提取隐含在其中的、人们事先不知道的但又是潜在有用的信息和知识的过程。

数据挖掘是一个反复迭代的人机交互和处理的过程,历经多个步骤,并且在一些步骤中需要由用户提供决策。数据挖掘的过程主要由 3 个阶段组成：数据处理、数据挖掘以及对挖掘结果的评估与表示。其中每个阶段的输出结果都将成为下一个阶段的输入。

1）数据处理

数据处理是进行数据挖掘工作的准备阶段。该阶段需要对物联网中大量格式不一、杂乱无章的数据进行处理和转换,主要包含以下 4 方面：

（1）数据准备。确定用户需求和总体目标,并了解数据挖掘在该领域应用的相关情况和背景知识。

（2）数据选取。搜索所有与业务对象有关的内部和外部数据信息,确定需要关注的目标数据,根据用户的需要,从原始数据库中筛选相关数据或样本。

（3）数据预处理。对数据选择后得到的目标数据进行再处理，包括检查数据的完整性和一致性，滤去无关数据，以及根据时间序列填补丢失数据等。

（4）数据变换。将数据转换成一个针对挖掘算法建立的分析模型，主要是通过投影或利用数据库的其他操作减少数据量。

2）数据挖掘

数据挖掘阶段对经过处理的数据进行挖掘。数据挖掘的目标一般可以分为两类：描述和预测。描述挖掘是指刻画数据库中数据的一般特性（相关、趋势、聚类和异常等）。预测挖掘是指根据当前数据进行推断。数据挖掘主要包含以下两部分：

（1）选择算法。根据用户的要求和目标选择合适的数据挖掘算法、模型和参数，如分类决策树算法、聚类算法、最大期望算法和 PageRank 算法等。

（2）数据挖掘。运用所选择的算法，从数据中提取用户感兴趣的知识，并以一定的方式表示出来，这是整个数据挖掘过程的核心。

3）知识评估与表示

数据挖掘结束后，需要对挖掘的结果（发现的模式）进行测试和评估。经过评估，系统能去掉冗余的或者无关的模式。如果模式不满足用户的要求，就需要返回到前面的某些处理步骤中反复提取，有的则可能需要重新选择数据、采用新的数据变换方法、设定新的参数值，甚至换一种算法。另外，还需要将挖掘出来的结果可视化，或者把结果转化成用户容易理解的表示方法。

2. 数据挖掘的方法

数据挖掘融合了人工智能、统计和数据库等多种学科的理论、方法和技术，挖掘方法有很多：基于信息论，如决策树；基于集合论，如模糊集和粗糙集；基于仿生学，如神经网络、遗传算法和机器发现；基于其他方法，如分形。其主要的挖掘方法及其重点如下：

（1）统计分析方法。主要用于完成知识总结和关系型知识挖掘，对关系表中的各属性进行统计分析，找到它们之间存在的关系。

（2）决策树。决策树是一种采用树形结构展现数据受各变量影响情况的分析预测模型。它是建立在信息论基础之上对数据进行分类的一种方法。它首先通过一批已知的训练数据建立决策树，然后采用建好的决策树对数据进行预测。

（3）神经网络。是一种模拟人脑思考结构的数据分析模式，即从输入变量或数值中获取经验，并根据学习经验所得的知识不断调整参数，从而得到资料。神经网络法可以对大量复杂的数据进行分析，并能完成对人脑或计算机来说极为复杂的模式抽取及趋势分析。

（4）遗传算法。是一类模拟生物进化过程的智能优化算法，模拟生物进化过程中的"物竞天择，适者生存"规律，利用生物进化的一系列概念进行问题的搜索。

（5）粗糙集。这种方法是将知识理解为对数据的划分，每一个被划分的集合称为概念，其主要思想是利用已知的知识库，将不精确或不确定的知识用已知知识库中的知识来近似判断处理。

（6）联机分析处理技术。这种方法是用具体图形将信息模式、数据的关联或趋势呈现给决策者,使用户能交互式地分析数据的关系。

3. 物联网中的数据挖掘方法

物联网中的数据特征明显不同于互联网,相对于传统的数据挖掘技术,物联网的数据挖掘技术应该具备以下两个最重要的特点:

1)异构数据的处理

物联网数据的最大特点就是异构性,物联网感知层产生的数据来自各种设备和环境,存在大量的结构化数据、半结构化数据和非结构化数据,无法用特定的模型来描述。这种海量多源异构数据的挖掘是目前物联网数据挖掘的一个难题,严重影响着物联网应用中的数据汇总分析和处理工作。

2)分布式数据挖掘

大量的物联网数据存储在不同的地点,中央模式系统很难处理这种分布式数据。同时,物联网中的海量数据需要实时处理,采用中央结构的话,对硬件中央节点的要求非常高。采用分布式数据挖掘可以有效地解决分布式存储带来的问题。分布式数据挖掘技术是数据挖掘与分布式计算的有机结合。按照数据模型的生成方式,分布式数据挖掘可分为集中式和局部式两种。集中式是先把数据集中于中心点,再分发给局部节点进行处理的模式,这种模式只适用于数据量较小的情况。在物联网应用中,更多使用的是局部式数据模式。在局部式数据模式中,有一个全局控制节点和多个辅助节点。全局控制节点是整个数据挖掘系统的核心,由它选择数据挖掘算法和挖掘数据集合。而辅助节点则从各种智能对象中接收原始数据,再对这些数据进行过滤、抽象和压缩等预处理,然后保存在局部数据库。这些辅助节点之间可以互相交换对象数据,处理数据和信息,去除冗余和错误信息。同时,辅助节点还受控于全局控制节点,将已经预处理过的信息集合交由全局节点做进一步处理。

6.6   物联网的移动医疗数据管理

按照国际医疗卫生会员组织(HIMSS)的定义,移动医疗(mHealth)是指通过使用移动通信技术,例如个人数字助理(personal digital assistant,PDA)、移动电话和卫星通信来提供医疗服务和信息,具体到移动互联网领域,则以基于安卓和 iOS 等移动终端系统的医疗健康类 App 应用为主。作为电子医疗领域的一个重要分支,移动医疗应用覆盖了基础护理、公共卫生研究、急救护理、慢性疾病管理、自助医疗服务等多个领域。举例而言,通过智能手机,医生收集、存储、分析和上传生命体征、位置等数据开展即时病情监测,对偏远地区的医生进行专业培训和远程支持,甚至开发一个专供遭受重大灾害的受难者互动沟通的交流系统,都可以被视为移动医疗。它为发展中国家的医疗卫生服务提供了一种有效方法,在医疗人力资源短缺的情况下,通过移动医疗可解决发展中国家的医疗问题。

二十世纪六七十年代,就出现了远程医学和远程医疗的概念。"TD‐LTE"高清、移动、无线的技术优势,可以帮助救护车上的医护人员,通过移动高清视频获得清晰、快速的远程指导,不错过治疗的"黄金半小时";社区医生带上移动医疗诊断设备,可以随时请大医院、大医生进行远程会诊;社区医疗信息平台,可以用短信、彩信、WAP、呼叫中心等方式向公众提供掌上医讯、预约挂号等服务。

总之,物联网为移动医疗提供了技术支持,移动医疗是物联网技术在医学领域的广泛应用,其中很重要的一个就是即插即用型医疗诊断设备。

6.6.1　即插即用型诊断设备

随着医疗市场的进一步扩大,那些用于诊断的医疗设备日益更新并变得更精简,甚至更便宜。放射科,这个曾被誉为医疗界里的"暗室",现在正变得越来越向"明室"发展,其中有些医疗设备已直接进入患者手中。

临床超声波的未来将是使用即插即用设备捕获高质量的病变图像,如图 6.21 所示。事实上,由于依赖于超声软件的增强革新,超声技术已经变得比过去更智能,例如东芝的优质超声系统 Aplio MX,它是一种便携式超声,其工作性能等同于放射学检查。在使用这样的工具下,超声波扫描可以用来作为识别癌症或其他疾病的初步诊断工具。由于超声是无创的检查方法,即不需要通过外科手术获得癌组织(活检)或使用放射性造影剂通过计算机断层扫描(computed tomography,CT)及磁共振成像(magnetic resonance imaging,MRI)进行诊断(造影剂存在一定过敏风险),这将大大减少患者的疼痛和治疗费用。

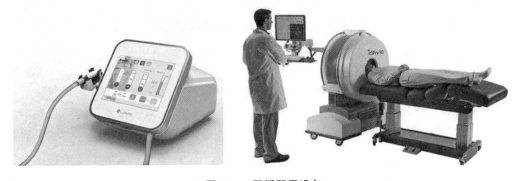

图 6.21　即插即用设备

即插即用型医疗设备可使临床医生从任何设备(平板电脑、手机和个人电脑)无缝上传患者的相关数据,例如医疗影像文件或图片、视频和音额文件等,并可以在任何设备(平板电脑、手机、台式机和笔记本电脑)查看患者电子病历的资料。这样的创新也会减少诊断错误和加快医院内外各部之间的沟通过程。数字化医疗使得这些最新的医学创新有助于提高诊疗效率、准确性和工作流,从而从根本上改善数以百万计患者的医疗服务。

6.6.2　医院信息系统组成

医疗信息化即医疗服务的数字化、网络化、信息化,是指通过计算机科学和现代网络通信技术及数据库技术,为各医院之间以及医院所属各部门之间提供病人信息和管理信息的收集、存储、处理、提取和数据交换,并满足所有授权用户的功能需求。根据国际统一的医疗系统信息化水平划分,医疗信息化的建设分为 3 个层次:医院信息管理系统、临床信息管理系统和公共卫生信息化。

医院信息系统(hospital information system,HIS)在国际学术界已公认为新兴的医学信息学(medical informatics)的重要分支。美国该领域的著名教授 Morris.Collen 于 1988 年曾著文为医院信息系统下了如下定义:利用电子计算机和通信设备,为医院所属各部门提供病人诊疗信息和行政管理信息的收集、存储、处理、提取和数据交换的能力,并满足所有授权用户的功能需求。医院信息系统主要由以下系统组成:

1. PACS 系统

医学影像存档与通信系统(picture archiving and communication systems,PACS)是近年来随着数字成像技术、计算机技术和网络技术的进步而迅速发展起来的,旨在全面解决医学图像的获取、显示、存储、传送和管理的综合系统。PACS 在医院影像科室中迅速普及开来。如同计算机与互联网日益深入地影响我们的日常生活,PACS 也在改变影像科室的运作方式,一种高效率、无胶片化影像系统正在悄然兴起。在这些变化中,PACS 的主要作用有:连接不同的影像设备(CT、MR、XRAY、超声、核医学等),存储与管理图像,图像的调用与后处理。不同的 PACS 在组织与结构上可以有很大的差别,但都必须能完成这三种类型的功能。对于 PACS 的实施,各个部门根据各自所处地区和经济状况的不同而可能有各自的实施方式和实施范围。不管是大型、中型或小型 PACS,其建立不外乎由医学图像获取、大容量数据存储及数据库管理、图像显示和处理以及用于传输影像的网络等多个部分组成,保证 PACS 成为全开放式系统的重要的网络标准和协议 DICOM 3.0。

2. 电子病历

电子病历(electronic medical record,EMR)也叫计算机化的病案系统或称基于计算机的病人记录(computer-based patient record,CPR)。它是用电子设备(计算机、健康卡等)保存、管理、传输和重现的数字化的病人的医疗记录,取代手写纸张病历。它的内容包括纸张病历的所有信息。美国国立医学研究所将其定义为:EMR 是基于一个特定系统的电子化病人记录,该系统提供用户访问完整准确的数据、警示、提示和临床决策支持系统的能力。

3. 区域医疗系统

随着中国新医改的推进,医疗卫生行业正受到前所未有的重视,医疗信息化建设逐渐成为 IT 市场的热点之一。实现以人为本的医疗服务体系,是新医改方案明确提出的目标。发展区域医疗,实现区域卫生信息化,建立电子健康档案,整合医疗卫生信息资源,是实现目标的关键工作。

4. 移动护理系统

移动护理(mobile nursing)系统以无线网络为依托,使用手持数据终端(PDA),将医院各种信息管理系统通过无线网络与 PDA 连接,实现护理人员在病床边实时输入、查询、修改病人的基本信息、医嘱信息、生命体征等功能。可快速检索病人的护理、营养、检查、化验等临床检查报告信息。

移动护理系统还可以将二维条码标识技术应用于病人腕带,通过 EDA 附加的条码识别设备扫描腕带信息,准确地完成出入院、临床治疗、检查、手术、急救等不同情况下的病人识别。

5. 临床路径系统

临床路径(clinical pathway)的概念源自美国工业管理概念,自 20 世纪 80 年代引入医学界后,逐渐成为既能贯彻医院质量管理标准,又能节约资源的医疗标准化模式。临床路径管理是兼顾医疗质量管理和效率管理的现代医疗管理重要手段,为保证临床路径管理试点工作顺利开展,卫健委于 2010 年 1 月 8 日召开全国临床路径管理试点工作会议,并由卫健委医政司下发了 112 个病种的临床路径。

随着新医改的逐步推进,由路径知识库、临床路径执行平台、质控管理平台、绩效平台以及医疗软件为基础建立的临床路径系统,将以电子病历系统为依托,与其他医疗信息系统相互融合,转变常规诊疗模式,规范医生诊疗活动,持续改进医疗质量。

6. 供应室追溯系统

供应室追溯管理系统通过 RFID 射频(或条码)技术结合院内无线网络以及 PDA 终端实时监控包盘状态,使包盘每个环节可控,并将目前市场主流的物流管理思想加入系统中,能够实时跟踪包盘状态,方便查询问题包盘及相关责任人。

同时,系统能够对管理人员实时提供所关心的预警信息,如包盘数量预警、包盘过期预警、包盘灭菌异常预警等。更重要的是,系统引入了工作流的理念,将供应室的管理工作通过工作流模式进行流程再造,从而形成了自己的系统特色。

7. 体检软件系统

体检管理系统对医院体检中心进行系统化和规范化的管理,这大大提高体检中心的综合管理水平、工作效率。从业务数据的采集、输入、处理、加工和输出全由计算机来引领整个体检过程,为体检中心进一步实施客户健康管理服务,优化体检中心业务及行政管理,提供了强有力的信息化支持。

体检管理系统为了能够适应不同体检中心的不同需求,系统的许多功能都可以灵活设置,包括体检科室、体检项目、体检套餐、各种模板、体检常见结果、体检总检建议、常见疾病、报告格式等。

8. LIS 系统

LIS 系统配合医生工作站,完成检验过程管理功能,包括检验申请、标本采集管理、标本核收、标本重做、无主标本处理、结果填写及报告审核等功能,以及各类检验数据的分析统计,同时还能完成对病人费用的查询和补充等。

6.6.3　移动医疗的质量管理和安全管理

物联网技术在医疗信息化中的一个应用方向就是移动医疗,它以无线局域网技术和射频识别技术为底层,通过采用智能型手持数据终端,为移动中的一线医护人员提供随身数据应用。移动医疗最终要达到的目的也应该是让诊疗更加方便,医疗可及性更强,患者接受诊疗的闭环更加完整。对于患者来说,如果同一地区附近有多家医院可供选择就诊的话,那么这个措施就可以引导患者前往等待时间较短的医院,分流该区域中前往拥挤医院急诊的人群。也有些医院会推出官方手机 App,在 App 上显示急诊的等待时间,做到让患者心中有数,减少患者就医时因等待产生的不满情绪。

1. 移动医疗的质量管理

提高患者的医疗护理和治疗后的预后是医疗过程中的两大重要目标。目前,虽然许多医疗机构都深知自己需要改变目前的机构组织以提高医疗服务综合表现和医疗质量。然而,事实是并非所有的变化都能促进最终的改进。因此,在医疗机构中,任何改变在实施之前的测试就显得尤为重要。在美国医院质量改进中,最为广泛利用的工具之一是 PDSA 循环,即计划、测试、研究评估、应用。

之所以很多医疗机构喜欢使用 PDSA 循环是因为此方法可以利用小样本的测试评估来做进一步决策,包括从不同 PDSA 循环中决定哪种改变可以引导至想要的改进结果,通过改变究竟会带来多少可观及可预测的变化,预想中的改变是否会最终在实际环境中成功,改变会带来多少运营上的影响及这些影响是否可以被接受,改变是否会遭遇员工抵触情绪及其对应解决方法,等等。

2. 移动医疗的安全管理

与移动医疗迅猛发展形成巨大反差的是,我国对移动医疗领域的监管严重缺位。移动医疗如何厘清各方责任和义务? 如何降低风险、提供保障?

数据显示,最近几年"移动医疗"获得了爆发式增长。与此同时,不断曝光的负面个案则表明,这一行业距离确立秩序还有很长一段路要走。现阶段,花样繁多的移动医疗创业项目,其商业逻辑大致可分为 3 种:其一,网上问诊,患者通过平台付费获得医生的远程诊断;其二,中介和引流,平台以技术手段帮助患者找到医生,帮助医生找到患者;其三,用户转化、流量变现,包括做药品电商、保险销售等。凡此种种,其实都有着各自的问题。

事实上,相较于资本市场的追捧,医疗从业者对"移动医疗"的判断显然要谨慎得多。尤其是针对"移动问诊"是否成立,双方的认知差异更是显而易见。例如,有患者通过相关平台咨询,3 名医生竟给出了 3 种不同的诊断结论。此类案例所牵出的,实则是那些根本性的议题:传统的"面对面"诊断模式,是不是真的可以被文字、图片、视频等所构成的远程问答模式所取代? 后者的有效性、可靠性、安全性又该如何保障?

移动医疗现在所面临的种种问题,有些是所有移动互联网项目所共有的,比如说用户信息泄露;而有些则是该行业所独有的,比如说如何将"问诊"真正搬移到线上。因此,如何厘清各方的责任和义务,如何引入监管、降低风险、提供保障十分重要。尤其是针对后一类问题,更是需要相关的立法部门和执法部门尽早行动,填补那些显而易见的监管空白。

本章小结

　　本章围绕物联网的信息编码和数据管理技术，对物品信息编码和 EPC 业务做了详细阐述。信息编码解决了物联网数据传输的基础问题，接下来就是数据的存储和管理，系统阐述了物联网数据的主要计算模式——云计算，同时也介绍了其他辅助模式，然后讲授了物联网数据的存储方式和数据库管理和挖掘技术，最后介绍了物联网的一个重要应用领域——移动医疗的数据采集和管理模式。

 习题 6

1. 选择题

　　(1) 用一组有序的符号(数字、字母或其他符号)组合来标识不同类目物品的过程即为(　　)。

　　A. 信息编码　　　　B. 物品编码　　　　C. 符号编码　　　　D. 物品排序

　　(2) 国内外物品分类编码体系有多种，其中常用的(　　)产品分类框架中，大类是产品隶属的行业，中类是小行业，小类是族，细类是适合客户使用的具体产品品种，即基础产品类别，这 4 项遵循 UNSPSC 标准。

　　A. 全球产品分类 GPC

　　B. 联合国统计署制定的产品总分类 CPC

　　C. ISO 制定的车辆识别代码 VIN

　　D. 世界海关组织制定的商品名称及编码协调制度 HS

　　(3) EAN.UCC 编码体系包括了 GTIN、SSCC、GLN 和 GSRN 等代码，这些代码分别用于不同行业，每种代码都有其特定的编码数据结构，遵循 ISO/IEC 15420 标准，是一种(　　)数字编码方案，通常采用 UCC/EAN-128(也称为 GS1-128)条码符号表示。

　　A. 二进制　　　　　B. 八进制　　　　　C. 十进制　　　　　D. 十六进制

　　(4) GDSN 通过部署在全球不同地区的数据池系统，使得分布在世界各地的公司能和供应链上的贸易伙伴使用统一制定的(　　)消息标准交换贸易数据，实现商品信息的同步，保持信息的高度一致。

　　A. GS1 HTML　　　B. GDSN XML　　　C. GDSN HTML　　D. GS1 XML

　　(5) EPC 信息网络系统主要由 EPC 中间件、对象名称解析服务和(　　)组成。

　　A. EPC 标签　　　　B. EPC 信息服务　　　C. EPC 识读器　　　D. EPC 编码

　　(6) 云计算(cloud computing)是一种利用互联网实现随时随地、按需、便捷地使用共享计算设施、存储设备、应用程序等资源的计算模式，云平台从用户的角度可分为公有云、私有云、混合云等，其中(　　)是第三方提供商为用户提供服务的云平台，用户可通过互联网访问。

A. 私有云   B. 混合云   C. 公有云

(7) 物联网与大数据的关系为(   )。

A. 物联网与大数据无关

B. 大数据催生了物联网

C. 物联网丰富了大数据应用

D. 物联网催生了大数据，大数据丰富了物联网应用

(8) 数据库、数据库管理系统和数据库管理员合在一起，统称为数据库系统。DBMS采用(   )供用户操作数据库。

A. 结构化查询语言 SQL   B. NoSQL

C. 计算机高级语言   D. 机器语言

(9) 移动医疗(mHealth)是指通过使用移动通信技术，例如 PDA(personal digital assistant)、移动电话和卫星通信来提供医疗服务和信息，具体到移动互联网领域，则以基于安卓和 IOS 等(   )的医疗健康类 App 应用为主。

A. 互联网   B. 手机   C. 移动终端系统   D. 平台

(10) 物联网技术在医疗信息化中一个应用方向就是(   )，它是以无线局域网技术和 RFID 技术为底层，通过采用智能型手持数据终端，为移动中的一线医护人员提供随身数据应用，最终达到让诊疗更加方便、医疗可及性更强、患者接受诊疗的闭环更加完整的目的。

A. 移动医疗   B. 智慧医疗   C. 医院现代化   D. 医疗信息化

2. 简答题

(1) 代码有几种类型？分别有什么含义？

(2) EAN.UCC 系统有哪些编码？分别用于什么场合？

(3) EPC 系统由哪些部分组成？各自功能是什么？

(4) 物联网有哪几种计算模式？云计算提供哪几种服务模式？

(5) 什么是大数据？大数据有哪些特征？

(6) 物联网上的海量数据有哪些存储方式？

(7) 现阶段，移动医疗的质量管理和安全管理还存在诸多问题，谈谈你的看法。

第 7 章　物联网医学的分级诊疗

我国慢性病占全部疾病的 80% 以上,且有很高的病死率,加上世界上最庞大的老年人口,给保健和医疗造成沉重负担。国家卫生健康委员会已经充分认识到这一问题,提出建设分级诊疗制度。然而,由于我国大小医院之间资源和医师经验的差异,致使小医院存在高端设备覆盖率低、技术掌握度低和认可度低的"三低"现状,仍会有大量患者涌到大医院求医问药,引发看病难、入院难的"二难"困境。同时由于大医院患者多,又引发专家诊疗时预防差、保健差、管理差和康复差的"四差"缺陷。为此,解决"三低、二难和四差"的问题有利于推行分级诊疗,也是提升区域和全国医疗保健水平的迫切需求。物联网医学五步法的出现恰逢其时,为解决这些分级诊疗问题提供了科学的技术平台。为此,本章应用物联网五步法将常见病的常规诊疗模式演变成国家标准的操作流程,并增加质量控制。旨在通过物联网医学技术,实现大小医院医师、患者与医疗设备的整合,克服医疗资源和医师经验的差别。患者可在大医院确诊、评估和制订诊疗方案,由社区医师和大医院专家共同管理诊疗,从根本上消除"三低、二难和四差"问题,最后达到"三个连接(感知、传输和智能处理)全时空,融合三众(大小医院医师和患者)在其中,教育防保与诊疗,全新模式惠众生"的效果。

7.1 各级医院的分级诊疗分工

通过物联网医学平台,协调一级医院、二级医院、三级医院在医疗和分级诊疗中的分工,高效精准地完成各个疾病的分级诊疗工作。社区医院主要工作为预防、筛查、患者教育,初步诊断,非急性加重期治疗和康复治疗。为保证医疗质量,与区医院和三级医院进行三级联动的物联网医学管理和双向转诊治疗。如果三级医院有足够人力物力全部承担二级医院工作,或者二级医院有足够的专家,可以精简为二级诊疗。

7.1.1 一级医院分工

由于很多疾病首诊大多在一级医院,所以社区医师对常见病和慢性病的诊断和治疗负有重要使命。主要包括预防、患者教育和早期明确诊断常见病和慢性病的病因,开始针对性治疗。为保证精准的常见病和慢性病诊疗工作质量,应将不能明确病因者及时转给二级或三级医院相关专家,以便及早明确诊断,同时启动三级联动的物联网医学管理和双向转诊治疗。

7.1.2 二级医院分工

如果二级医院具备相应的诊断技术,即可以独立进行常见病和慢性病的诊疗工作,也可以与一级医院医师一同管理常见病和慢性病患者。二级医院医师的另一个作用为与三级医院专家合作,对难以诊断或治疗效果不佳的患者进行双向转诊,研究诊疗方案、指导检查和按照指南定期随访患者。

7.1.3 三级医院分工

三级医院通常有熟悉常见病和慢性病诊疗的呼吸科专家,以及常见病和慢性病鉴别诊断需要的技术。其作用主要为常见病和慢性病的诊断和鉴别诊断,以及通过物联网技术平台指导下级医院医师管理患者。

7.2 分级诊疗的物联网技术平台

物联网医学技术平台是云计算技术在医疗卫生领域的应用,它充分体现了云计算的技术架构,包含基础设施即服务(infrastructure as a service, IaaS)、平台即服务(platform as a service, PaaS)、软件即服务(software as a service, SaaS)三个服务层次,并延伸出多种服务模式。物联网医学平台框架也可细分为基础设施层、数据接口层、数据层、应用支撑层、业务层、展现层、统一的国家标准和统一的安全体系等,如图 7.1 所示。

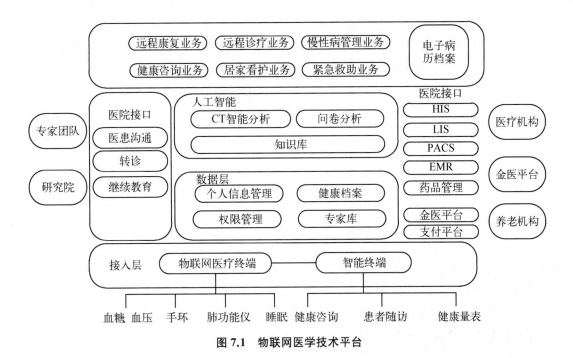

图 7.1 物联网医学技术平台

云计算可作为一种新型的计算模式,把 IT 资源、数据、应用作为服务,通过互联网提供给用户。云计算将网络中的各种资源虚拟成计算机,为用户提供所需的计算资源,网络成了计算机。用户在使用网络资源时,不需要了解"云"内部的结构和技术,直接使用相关资源。云计算有以下 3 个维度的理解:

(1) 提供物理资源,包括计算、存储、数据和网络等。

(2) 可以开发新的应用、新的服务、新的解决方案的平台。

(3) 作为一种服务保障,服务可以是软件、数据、安全等。

物联网医学云平台在此基础上划分了 4 个层次。

7.2.1 资源层

资源层为物联网医学云平台系统体系的基础层。它包含了物理资源层和资源池层。物理资源层又包含了服务器、存储设备和各种网络设备等,而资源池层则是物联网医学云平台的软件及信息集合。云计算被提出的动机就是要整合所有的软硬件资源,支持资源按需提供,按使用量付费。云计算的主要思想就是资源整合与资源共享,利用云计算将现有的硬件设备集合,有效地增强物联网医学云平台的存储能力、计算能力,满足物联网医学云平台服务能力不断提高的需求。

7.2.2 虚拟层

虚拟层包括虚拟服务器、虚拟存储器和虚拟网络。物联网医学云平台体现云计算的一个重要特点就是虚拟化,可以说是虚拟化为系统创造了"云",同时也是云计算区别于传统计算模式的重要特点。虚拟化的目的是虚拟化出一个或多个相互隔离的执行环境,用于运行操作系统及应用,并且确保在虚拟出的环境中操作系统与应用的运行情况与在真实的物理设备上运行的情况基本相同。物联网医学云平台通过虚拟化技术,可以使得系统中的物理设施的资源利用率得到明显提高,可以有效地平衡系统的性能,还使得系统动态部署变得更加灵活、便捷。

7.2.3 应用管理层

应用管理层是物联网医学云平台系统中最关键的一层。该层作为物联网医学云平台的后台管理层,动态管理资源和支持系统的相关业务,主要负责系统的容量规划,资源的动态部署、动态调度、监控、安全等。其中,容量规划就是系统总体上规划分布式的数据资源和计算资源,设计相应的分布式数据存储系统,定义资源的单元和生命周期;动态部署是系统提供标准化的资源模板,用户可以根据需求选择应用程序、计算资源、存储资源等模块进行快速部署;动态调度则是动态分配系统的虚拟化资源,保证各种资源都能得到有效利用;监控是实时监测各种资源的工作动态,非正常状态时能够报警并自动调整资源的分配;安全就是保证系统中数据信息的安全,从而保证云计算系统正常运行。

7.2.4 业务表现层

业务表现层是物联网医学云平台的功能体现层。在物联网医学领域中,云计算中不仅要使该层完成基本的数据检索、数据存储等业务,还要提供各项网络服务,包括网上软件服务和网上平台服务等。在平台系统建立之初主要有数据存储系统、数据分析系统、用户管理系统等功能,但随着不断成熟,逐渐朝着物联网医学康复、物联网医学服务、慢性病管理、居家看护、紧急救助、网络就诊、音视频会诊等多种媒介的特色医疗服务的方向发展。物联网医学云平台业务表现层的拓展,是物联网医学云平台服务功能不断提高优化的基础。

业务表现层还提供了访问物联网医学平台的几个途径,包括以下几种方式:

1. 公共服务网站

个人用户、社区医护人员、家庭医生可以通过公共服务网站获得各类信息。用户可通过电脑、手机、Pad登录公共服务网站进行信息浏览和交互。公共服务网站如图 7.2 所示。

2. 手机 App

个人用户可以通过智能手机端,查阅个人病历、上

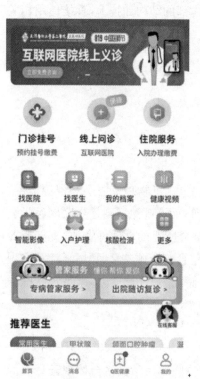

图 7.2　云平台公共服务网站

报自测数据、紧急报警等；社区医护人员、家庭医生可以通过智能手机端追踪个人用户康复情况，了解其健康信息，以及开展远程干预和进行医疗互动等。如图 7.3 所示，手机 App 可实现各种疾病问卷量表功能；同时，患者可通过物联网五步法分级诊疗 App 手机端上传自测数据，如图 7.4 所示。以往，这是一项艰难、繁复的工作，但是现在已经变得简单、容易，而且易被患者接受。由复旦大学中山医院、上海呼吸病研究所白春学教授团队开发的物联网医学五步法为改善这一工作效率建立了平台。该技术平台其中包括 5 个步骤：① 询问（1A：Ask）；② 评估（2A：Assessment）；③ 建议（3A：Advice）；④ 安排（4A：Arrangement）；⑤ 辅助（5A：Assistant）。旨在真正起到"顶层设计，学术引领，科技创新，智能惠众"的作用，如图 7.5 所示。

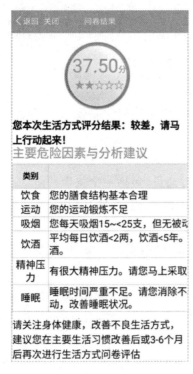

图 7.3　患者物联网五步法分级诊疗
App 手机端问卷量表

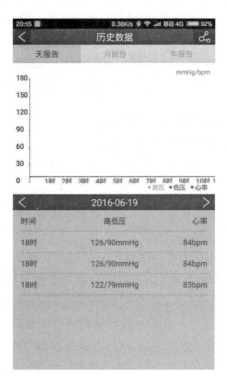

图 7.4　通过手机 App 患者
上传自测数据

（1）第一步询问（1A）：询问病史时，应注意疾病症状或体征的持续时间、诱发或加重的危险因素、体位影响等，其对诊断具有重要的价值。在询问时，应侧重引起疾病的常见原因。

（2）第二步评估（2A）：主要为体检、辅助检查与评估。查体需要包括检查鼻、咽、喉、气管和肺部等，如气管的位置、颈静脉充盈、咽喉鼻腔情况，双肺呼吸音及有无哮鸣音、湿啰音和爆裂音。检查应有针对性选择检查项目，如影像学检查、肺功能检查或纤支镜检查等。

（3）第三步建议（3A）：为达到精准诊疗目的，应结合上述信息和评估结果，提出诊

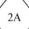 询问：询问病史时，应注意症状和体征的持续时间，以及诱发或加重的因素、体位影响，对诊断具有重要的价值

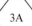 评估：包括查体和检查。查体：包括鼻、咽、喉、气管和肺部等，如气管的位置、颈静脉充盈、咽喉鼻腔情况，双肺呼吸音及有无哮鸣音、湿啰音和爆裂音
检查：如影像学检查、肺功能检查和纤支镜检查等

 建议：为达到精准诊断目的，应结合上述信息和评估结果，提出诊断、鉴别诊断和进一步评估意见，无条件明确诊断时，转上一级医院就诊，以便高效精准地解决诊断和治疗的问题

 安排：由专家提出治疗意见，同时根据就诊者信息、特征及风险等级，安排个体化教育、治疗、康复和二、三级预防建议，为患者提出治疗和管理方案。在云计算机智能处理后，针对不同患者信息特征及风险等级，给予个体化教育、诊治和次级预防建议

辅助：通过物联网平台开展医患互动，提问答疑、联系专家、明确诊断，提供治疗方案，协助转诊，对疑难病例协助双向转诊和管理。物联网技术的三大基本流程有利于完成这些工作，其中全面感知、可靠传送和智能处理三大基本特征有助于辅助诊疗，同时可协助全时空预防、保健、康复和控制医疗质量

图 7.5　物联网医学五步法分级诊疗技术

断、鉴别诊断和进一步评估意见。无条件明确诊断时，转上一级医院就诊，以便高效精准地解决诊断和治疗的问题。

（4）第四步安排（4A）：在分级诊疗中，安排为重要的一步，即为患者提出治疗和管理方案。在云计算智能处理后，即应该由专家提出治疗意见，包括根据就诊者信息、特征及风险等级，为患者提出治疗和管理方案，如安排个体化教育、治疗、康复和提出二三级预防建议。

（5）第五步辅助（5A）：通过物联网平台开展医患互动，提问答疑、联系专家、明确诊断，提供治疗方案，协助转诊，对疑难病例协助双向转诊和管理。

在分级诊疗中应用物联网辅助诊疗可以使很多患者得到及时精准的诊断和治疗，避免漏诊误诊。在这方面物联网医学的辅助功能主要为与患者互动，提问答疑、联系专家、明确诊断，提供治疗方案，协助转诊，对疑难病例协助双向转诊和管理。物联网技术的三大基本特征有利于完成这些工作，其中全面感知、可靠传送和智能处理三大基本特征，有助于分级诊疗，同时可协助全时空预防、保健、康复和控制医疗质量。

此外，物联网医学十大功能用于分级诊疗也有很大的开发潜力，用于在线监测、定位跟踪、警报联动、随访调度等，有利于全程在线监测病情变化和指导治疗；预案计划、远程管理、领导桌面和统计决策功能可拓展物联网管理疾病的海量信息深度挖掘功能；应用预先设定的执行指南的全程管理有利于及时诊疗急性加重；安全隐私和在线升级功能是物联网医学技术的保障，可保证物联网系统能够正常运行，圆满完成分级诊疗所需的工作。

与传统医学相比，应用物联网医学技术分级诊疗管理患者具有如下优点：

（1）模式转变：有利于干预疾病引起的潜在健康危机，将目前的被动治疗模式转变为主动健康管理。

（2）放大名医效应：有利于名医管理更多分级诊疗的患者，使远离名医的患者也能及时得到精准诊疗。

（3）缩小四大差别：应用物联网医学技术进行分级诊疗，可缩小三级医院医生医学知识的时间和空间差别，同时也缩小三个级别医院之间的资源及医师经验的差别，加快提高基层医师的水平，使患者可就近享受专业医疗健康服务。

（4）个体化诊疗：可针对不同人群提供个体化的诊断和治疗方案，全面满足大众对不同层次的医疗服务，接近精准医学的要求。

3. 智能终端

用于居民健康数据采集的智能终端包含智能监护终端、智能康复评估终端、人机交互终端设备。如图 7.3 及图 7.4 所示患者 App 智能终端，可采集患者数据，并上传给医生端，以便进行实时病情分析及监管。

（1）智能监护终端包括家用生理六参数监护仪、睡眠监护仪、扩展性通用采集终端等。

（2）多功能智能康复系统包括家用智能化康复设备、辅助运动器具、虚拟锻炼终端系列设备等。

（3）人机交互终端设备包括老人手机、电脑、智能手机、老人 Pad、家庭网关、机顶盒等。

此外，安全体系是物联网医学平台顺利建设的前提和基础。从物理安全、系统安全、运行安全和管理安全等方面全面构建安全防范体系，确保系统的可用性、机密性、完整性、可控性。医疗信息的可靠性可以通过工具进行加密，如安全、多用途因特网邮件扩展协议、信息权限管理解决方案等。

为了保证系统的有效运行，同时与区级医疗平台等外部平台无缝连接，同时考虑到与后续建设项目有效集成，物联网医学平台参考电子病历、健康档案国家标准，以及相关的国家医疗行业规范进行建设。

7.3　分级诊疗质量控制

为了高效精准地完成分级诊疗工作，同时保证安全，需要通过物联网医学平台精密地协调一级医院、二级医院、三级医院医师在分级诊疗中的分工。由于分级诊疗后大多数患者将首诊于一级医院，社区医师对分级诊断和治疗负有重要使命。三级医院则需要熟悉对疑难疾病诊断和鉴别诊断，有经验的呼吸科和相关科室专家，通过医院物联网会诊指导下级医院医师管理患者。二级医院在分级诊疗中的责任相对灵活，如果具备相应的专家和诊断技术，即可与一级医院医师一同管理患者。否则，二级医院医师的责任是与三级医院专家合作，对难以诊断的患者进行双向转诊，起到上传下达的作用。

分级诊疗中一项最重要的工作是质量控制。基于物联网的临床质控，在于可以应用物联网三大基础特征的内在优势，同时发挥其十大基本功能，实时、透明和高效地进行物联网医学分级诊疗质量控制。在五步法中患者端的原始数据和云计算机处理后的医学信息，将会以无缝链接、实时在线的形式存储于医学中心海量空间的云端服务器中。通过默认设定的计算机自动化分级诊疗模式，以及疾病风险分层诊断模型的智能管理，可以轻松地实现海量信息的处理及智能归类。同时通过高速信息质量监控及专业流行病学的数据统计模式，可以有效获得即时的质控结果，有效地监测并预警系统中可能存在的潜在风险，并及时反馈给社区医师和专科医师，形成三级联动的纠正方案，最终达到患者和社会的满意效果。物联网分级诊疗质量控制指标主要包括危险因素、必要的检查项目、自我评估测试问卷、评估并发病、评估急性加重、非急性加重分级治疗、急性加重分级治疗、诊断复核率、治疗方案复核率、疗效复核率、双向转诊率、住院平均费用等。

7.4　物联网医学在睡眠呼吸暂停综合征分级诊疗中的应用

物联网医学分级诊疗的策略可以应用到慢性阻塞性肺疾病、哮喘、咳嗽、高血压、急性呼吸窘迫症、肺结节等许多慢性多发性疾病治疗中，它们共同的特点是：治疗和随访需要长期进行。这里以睡眠呼吸暂停综合征的分级诊疗为例，介绍物联网医学平台的构建以及与五步诊疗法的配合应用。

7.4.1　睡眠呼吸暂停综合征介绍

1. 睡眠呼吸障碍与阻塞性睡眠呼吸暂停低通气综合征

睡眠呼吸障碍(sleep-disordered breathing, SDB)一词最早于 1936 年出现于医学文献中，但是早在公元前 4 世纪就有描述。通常认为，SDB 包括如下几种类型：阻塞性睡眠呼吸暂停低通气综合征(obstructive sleep apnea-hypopnea syndrome, OSAHS)；肥胖低通气综合征；中枢性睡眠呼吸暂停；上气道阻力综合征和潮式呼吸。

OSAHS 是 SDB 中最常见的类型。据国内外流行病学调查显示，西方国家中年男性患病率约为 9%，中年女性患病率约为 4%；我国的成人患病率为 3%～5%。OSAHS 是以睡眠期间因反复上气道完全或不完全阻塞而出现呼吸暂停或低通气，导致低氧血症、高碳酸血症和睡眠结构紊乱为特征的疾病，易引起白天嗜睡症状，并导致心脑血管并发症、代谢综合征甚至多器官损害，严重影响患者的生活质量和寿命；一项 Meta 分析显示，OSAHS 患者发生交通意外是正常者的 2.52 倍。2009 年美国睡眠医学会发表了《成人 OSAHS 的评估、管理和长期护理的临床指南》，中华医学会呼吸病学分会睡眠呼吸障碍学组制定了《阻塞性睡眠呼吸暂停低通气综合征诊治指南(2011 年修订版)》，均强调了 OSAHS 患者早期诊断、长期规范治疗与管理的重要性。

2. 我国 OSAHS 的诊治现状

我国自 20 世纪 80 年代开始 OSAHS 的临床工作，逐步建立睡眠呼吸实验室并开展多个省市的流行病学调查，目前具有诊治条件的医疗机构已有 1 000 余家，但 OSAHS 的诊治现状并不尽如人意。与西方国家相比，公众对该疾病的认知度较低；医疗资源的分布不均使部分地区的医疗从业人员对 OSAHS 的诊治与管理缺乏经验,大部分初级卫生保健机构与欠发达地区尚不具备相关诊疗设备;具有诊治能力的医疗机构亦面临患者预约检查和门诊随访的大需求、长周期等难题;另外,对于病情严重者难以及时发现或提前预警,如恶性心律失常甚至猝死等意外的发生。可见,现有的传统医疗模式难以满足 OSAHS 巨大的诊疗与管理需求。

3. 物联网医学带来发展新动向

物联网借助射频识别技术、传感器网络技术、无线数据通信等智能技术,实现对物体进行实时、智能化的识别、定位、追踪、监控与管理,打破了虚拟网络和实际物理设施之间的隔阂,并可触发相应事件。2010 年我国《政府工作报告》明确提出了"加快物联网的研发应用",使得物联网成为信息产业的新浪潮,而物联网医学也成为医疗领域发展的新动向。

物联网医学立足于信息技术和电子医学基础之上,曾先后被用于胎心监护、生命体征监测、食管 pH 监测,以及医院病房、药房及医疗废品的管理中。它通过感知层实时采集信息,融合网络传递、汇集并处理信息,最后与医疗行业专业应用技术结合,可实现健康诊断、评估、干预、预警及紧急救治等。与传统医学相比,物联网医学具有如下优点:① 模式转变:使专业医疗走进家庭,干预潜在的健康危机,由被动治疗转变为主动健康管理。② 个体化:针对不同人群提供个性化的诊断和治疗方案。③ 全方位:通过筛查、评估、预防、干预、随访和教育等多种方式对民众的健康进行全面管理。④ 多渠道:通过网站、电话、短信、邮件、微博、微信、语音、视频和现场等多种形式实现与医疗专家的实时高效沟通。⑤ 全周期:即贯穿预防、诊断和治疗全程或终身的健康档案及各项健康管理服务。⑥ 高科技:利用无线传感设备和现代因特网技术,使患者足不出户即可享受专业医疗健康服务。另外,"云计算"这一具有超大规模、虚拟化、多用户的运算模式与物联网医学的融合更是为物联网的规模化带来契机。在此基础之上,上海市呼吸病研究所和复旦大学附属中山医院曾共同建立首个"云加端物联网医学睡眠实验室",同时于 2013 年发布《物联网在睡眠呼吸疾病诊治中的应用专家共识》,对物联网医学在 OSAHS 的早期发现、早期干预、主动管理等方面的应用进行了有效的实践与探索。

7.4.2　睡眠物联网医学平台的建设与要求

睡眠物联网医学平台的基本构架如图 7.6 所示。这一平台的建立,需要完善的用户端医学设备、云计算设备及软件支持。平台将患者、医生、医学专家、社区医疗机构、医学中心之间紧密联系起来,实现一种实时互动交流模式。患者或社区医疗机构用户端的监测数据经传感器和网络实时上传至医学中心,形成报告并反馈诊疗意见,同时借助物联网医学平台的大规模数据存储功能,进行海量信息深度加工和挖掘,为 OSAHS 患者提供精细、动态、智能的疾病全程管理。

1. 云平台

"云"是可以自我维护和管理的虚拟计算资源,通常为一些大型服务器集群,包括计算

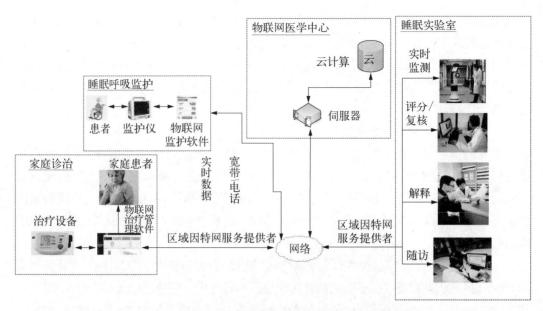

图 7.6　睡眠物联网医学平台的基本构架

服务器、存储服务器、宽带资源等。这里的云端是相对于客户端而言的一个相对概念,指参与云计算的计算机集合。云端是软件和操作系统的中间载体,能解决以往使用软件时,软件安装烦琐、维护难、对硬件资源要求高等影响使用效率的问题,实现真正的、完全的软件绿色化。

通过"云"可以进行云计算框架下的海量信息智能分析,提取人体相关(如睡眠呼吸相关)参数特征、构建受检者数据模型,以及基于物联网的睡眠监测信息进行在线医疗服务等。将具有移动功能的"云"+"端"技术应用于睡眠呼吸疾病实验室,不但可以保留以往的云计算框架的"云"+"端"体系,对海量检测数据进行深度加工和挖掘的优点,而且加上移动功能后可使睡眠中心的医师更加精细、动态和智慧地早期诊断和管理睡眠呼吸疾病,提高医疗资源利用率。

2. 端设备

根据 OSAHS 临床诊治指南,患者需进行多导睡眠图监测(Polysomnography,PSG)协助疾病诊断,PSG 监测是诊断 OSAHS 的标准手段,包括脑电图(多采用 C4A1、C3A2、O1A2 和 O2A1 导联)、二导眼电图(EOG)、下颌颏肌电图(EMG)、心电图、口鼻呼吸气流、胸腹呼吸运动、血氧饱和度、体位、鼾声、胫前肌肌电图等。针对不同的诊断需求可进行整夜、夜间分段或午间小睡 PSG 监测。另外,对于基层医疗机构或由于睡眠环境改变、导联过多等不能适应睡眠实验室内 PSG 监测的部分轻症患者,可使用便携式的初筛设备进行筛查及后续治疗的疗效评估和随访,初筛设备通常包括血氧饱和度监测、口鼻气流、鼾声、胸腹运动等。

在明确 OSAHS 的诊断后,根据患者的病情特点与严重程度选择不同治疗方式。目前,无创气道正压通气治疗被认为是成人 OSAHS 的首选治疗方式。

基于此,睡眠物联网医学平台设计了用于 OSAHS 诊断和治疗的端设备,如图 7.7 所示,包括以下几点:

(1) 无线和有线传输的传感器,监测内容包括口鼻呼吸气流、心电图、脑电图、血氧饱和度、胸腹呼吸运动和其他检测信号。

(2) 无线和有线传输监测及治疗信号的便携式睡眠呼吸诊断或初筛设备,以及治疗设备包括口腔矫治器和具有信号输入、输出的不同类型的家用无创呼吸机,如固定压力型 CPAP,双水平气道内正压通气(Bi-level positive airway pressure,BiPAP),自动型 CPAP、BiPAP,伺服呼吸机等。

(3) 可移动 IT 设备:具有可下载使用客户端软件的智能手机、平板电脑、笔记本电脑或电视机顶盒等可移动设备之一即可。针对基层医院的配置条件及服务对象的不同,监测设备配置可有低端和高端两套系统,低端设备可供进行初筛,只需配置诸如口鼻呼吸气流、胸腹呼吸运动和血氧饱和度的传感器设备;而高端设备则还需增加完整的 PSG 配置诸如眼动、脑电图、肌电图、体位等信息的设备。

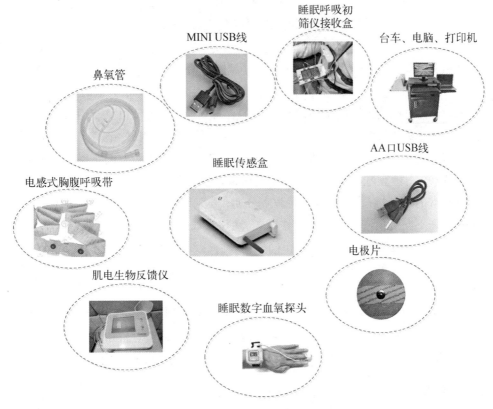

图 7.7　OSAHS 诊疗端设备

3. 软件支持

软件支持包括睡眠物联网医学平台管理软件、医务人员用软件及患者用软件。在软件的设计上需要兼顾筛查、诊断、治疗与随访管理多种要求,同时兼顾易操作性、数据安全及隐私保护。

（1）管理软件用于医学中心、平台技术支持方。可对传感器、用户端进行实时管理、授权准入，数据提取、分析、挖掘，用户培训，故障排查等。

（2）医护人员软件通过建立个人账户，可实时查看就诊患者信息，进行诊疗反馈与随访；根据临床需要设定患者用传感器；接受患者传感器的危急预警；分析患者数据，协助临床或流行病学研究。

（3）患者软件建立个人账户，输入疾病基本信息，可实时接受传感器采集的信息，并上传至云平台；可与社区医师、医学中心进行互动，反馈病情变化、治疗效果，接受健康宣教等。

4. 人员培训

参与睡眠物联网医学平台的人员主要包括医务人员、患者（包括接受疾病筛查的普通及疾病高危人群等）、管理人员等。结合睡眠实验室建立的基本要求，同时考虑物联网医学作为不同于传统医疗模式的新兴疾病诊疗管理模式等特点，相关人员需进行必要的培训，使医务人员、管理人员掌握相关技术应用和规则、临床价值与意义，获得准入资格；使患者了解该平台能够解决哪些问题及用户端传感器的使用方法等，以达到最佳诊治效果。

（1）医务人员培训在理论知识上，需完善：① 睡眠医学基础知识的培训；② 睡眠呼吸疾病及其相关疾病知识的诊治技术的培训；③ 睡眠呼吸物联网平台的建设和运转的基本知识；④ 物联网技术基本知识的培训；⑤ 针对病情采用的各种治疗方法的治疗机制、优缺点等知识；⑥ 针对病情采用的各种治疗方法的合理选择、正确应用及使用过程中并发症的防治；⑦ 在患者的长期管理中，医疗知识及物联网技术的应用；⑧ 医患互动及沟通技巧能力的培养。同时，在设备操作上需要培训：① 睡眠呼吸监测设备的正确操作和传感器的正确放置；② 对睡眠呼吸监测结果的正确认识，包括判断脑电图、眼动及肌电图等信号的正常及异常的信号特征，能正确进行睡眠分期；③ 判别不同呼吸事件；④ 无创呼吸机正确操作并依据不同病情进行呼吸机工作模式、治疗参数的选择和调整。

（2）患者培训包括：① 用户端的正确操作，硬件或软件故障的解决途径；② 部分可进行睡眠呼吸监测设备和传感器的正确操作和佩戴；③ 治疗方式如口腔矫治器、家庭用无创呼吸机的正确佩戴等。

（3）管理人员培训。除疾病诊治与管理外，对平台管理人员需进行培训：① 物联网医学的理论与技术；② 睡眠物联网医学平台的建设和运转流程；③ 相关从业人员的准入认证，平台质量控制与标准化；④ 信息的安全与管理；⑤ 场地管理和应急事件处理等。

7.4.3　睡眠物联网医学平台在 OSAHS 中的应用

物联网医学通过传感器、云计算、用户端（如智能手机、平板电脑、电视机顶盒等）实现了移动全时空和海量信息存储挖掘功能，以公众与患者、社区医师、专科医师为服务对象，革新现代医疗模式，可充分提高疾病的预防、早期诊断、治疗、长期管理的能力与效率，同时有助于改善疾病预后、提高生活质量、减少医疗费用、优化医疗资源，创造个人与社会的双重效益。物联网医学应用于睡眠呼吸相关疾病包括 OSAHS,可贯穿疾病的筛查、诊断、管理等多个维度。借助"云"+"端"的物联网医学技术,实现医学中心、社区医院和患者之间三级联动的医疗模式,可进行实时诊治、随访和长期管理。

1. OSAHS 筛查

将物联网医学应用于 OSAHS,极大地拓展了疾病筛查可覆盖的范围,使得筛查工作更为准确、直接、便利并及时反馈。可广泛适用于能够配合和掌握物联网睡眠医学平台、用户端使用和操作的所有成年人群,尽早发现 OSAHS 相关危险因素,必要时利用建立于物联网医学基础上的检测系统进行初筛或诊断性检测,达到"治未病"的目的。

研究已证实,肥胖、年龄、性别、上气道解剖结构异常、家族史、饮酒或特殊药物长期应用史、吸烟等均是 OSAHS 的主要危险因素;同时,OSAHS 还可继发于甲状腺功能低下、肢端肥大症、心功能不全等疾病。参照国内外睡眠呼吸疾病相关指南,可从以上角度和问题出发,在用户端以问卷形式,收集疾病筛查所需相关信息;或利用目前已被公认的睡眠相关量表进行信息收集与筛查。结合物联网睡眠医学的特点,参与筛查者可随时随地通过回答问题、必要时社区医师进行初步体检即可参与完成筛查,利用网络实时上传数据至云服务器,及时获得下一步专业医学指导与反馈。

2. OSAHS 早期诊断

通过基于物联网医学的疾病筛查,可初步获得具有高危因素或已有 OSAHS 相关临床症状的易感人群,利用物联网医学平台上的指尖氧饱和度监测或 PSG,进行片段或彻夜的诊断测试,并根据我国 2011 年发布的 OSAHS 诊治指南,明确疾病诊断及评估病情严重程度,同时进行合并症及并发症检查,将个体化数据上传至云服务器,医学中心或专家可即刻对患者的疾病做出完整的评估,有助于疾病的早期诊断和及时干预。

3. OSAHS 管理

对已确诊 OSAHS 的患者,物联网医学可打破时空限制,对疾病的诊治和随访进行长期、有效的个体化管理。可用于指导社区医师为患者制订规范化、个体化治疗方案与随访计划,包括疾病健康宣教、日常行为治疗、口腔矫治器、外科手术或家庭呼吸机治疗,以及并发症和合并症的防治等。长期规律随访,定期评估疗效,患者可随时随地进行症状评估、动态监测夜间血氧饱和度变化、呼吸机参数等,可实时反馈治疗效果、调整治疗方案。危急情况预警,通过设定传感器的报警范围,患者、社区和医学中心可同步发现危急事件,如心律失常等,并及时启动干预措施。故障排查,用户端或社区可直接与中心进行联系,及时发现、排查并解决传感器、诊疗设备或仪器的软件或硬件问题。另外,借助物联网的海量信息存储挖掘功能,对 OSAHS 患者的群体信息进行数据挖掘分析,可用于流行病学调查和相关临床研究。

4. 会诊

由于地区之间医疗水平和硬件设施的差异或受于交通限制,使得相当一部分 OSAHS 患者不能得到规范的诊疗。通过睡眠物联网医学平台,实时动态地进行患者疾病信息交互,可及时进行医学中心专家的远程会诊,分析后形成诊疗方案并反馈给社区医师或患者,有助于医疗资源的充分平衡利用。

5. 分级诊疗

自 20 世纪 90 年代我国实行医保报销制度体系以来,患者就医多首选大型三级医院,造成"大医院人满为患,基层医院门可罗雀"的现象,形成医疗资源配置的不合理和浪费,导致看病难这一问题日益凸显。为了解决这一问题,2015 年 9 月 11 日国务院办公厅发布了《关于推进分级诊疗制度建设的指导意见》,提出将以提高基层医疗服务能力为重点,以常见病、多发病、慢性病分级诊疗为突破,引导优质医疗资源下沉,逐步形成基层首诊、双向转诊、急慢分治、上下联动的分级诊疗模式,促进基本医疗卫生服务的公平可及。

分级诊疗具体如何落地尚在不断的实践与探索中,而物联网医学的出现为解决这一问题提供了有效的技术平台,协调基层医疗机构、二级医院与医学中心之间的协作与分工,实现三级联动,将更为有效地促进该制度的实施。

不同级别的医疗机构在 OSAHS 这一疾病领域的主要分工如下:

(1) 一级医院:主要为宣传疾病知识、预防及早期发现疾病、应用物联网医学技术进行家庭筛查、无创正压通气呼吸机滴定和康复治疗。为保证医疗质量,与二级医院和三级医院进行三级联动物联网医学管理和双向转诊治疗。

(2) 二级医院:主要为协助一级医院确诊和管理 OSAHS 患者,与一级医院进行双向转诊,对于疑难病例与三级医院研究诊治方案。指导睡眠呼吸监护、上气道三维重建、评估并发病、指导如高血压和糖尿病等治疗。

(3) 三级医院:主要为指导二级医院和一级医院管理 OSAHS 患者及联网会诊。对于疑难病例,协助区中心医院专家研究诊治方案,治疗呼吸衰竭、高血压和糖尿病等并发症,负责质量控制,复核诊断率、治疗方案及双向转诊率。

7.4.4　睡眠物联网医学五步法的实际应用

对于目前已开发的具备云平台及端设备、软件知识的睡眠物联网医学平台,可设计"五步法"帮助其具体实施与应用,即询问、评估、建议、安排和辅助,期待这一新的诊疗模式能够更好地为 OSAHS 的早期诊断、全面管理、分级诊疗等提供系统帮助,如图 7.8 所示。

1. 第一步:询问

患者或社区医师可通过扫描二维码或登录网页下载用户端 App,通过 App 可进行疾病相关信息收集,采用填表或勾选的方式,主要信息包括以下方面:

(1) 个人信息包括病历编号、年龄、性别、身高、体重、工作性质、婚姻状态,饮食习惯、运动习惯、吸烟量、饮酒量等。

(2) 危险因素包括目前临床已证实的 OSAHS 危险因素,包括以下几点。

① 肥胖:BMI$\geqslant$5 kg/m^2,或体重超过标准体重的 20% 或以上。

② 年龄:成年后患病率随年龄增加,女性绝经后患病率增加,大于 70 岁后患病率趋于稳定。

③ 性别:生育期男性患病率高于女性。

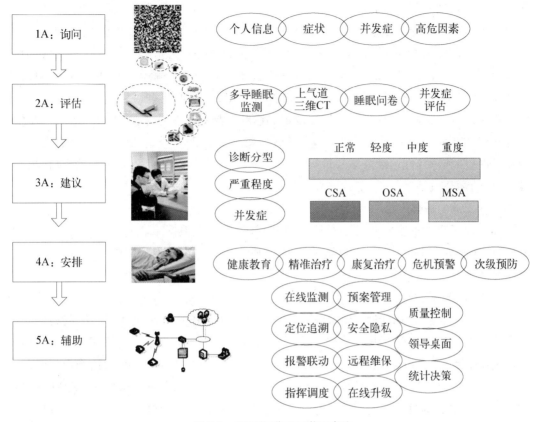

图 7.8　睡眠物联网医学五步法

④ OSAHS 家族史。

⑤ 长期吸烟。

⑥ 长期大量饮酒。

⑦ 长期服用镇静催眠类药物或肌肉松弛类药物。

⑧ 上气道解剖结构异常：如鼻腔、扁桃体、软腭、悬雍垂、舌、下颌部等部位体检可及的异常，需要社区医师协助体检完成。

⑨ 合并症：如心力衰竭、心房颤动、难治性高血压、2 型糖尿病、夜间心律失常、脑卒中、肺动脉高压、甲状腺功能低下、肢端肥大症、心功能不全、胃食管反流和神经肌肉等疾病。

（3）家族史包括睡眠相关疾病、OSAHS 相关并发症如心脑血管病变、代谢性疾病或综合征、神经肌肉病变等家族史；以及家族性传染病、肿瘤及其他相关疾病史等。

（4）目前用于筛查 OSAHS 高危人群的问卷，也可应用于对患者的信息进行初步采集，为后续评估提供一定依据。问卷主要包括艾普沃斯嗜睡量表（Epworth sleepiness scale，ESS）、柏林问卷（Berlin questionnaire，BQ）、匹兹堡睡眠质量指数（Pittsburgh sleep quality index，PSQI）等。ESS 嗜睡量表主要对白天嗜睡症状进行评价；BQ 则涵盖了打鼾、夜间觉醒、白天嗜睡，以及高血压、体质指数等特征；PSQI 是对近一个月睡眠总体情况的评估，从睡眠质量、入睡时间、睡眠时间、睡眠效率、睡眠障碍、催眠药物和日间功能情况等进行总体评估。既往研究已对这些问卷筛查 OSAHS 的效果进行了探索,结果显示各问卷对 OSAHS 筛查的敏感性、特异性不一,同时由于地区和人群的差异,同一问卷也可能具有不同的应用效果。国内研究表明,以 ESS≥9 分为白天嗜睡的标准具有高度的可靠性,但与 PSG 作为诊断的金标准相比,一致性不一;BQ 用于筛查 OSAHS 的敏感性约为 71%,特异性约为 72%,与病情严重程度具有正相关,重度患者敏感性较高。

由于既往研究所选取的研究对象、设定的诊断标准存在差异,因此目前还需进一步实践探索应用于睡眠物联网医学平台进行 OSAHS 筛查的问卷设定的评价,包括患者的完成度、敏感性和特异性及经济学效价等指标,以期在现有问卷基础之上建立更为科学、合理、简便的筛查模型。

2. 第二步:评估

在获取了患者的疾病相关信息后,物联网医学平台会根据患者的情况提出建议检查的项目,如诊断相关的 PSG、上气道三维 CT、肺功能等,为诊断、鉴别诊断、评估、治疗提供参考意见。

1) 睡眠呼吸监测

2014 年发表的 OSAHS 临床诊断指南建议,对不能解释的白天嗜睡患者进行睡眠相关检查:对可疑患有 OSAHS 的患者进行诊断性 PSG;对不伴有严重合并症的可疑患者来说,亦可选择便携式 PSG 作为诊断手段。根据我国 2011 年制定的 OSAHS 诊治指南,睡眠物联网医学平台建议具有以下情形者进行标准的整夜 PSG:① 临床上怀疑为 OSAHS 者;② 临床上其他症状体征支持患有 OSAHS,如难以解释的白天嗜睡或疲劳;③ 难以解释的白天低氧血症或红细胞增多症;④ 疑有肥胖低通气综合征;⑤ 高血压尤其是难治性高血压;⑥ 原因不明的心律失常、夜间心绞痛;⑦ 慢性心功能不全;⑧ 顽固性难治性糖尿病及胰岛素抵抗;⑨ 脑卒中、癫痫、老年痴呆及认知功能障碍;⑩ 性功能障碍;⑪ 晨起口干或顽固性慢性干咳等。对于轻症患者可选用便携式设备进行初步筛查,以助早期诊断。

标准的 PSG 至少包括 7 个参数,即脑电图、眼电图、颏肌电图、心电图、口鼻呼吸气流、胸腹呼吸运动、血氧饱和度等,同时还应监测患者体位、腿动(胫前肌肌电图或动作传感器)等。为了临床实际的可操作性,选取其中的重点监测参数,完全便携式和改良便携式监测设备,使得 PSG 在基层医疗机构中的应用更为便捷。

(1) 多导睡眠图检查。根据我国 2011 年修订版指南,利用标准 PSG 监测进行诊断,可根据患者的实际情况进行以下监测。

① 整夜 PSG:是诊断 OSAHS 的标准手段,需要整夜不少于 7 h 的睡眠,用于临床怀疑 OSAHS 者,客观评估患者夜间不良事件,评估治疗效果,或鉴别诊断其他睡眠障碍性疾患等。

② 夜间分段 PSG:前 2~4 h 进行 PSG,之后进行 2~4 h 的 CPAP 压力调定。

③ 午后小睡的 PSG:可用于白天嗜睡明显者。

(2) 便携初筛监测。便携初筛监测包括单纯血氧饱和度监测、口鼻气流+血氧饱和度、口鼻气流+鼾声+血氧饱和度+胸腹运动等。可用于基层医疗机构或由于睡眠环境改变或导联过多而不能配合睡眠实验室检查的轻症患者,亦可用于患者治疗效果随访。

(3) 基于物联网的睡眠呼吸监测。目前,上海市呼吸病研究所已研发完成基于物联网医学平台的便携初筛设备,可进行口鼻气流、血氧饱和度、胸腹运动、心电图等监测。患者在家中或社区医疗机构进行监测,借助平台通过对三级医院开放端口,将信息传到云计算进行自动分析和质控,由专家核对报告。在自我报告的睡眠监测方面,便携式监测仪可测量心率、脉氧饱和度、体位和鼻部气流,评价呼吸干扰情况,以此提供呼吸暂停——低通气指数/呼吸紊乱指数比值。临床上常将这些便携式监测仪器和计算患者危险度(检测的敏感性和特异性取决于验前概率)的工具联合使用。便携式监测仪无法排除其他的睡眠障碍(如不宁腿综合征),故后续将根据临床情况决定是否继续使用多导睡眠图协助疾病诊断评估。

2) 影像学与肺功能检查端口

影像学与肺功能检查上气道影像学、肺功能等检查端口对三级医院开放,将关键测定指标数据传到云计算器进行自动分析,同时智能处理协助鉴别诊断,并经专家核对报告,以提出其他用以早期诊断或鉴别、评估 OSAHS 病情相关的检查,最终完整地评估患者的疾病情况。

3. 第三步:建议

综合上述信息和评估结果,提出诊断、鉴别诊断和进一步评估意见,并评估病情和并发症。在端设备给出诊断和治疗、随访管理初步意见后,三级医院专家需根据专业知识对患者疾病信息核对诊断和治疗意见,并最终提出个体化或综合治疗意见。

(1) 常用术语与标准:睡眠呼吸暂停是指睡眠过程中口鼻呼吸气流消失或明显减弱(较基线幅度下降$\geqslant 90\%$)持续时间$\geqslant 10$ s。低通气的定义是睡眠过程中口鼻气流较基线水平降低$\geqslant 30\%$并伴 SaO_2 下降$\geqslant 4\%$,持续时间$\geqslant 10$ s,或口鼻气流较基线水平降低$\geqslant 50\%$并伴 SaO_2 下降$\geqslant 3\%$,持续时间$\geqslant 10$ s。常用来描述睡眠呼吸异常的简明指标是睡眠呼吸暂停——低通气指数(apnea hypopnea index,AHI),即平均每小时睡眠呼吸暂停和低通气的次数。AHI 值可按不同的睡眠期计算。呼吸紊乱指数(respiratory disturbance index,RDI)是与 AHI 相似的一项指标,是指平均每 1 小时的呼吸暂停、低通气和呼吸努力相关微觉醒(respiratory effort-related arousal,RERA)事件次数之和,其与 SA 和 AHI 不同,可更全面地反映患者夜间睡眠过程中发生的呼吸事件。RERA 时值虽未达到呼吸暂停或低通气标准,但出现时间$\geqslant 10$ s 的异常呼吸努力并伴有相应 RERA,当出现睡眠片段时 RERA 仍具有临床意义。应用脑电图可以计算觉醒指数(arousal index,AD),即每小时觉醒的次数。AI 可与 AHI 或 RDI 相关,但大约 20% 的呼吸暂停和低 SaO_2 发作不伴有觉醒,或存在其他原因的觉醒。

(2) 诊断标准:在质量控制的基础上,睡眠物联网医学平台通过评估患者基本信息、症状、体征、病史,结合疾病危险因素,可尽早指导患者进行 PSG,并根据诊治指南的诊断标准,经由三级医院(专家)确立诊断及评估病情严重程度。

诊断标准包括:① 临床有典型的夜间睡眠时打鼾伴呼吸暂停、日间嗜睡(ESS 评分$\geqslant$

9分)等症状,查体可见上气道任何部位的狭窄及阻塞,AHI≥5 次/时者可诊断 OSAHS;
② 对于日间嗜睡不明显(ESS 评<9 分)者,AHI≥10 次/时或 AHI≥5 次/时,存在认知
功能障碍、高血压、冠心病、脑血管疾病、糖尿病和失眠等 1 项或 1 项以上 OSAHS 合并症
也可确立诊断。病情严重程度分级如表 7.1 所示,由于临床上存在 AHI 与 SaO_2 不平行等
差异问题,推荐以 AHI 为标准对 OSAHS 病情程度评判,注明低氧血症情况。

表 7.1　成人 OSAHS 病情程度与 AHI 和/或低氧血症程度判断依据

程　度	AHI(次/时)	最低 SaO_2/%
轻度	5~15	85~90
中度	>15~30	80~<85
重度	>30	<80

对于只具备初筛设备的社区或患者,诊断标准如下:① 至少具有 2 项主要危险因素;
尤其是表现为肥胖、颈粗短或有小颌或下颌后缩,咽腔狭窄或有扁桃体Ⅱ°肥大,悬雍垂肥
大,或甲状腺功能低下、肢端肥大症或神经系统明显异常;② 中重度打鼾、夜间呼吸不规
律,或有屏气和憋醒(观察时间应不少于 15 min);③ 夜间睡眠节律紊乱,特别是频繁觉
醒;④ 白天嗜睡(ESS 评分>9 分);⑤ SaO_2 监测趋势图可见典型变化、氧减指数(oxygen
desaturation index, ODI)>10 次/时;⑥ 引发 1 个或 1 个以上重要器官损害。符合以上 6
条者即可做出初步诊断,有条件的单位可进一步进行 PSG。

同时,诊断时还需注重患者合并症、并发症等情况。包括心脑血管疾病、糖尿病、癫痫、
精神异常、肺动脉高压及肺源性心脏病、呼吸衰竭、支气管哮喘、遗尿、性功能障碍、肝肾功
能异常、继发红细胞增多、肥胖加重、妊娠相关性高血压、重大交通事故等,如表 7.2 所示。

表 7.2　OSAHS 的诊断

明 确 诊 断	是否为 OSAHS
严重程度分级	根据 PSG 中的 AHI 和 SaO_2 结果判断病情程度
危险因素	根据个人信息、病史采集、体检等明确的危险因素
合并症	经临床病史、辅助检查等明确的合并症,如高血压、冠心病、糖尿病、肺动脉高压、脑卒中、心律失常等

4. 第四步:安排

根据患者不同信息特征及风险等级,以指南及最新的循证医学证据为基础,给予个体
化安排教育、治疗、康复和二、三级预防建议,并通过物联网云平台进行存储和反馈,供医
学中心专家进行核对确认,并便于社区医师和患者及时查看、指导治疗与管理。

（1）治疗选择确诊。OSAHS 的患者治疗方式与内容如表 7.3 所示。其中，对于部分 PSG 指标判断病情程度较轻，但合并高血压、缺血性心脏病、脑卒中及 2 型糖尿病等相关疾病患者，应积极治疗。

表 7.3 OSAHS 的治疗建议

治 疗 方 案	详 细 建 议
疾病宣教	患者健康教育
病因治疗	纠正引起 OSAHS 或使之加重的基础疾病
一般治疗(生活行为干预)	减重、运动、控制饮食；戒烟、戒酒、慎用药物；调整睡眠姿势，睡眠习惯
无创气道正压通气治疗	成人 OSAHS 的首选治疗方法，包括 CPAP、BiPAP 两种模式，根据患者实际情况进行建议和选择
口腔矫治器	适用于单纯鼾症和轻中度 OSAHS 患者，尤其是有下颌后缩者；不能耐受无创呼吸机治疗者
外科治疗	具有通过手术可解除的上气道阻塞症状
药物辅助治疗	尚无疗效确切的治疗药物
合并症治疗	针对心脑血管疾病、代谢性疾病等的药物与生活、行为治疗
随访管理	建立随访计划与个体化档案；定期依从性评估；病情及疗效评估；治疗相关不良反应

无创呼吸机、口腔矫治器、外科手术是除病因、生活行为治疗外的主要治疗措施。各种治疗方式的适应证和禁忌证如表 7.4 所示。疗效体现于以下几点：

① 睡眠期鼾声、憋气消退，无间歇性缺氧，SaO_2 正常。

② 白天嗜睡明显改善或消失，其他伴随症状如忧郁症显著好转或消失。

表 7.4 OSAHS 主要治疗方式

治疗方式	适 应 证	禁忌/慎用
无创呼吸机	① 中、重度 OSAHS(AHI>15 次/时) ② 轻度 OSAHS(AHI 5～15 次/时)，但伴有明显白天嗜睡、认知障碍、抑郁等，合并或并发心脑血管疾病和糖尿病等 ③ 经过其他治疗(如外科手术、口腔矫正器等)后仍存在的 OSAHS ④ OSAHS 合并慢性阻塞性肺疾病者，即"重叠综合征" ⑤ OSAHS 患者的围手术期治疗	① 胸部 X 线或 CT 检查发现肺大疱 ② 气胸或纵隔气肿 ③ 血压明显降低(血压低于 90/60 mmHg)，或休克时 ④ 急性心肌梗死患者血流动力学指标不稳定者 ⑤ 脑脊液漏、颅脑外伤或颅内积气 ⑥ 急性中耳炎、鼻炎、鼻窦炎感染未控制时 ⑦ 青光眼

治疗方式	适　应　证	禁忌/慎用
口腔矫治器	① 单纯鼾症及轻中度的 OSAHS 患者，特别是有下颌后缩者 ② 对于不能耐受 CPAP、不能手术或手术效果不佳者可以试用 ③ 作为 CPAP 治疗的补充治疗	重度颞下颌关节炎或功能障碍，严重牙周病，严重牙列缺失者不宜使用
外科手术	① 上气道口咽部阻塞(包括咽部黏膜组织肥厚、咽腔狭小、腭垂肥大、软腭过低、扁桃体肥大)并且 AHI<20 次/时者 ② 某些非肥胖而口咽部阻塞明显的重度 OSAHS 患者，可以考虑在应用 CPAP 治疗 1～2 个月，其夜间呼吸暂停及低氧已基本纠正情况下试行手术治疗	肥胖者及 AHI>20 次/时者均不适用

③ 相关并发症，如高血压、冠心病、心律失常、糖尿病和脑卒中等得到改善。

确诊为 OSAHS 的患者如未接受积极的治疗(如 CPAP、口腔矫治器、外科手术等)，应注意病情变化，特别是其家属应注意患者夜间鼾声的变化及患者白天嗜睡的情况；鼾声时断时续或白天嗜睡加重均提示患者病情可能恶化或进展，应及时就诊复查多导睡眠图，必要时采取积极的干预治疗措施。

(2) 疗效评估对接受治疗的患者需进行定期疗效评估与随访。口腔矫治器及外科手术治疗者在治疗后 3 个月、6 个月后应进行多导睡眠图复查，以了解其疗效；对于不能耐受或效果不佳的患者应尽快改用疗效更肯定的治疗方法，如 CPAP 等；应用家用无创正压呼吸机治疗者，经睡眠呼吸三级医院压力调定达到理想压力水平。理想的压力水平是指能够消除在各睡眠期及各种体位睡眠时出现的呼吸暂停及打鼾所需的最低压力水平，并保持整夜睡眠 SaO_2>90%，并能为患者所接受。对家庭治疗的早期应实时密切随访，了解患者应用的依从性及不良反应，协助其解决使用中出现的各种问题，必要时应进行无创正压呼吸机压力的再次调定，以保证患者长期治疗的有效性和依从性。其后应坚持定期的长期随访。

(3) OSAHS 管理。

① 健康宣教：可以采取多种生动活泼、易被患者理解和接受的形式，对 OSAHS 患者进行即时、远程的疾病相关知识的教育，特别是如何识别疾病，了解 OSAHS 的主要表现及其对全身各个脏器的影响，各种治疗方法及最佳治疗方法的选择，增加患者治疗随访的依从性。

② 治疗随访：通过物联网医学平台，建立每个患者个体化的治疗随访方案。选择长期治疗(无创呼吸机、口腔矫治器、体位治疗等)需进行长期、持续、规律的随访，评价患者依从性、治疗不良反应、药物不良反应及症状变化。对手术患者需定期调查危险因素及评估临床症状。

③ 危急预警：通过设定用户端传感器报警范围，可进行心律失常（如心脏骤停、室性期前收缩、心动过速、传导阻滞等），心绞痛或心肌梗死（心电图典型表现、就近社区检测出心肌酶谱异常），持续严重低氧，异常脑电图（如癫痫发作）等预警，进行实时干预和急救。

④ 临床研究：OSAHS 作为一种相对年轻的疾病，目前对与疾病的认知还存在较多空白。通过物联网云平台的大规模数据存储和调用，经授权和知情同意，可对参与平台适用的人群进行临床分析与研究，可用于流行病学调研、诊治方式与发病机制探索等，有助于深入疾病本质、建立循证医学新证据。

⑤ 故障排查：设定故障报告功能，及时发现各用户端、网络及计算中心的软件、硬件故障，收到故障报告后由专门技术人员进行排查和解决。

5. 第五步：辅助

通过发挥物联网医学技术的基本功能，可以及时交流分级诊疗意见，协助分级诊疗流程和质控，确保安全和疗效，进行全时空预防、保健、诊疗和康复，以及质量控制，起到"云联知名专家，端享现代医疗"的三级联动作用如表 7.5 所示。

表 7.5　基于物联网的物联网医学十大功能

功　能	在分级诊疗上的应用
在线监测	最适合在线监测睡眠呼吸异常病情变化和指导分级诊疗
定位追溯	可用于定位睡眠呼吸异常患者，发现问题和指导急救
报警联动	可提供监测睡眠呼吸异常患者生命体征的报警，以及提供三级联动的反应功能，指导分级诊疗
指挥调度	利于指导睡眠呼吸异常患者分级诊疗和会诊
预案管理	可预先设定睡眠呼吸异常患者分级诊疗管理规范，进行全天候分级管理和及时处置重度急性发作
安全隐私	利于为睡眠呼吸异常患者分级诊疗提供相应的安全保障机制
远程维保	适用于睡眠呼吸异常患者分级诊疗的联网服务
在线升级	能保证睡眠呼吸异常患者分级诊疗系统的正常运行，也是物联网医学自动服务的手段之一
领导桌面	利于二、三级医院专家或管理者根据收集的海量信息，深度挖掘或者拓展诊疗功能，指导如何更好地分级诊治睡眠呼吸异常患者
统计决策	利于二、三级医院专家或管理者根据睡眠呼吸异常患者分级诊疗的数据进行统计分析，总结经验和发现问题，提出解决问题的方法

其中，在线监测、定位跟踪、警报联动、急救调度功能有利于全时空在线监测睡眠呼吸异常和指导治疗；预案管理、远程维保、领导桌面和统计决策功能可拓展海量信息深度挖

掘功能,应用预先设定的规范,指挥三个级别医院全天候分级诊疗和及时处置睡眠呼吸异常,改善生命质量;安全隐私和在线升级功能是物联网医学技术的保障,可保证物联网系统能够正常运行,更适用于医疗的联网服务。

7.4.5　睡眠物联网医学平台应用的注意事项

睡眠物联网医学平台的运转与用户端、设备、社区、医学中心等各个参与其中的机构、服务者、被服务者均有着密切的联系,根据初步探索经验,总结了如下注意事项:

1. 保证连接通畅

物联网医学的实施必须确保用户端(手机、电脑或电视机顶盒)、传感器和云平台三者之间相互的高质量、实时通信;必须提高传感器(口鼻呼吸气流、指尖血氧饱和度、胸腹运动、心电图、脑电图、肌电图等)质量,精确可靠,尽可能简单易学,特异专一,即插即用,可自动复原;同时完善用户端硬件、软件设施,增强分布网络,确保数据安全,保证信息的有效接力和传递。

2. 提高沟通技巧

医学中心的专家、社区医师和患者群体作为睡眠物联网医学平台使用的主要群体,在进入平台前,需进行培训,专家及医师还需进行资格考核和准入,以了解如何利用平台进行有效的沟通;建立体验平台,供专家、医师及患者进行试用;提供实时技术支持;建立(如微信等)沟通平台,为及时沟通提供双重保障。

3. 加强质量控制

目前,物联网医学尚处于起步阶段,相关操作流程、法律法规尚待完善。睡眠物联网医学平台的质量控制亦有待进一步摸索,根据最新指南及循证医学证据,不断更新,在实践中逐步制定平台操作规程和工作细则,如专家、社区医师、技术人员的职责,突发事件应急处理流程,患者知情同意与信息安全规则,故障处理流程等;建立并完善统一的筛查模型和实施标准;完善 PSG 标准和治疗与随访的标准流程,包括如何完整、准确地记录信号,病历讨论与会诊制度,报告与诊断的规范化及病案的规范管理等。由医学中心定期对用户端、传感器进行检测,对社区医师、患者群体进行培训,强化标准流程、优化细节,以充分发挥物联网医学平台的特点与优势,最终起到"防治前移、重点下沉"和"云联知名专家,端享现代医疗"的效果。

本章小结

本章围绕物联网医学分级诊疗做了系统介绍,主要包含各级医院的分级诊疗分工、分级诊疗的物联网技术平台的建设,以及物联网医学在分级诊疗模式中的质量控制。在疾病、预防、控制方面,物联网医学的分级诊疗模式已初见端倪,诸如慢性阻塞性肺疾病、哮喘、睡眠呼吸暂停综合征、高血压、急性呼吸窘迫综合征肺结节疾病等。文章以物联网医学在睡眠呼吸暂停综合征中的应用为例,对睡眠物联网医学平台建设与要求、睡眠物联网医学平台在 OSAHS 中的应用流程,以及睡眠物联网医学五步法的实际诊疗过程做了详细介绍,对学生了解物联网医学分级诊疗提供了很好的帮助和借鉴。

 习题 7

1. 填空题

(1) 为解决"三低、二难和四差"的问题推行分级诊疗,提升区域和全国医疗保健水平。物联网医学五步法的出现恰逢其时,物联网医学五步法为: (　　　　)、(　　　　)、(　　　　)、(　　　　)和(　　　　)。

(2) 通过物联网医学平台,可协调(　　　　)、(　　　　)和(　　　　)在医疗和分级诊疗中的分工,高效精准地完成各个疾病的分级诊疗工作。旨在通过物联网医学技术,实现大小医院医师、患者与医疗设备的整合,克服医疗资源和医师经验的差别。

(3) 物联网医学技术平台是云计算技术在医疗卫生领域的应用,它充分体现了云计算的技术架构,包含(　　　　)、(　　　　)和(　　　　)3 个服务层次,并延伸出多种服务模式。

(4) 物联网医学应用于睡眠呼吸相关疾病包括 OSAHS,可贯穿疾病的筛查、诊断、管理等多个维度。借助(　　　　)+(　　　　)的物联网医学技术,实现医学中心、社区医院和患者之间三级联动的医疗模式,可进行实时诊治、随访和长期管理。

2. 简答题

(1) 简述物联网医学在各级医院分级诊疗中是如何分工的?

(2) 物联网医学技术分级诊疗管理患者与传统医学相比,具有哪些优势?

(3) 为充分发挥物联网医学平台的特点与优势,最终起到"防治前移、重点下沉"和"云联知名专家,端享现代医疗"的效果,物联网医学分级诊疗在质量控制方面哪些方面还需加强?

第8章 健康物联网

学习目标

(1) 理解健康物联网概念内涵。

(2) 了解并感受健康物联网的应用领域。

(3) 体会健康物联网在智慧医疗中的具体应用实例。

思政目标

物联网医学的主要应用就是健康物联网,具体涉及中医中药的信息化、健康咨询、智慧医疗等诸多领域,无论是技术工作者还是医疗工作者,都要有"医者仁心"的大爱,视他人健康和生命至上。引导学生学好知识,增长本领,为我国的智慧医疗和分级诊疗、提高人们的健康水平做出自己的贡献。

物联网正在产生巨大影响的一个领域就是人类健康,健康物联网通过健身的可穿戴设备和健康数据分析提高患者参与度,通过远程医疗或健康、心理咨询降低医疗成本。尤其物联网与中医、中药结合,人们不用去医院就可以实现知名专家指导下的养生保健和疾病预防。

物联网的应用是一个解决全球医疗问题的机会。对政府来说,群众的身体健康是一个重要的关注点,管理和监控身体健康信息有助于改善社会健康状况;对个人来说,没有好的身体就不能进行正常的工作,家庭生活也会受到影响。物联网无论在公众层面还是个人层面都可能是收集原始资源和信息的最好方式,因此,对身体状况的持续监测程序在未来将会被广泛应用,例如监测人体的血红蛋白程序,血压以及血糖浓度程序等。从另一个角度来看,绿色物联网相对于其他传统的监测设备而言,能够节省 57% 的能源消耗。物联网应用于健康护理方面带来的好处就是人们可以通过远程监测健康状况、远程诊断和其他有效的方法来获取他们每时每刻的健康状况,并得到及时的医疗援助。

8.1 健康物联网概述

随着物联网和大数据的不断发展,医疗行业实现了医疗信息数字化、医疗过程数字化。在疾病监测领域,借助基于机器学习或认知系统的预测模型,医生可以远程根据患者的特征对其是否会患上慢性疾病进行风险预估,无须坚持既定的护理计划或让患者重复入院治疗。这样的早期干预可以大大降低患者的医疗费用,提高国民健康保障。随着生活水平的提高,生活环境的改变,许多在中老年人群中常见的疾病呈现出低龄化的趋势。由于人们经济水平和城市之间医疗水平存在差异,使得许多人对身体提前发出的疾病信号不重视,等到后期恶化去医院检查已经错过最佳治疗时期。所以及时监测个人和家人的身体健康是十分有必要的,因此健康物联网应运而生。

8.1.1 健康物联网与医疗物联网

健康物联网是一种在现代通信与医学信息技术发展基础上即将出现的一种新的健康管理模式。这种管理模式从其目的、形式、技术途径看,与现有的在医院内进行的以疾病的诊断和医疗为主要形式的医疗模式不同。后者以疾病为中心,其目的是治病,称为以移动医疗为核心的医疗物联网;前者以健康为中心,其目的是健康,其服务形式以家庭或维持特殊群体中每个成员为主体,但其结果既消除病痛,也增进健康。

所以,健康物联网是以标识编码、智能卡、射频识别、短距离无线通信为代表的物联网技术,进一步赋能保健、养老、医疗、公共卫生、社区服务等传统领域,促进形成主动健康、智慧养老、慢性病管理、传染病防控、健康社区等新业态的融合应用。

世界卫生组织多次指出,21 世纪医学变革的目的是要从以疾病为中心转向以健康为中心,所以健康物联网将来一定会产生一个巨大的产业。健康物联网的发展,是要靠以健康为目标的医学变革来支持的,同时健康物联网发展,也会进一步促进医学的变革,这两者之间是相辅相成的。

8.1.2 健康物联网的核心技术

党的十八届五中全会开始部署健康中国战略,推行了《"健康中国 2030"规划纲要》等行动纲领,中国电子技术标准化研究院紧密结合健康产业数字化、信息化、智能化的发展趋势,以物联网新基建为视角和切入点,编写了《健康物联网白皮书》。白皮书第一章从社会需求、政策助力、产业成果等方面论述了健康物联网产业发展的新机遇;第二章从共性基础、对象感知、互联互通、赋能支持等维度选取标识编码、智能卡、射频识别、短距离无线通信等健康物联网连接技术,分析了业内健康物联网的技术实现方法;第三章梳理了健康物联网相关标准的现状,提出了健康物联网标准化参考模型和标准体系;第四章从产业需求出发,提出了完善标准规范、构建检测能力和强化产业生态三个方面的工作展望。最后,白皮书给出了远程心电、慢性病管理、智慧养老等典型场景案例。

健康物联网的核心技术结构如图 8.1 所示。健康物联网集中物联网技术优势发力,以标识编码、安全为共性基础;以智能卡、条码、射频识别为对象感知,增强对象全周期感知精确度;以 NFC、蓝牙技术、ZigBee、无线局域网、NB-IoT 为互联互通技术;以人工智能、区块链、超高清视频为赋能技术,构建自动化、智能化的健康物联网。

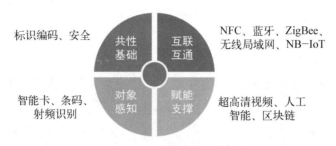

图 8.1　健康物联网技术架构

（1）共性基础：健康物联网共性基础重点体现在标识编码、安全两个方面。标识编码能够完成对设备的唯一标识，在物联网系统中互联互通定义明确对象；安全技术保障健康物联网设备、网络和系统不受外界干扰和攻击，确保个人信息隐私、数据安全、系统安全。

（2）对象感知：健康物联网感知支撑由各种信息传感设备以及智能传感系统构成，是健康物联网识别物体、采集信息的来源，包括智能卡、条码、射频识别等。

（3）互联互通：主要负责健康物联网技术架构中的数据传输和消息解析，将经过处理的感知信息准确、快速地传递给系统平台。主要包括近场连接、短距离通信和广域网通信3种技术。

（4）赋能支撑：健康物联网高质量服务依赖物联网相关赋能技术的支撑。通过超高清视频、人工智能、区块链等赋能技术的创新，推动健康物联网产业创新服务模式，实现生态化建设。

8.1.3　健康物联网的未来发展方向

健康物联网对医疗健康行业的促进是其被行业迅速采纳的重要原因。医疗器械行业每年生产超过 50 万种不同类型的医疗健康器械，包括可穿戴式医疗设备（皮肤贴片、胰岛素泵和血糖监测仪），植入式医疗设备（起搏器和植入式心律转复除颤器设备），以及固定式医疗设备（家庭监控设备、连接成像设备和扫描设备）。医疗健康物联网极大地拓宽了医疗健康器械应用的广度和深度。首先，医疗健康物联网使医疗器械可以自动持续地传递所采集的患者身体信息，以使医护人员实时监控患者健康状况并调整患者行为，从而提高诊断和治疗的速度和准确性；其次，它还可以简化临床流程、信息和工作流程，来提高医疗保健组织的运作效率和有效性；再次，医疗健康物联网还有助于对患者进行实时远程护理，并改善医疗机构内部和医疗机构之间的通信；最后，医疗健康物联网产生的大量数据为开发具有预测性、预防性、个性化和参与性的药物提供了数据基础。

物联网与健康的具体联系如图 8.2 所示。面对五花八门的应用，行业标准化和规范化成为未来关注点。

1. 完善健康物联网技术标准与服务规范

标准规范是实现行业监管的重要方法。我国健康物联网产业的发展仍然处于起步阶

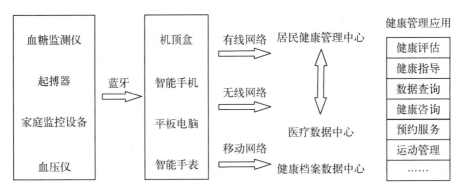

图 8.2　物联网与健康

段,尚未出现成熟的发展模式和完整的行业规范。工信部、卫健委、民政部等部门共同鼓励支持健康物联网领域的公司企业、科研机构、行业协会和组织成立标准化工作机构,制定健康物联网产品标准和服务规范。加快制定物联网技术在健康领域融合应用标准,自下而上地丰富互联互通、平台集成、赋能支撑、应用服务等尚属空白的领域标准。

2. 建立健康物联网权威客观评价检测机制

健康物联网的客观权威评价是指导建设健康物联网系统的重要支撑。同类健康物联网产品建立统一的评测指标体系,规范测试流程,可包括系统功能性、安全性、兼容性、稳定性等评价体系。建立健康物联网评价体系,能够为健康物联网服务企业提供相对准确的定量测评,从而明确健康物联网实施应用的成效,同时发现产品技术存在的问题,对明确今后的发展方向以及加强市场监管都具有指导性作用,可为健康物联网应用的进一步应用规划和生产效率的持续改进提供基础。

3. 孵化健康物联网产业联盟

联合健康物联网产业上下游企业、科研机构、咨询服务机构,共同组成以技术创新、标准制订、产业应用目标的产业联盟,形成我国健康物联网发展凝聚力,切实推动联盟与医疗机构、养老机构和健康服务企业开展应用合作,打通行业产品设计、网络互连、平台互通壁垒,积聚行业头部优势力量整体提升我国健康物联网产业影响力。

面对我国人口快速老龄化、健康产业供需不匹配、家庭养老模式不专业、康复医疗资源紧缺、慢性病监护管理模式亟须突破等问题,物联网技术的引入一是将提升健康产业资源使用效能,增强市场健康服务供给能力;二是助力提升健康产业管理水平,拓展健康产业智能化高质量服务能力;三是进一步满足健康产业的潜在需求,整合健康产业现有资源,促进形成产业生态化发展。

8.2　物联网与中医养生

基于物联网的中医养生,研究的意义主要体现在:有利于提高中医服务机构的信息化水平,实现中药管理与医疗机构管理信息系统的互联互通和数据共享,让信息资源得到充分利用,避免资源浪费,有利于实现中药煎制参数精准控制和先煎后下等个性化需求,有效降低煎药过程中,由于人为疏忽引起的差错率,优化重组现有的医疗资源,提升医疗服务质量和患者就医感受。物联网在中医养生中的作用主要体现在三个方面:信息采集研究、信息传递研究和智能处理研究。

(1) 信息采集基于物联网的健康数据采集服务,通过血糖测试仪、脂肪检测仪、家用电子血压计、手表式穿戴健康管理器、家用健康管理客户端等物联网采集设备对用户实现健康数据采集,采集数据主要包括睡眠数据、运动数据、日常起居饮食数据、个人常规健康数据、立体化个人和家庭健康数据,涵盖用户运动、生活、膳食、治疗等全方位相关的健康数据。利用血糖测试仪、脂肪检测仪、家用电子血压计对用户的血压、血糖、脂肪高低进行实时监测;利用手表式穿戴健康管理器对用户的生命体征数据进行实时采集监测,体征数据异常发出警报;利用便携家庭健康管理终端将采集到的用户生命体征数据同步上传至与之相连的服务平台上,监测到异常进行报警。

(2) 信息传递用户个人电子档案是在健康数据采集的基础上形成的,它包含用户个人基本信息及与用户健康数值相关信息。通过用户个人电子档案了解用户身体健康状况,为用户提供有针对性的养生保健药膳。基于物联网的中医养生,不仅需要完善基础设施,更需要随时随地的信息传递与共享,患者可随时查询煎药过程与配送情况,其中绝大部分信息涉及用药安全、患者隐私以及汤剂质量,这对于信息传递的准确性与安全性要求越来越高,信息共享和互动以及远程操作都要达到较高的水平,同时信息的安全机制和权限管理需要系统更高层次的监管和技术保障。

(3) 智能处理利用云计算等技术及时对中药煎药和中医诊疗中产生的海量信息进行处理,真正达到人与人的沟通和物与物的沟通。借助科学模型,广泛采用数据挖掘等知识发现技术整合和深入分析收集到的海量数据,信息处理能力更强大,信息系统的交流更智慧,提高工作效率,改善工作流程。从而支撑起从临床处方、中药诊疗的服务体系,构架起医院、煎药中心、患者之间安全、高效和优质的桥梁。

物联网与中医养生的具体联系如图 8.3 所示。

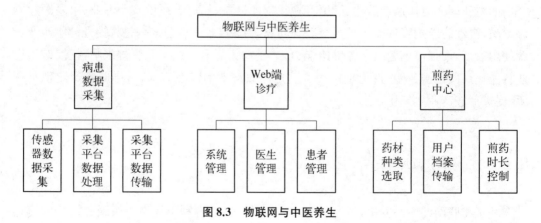

图 8.3 物联网与中医养生

8.2.1 中医四诊信息和信息化

中医四诊即"望、闻、问、切"。望即看之意,包括望面色、望舌、望齿等;闻诊包括闻气味、闻声音等;问诊就是询问患者之意,主要是患者症状;切诊就是脉诊。

中医数字化诊断技术是以中医理论为依据,将传统的望、闻、问、切四诊运用现代科技手段加以延伸、提高,并以数据形式表达,强调客观地评价人体健康状态和病变本质,并对所患病证给出概括性判断的一种技术方法。只有将中医四诊信息化才能更好地利用物联网把患者信息准确、便捷地传输。中医四诊信息化是中医药应用物联网服务患者的基础工作,中医药工作者一直不懈努力地进行着相关工作。

望诊是中医的重要手段,望舌是中医医师的基本功。望诊相关技术研究开展已有数十年历史,目前各类产品也较多。现代的舌象、面象采集和记录主要通过将舌象、面象的光学信号转变为数字信号后,对采集到的数字信号进行分析,并比照函数模型进行匹配诊断。大多数舌象、面象采集设备都是基于数码相机而研制的,就采集阶段而言,保障标准光学条件的稳定和舌象色彩的重现是关键问题,通过现代技术手段已经能够较好地解决。北京工业大学信号与信息处理研究室所研制的 SIPL 型中医舌象分析仪,采用特殊的"积分球"结构,满足了在狭小的空间里取得良好的、均匀的、不失真的照明效果。该系统还选用了 D65 作为光源,其发出的光谱较为理想,其颜色在人眼中的视觉效果比较好。有研究者设计了一套面色信息采集设备,选择了成像质量高的工业级数码摄像机与当时世界上与日光的照射效果最为接近的显色指数 90 的欧司朗直管光源,并提出了面部反光问题的有效解决方案。由湖南中医药大学研制的 GD-3 型光电血流容积面诊仪,信号放大器体积较小,操作简单、方便,可用于准确评价神经和血管因素造成的面部末梢血流供应状况,尤其适用于心脑血管疾病。

切诊也就是诊脉,是中医的重要诊疗方法,是中医诊断的基础,同时个体差异最大,最难以统一。中医药工作者也开展了大量的研究,目前脉象仪在中医院校教学中已广泛开展。脉象仪是描记脉象的主要设备,一般由脉象传感器、信号预处理装置、A/D 转换器、计算机等组成。通过对脉象信息的采集、分析、处理,实现脉象的客观分类。传感器是脉诊仪研究的关键,从测量原理上讲脉象传感器可分为机械式、压电式、光电容积式等多种,而现在绝大多数采用压电式原理。脉象仪种类很多,如 MX-I 型脉象换能器、ZM-ⅢC 型脉象仪、MX-811 型脉象仪,各研究单位和个人研制的仪器均各有创新与优势。

问诊是中医诊疗的关键技术,问诊技术的信息化关键是临床医师与计算机科技人员相结合,通过计算机软件采用人性化菜单工作方式,能够使操作界面友好,输入方式简易,提高信息收集速度,节省临床医生的病史书写时间。此外,通过多中心大样本的临床病例信息采集与计算机存储管理,通过对海量信息的分析处理,可高效地归纳出某些疾病的临床特征,归纳和发现规律,进行证候规范化等研究。

四诊合参:将中医传统理论与现代科技紧密结合,实现中医诊断的数字化、客观化、智能化。中医研究机构已经进行相关有益探索,由上海中医药大学和上海道生医疗科技有限公司等研发的中医四诊整体性检测分析系统 DOS01－A 型舌面脉信息采集体质辨识系统[沪食药监械(准)字 2011 第 2270649 号],结合中医传统理论与现代科技,融入名老中医临床经验,实现了中医诊断的信息化、智能化。该系统分为问诊、脉诊、面诊、切诊4 个子系统,能全面采集人体体表生命信息的中医临床指标,并对患者的脏腑功能与病理机制进行定位、定性分析判断。由牛婷立、牛欣等研发的便携式四诊合参辅助诊疗仪(型号 BD－SZ),其脉诊装置含脉诊压力信息采集部分,光电指端容积脉搏波采集部分(采集信息供评价指端微循环状况),Ⅱ导心电图采集部分(采集信息供分析心动周期的时间参数和计算脉搏波传导速度);脉诊装置采集受试者"寸口"桡动脉搏动的压力信号、肢导Ⅱ导心电信号、指端光电容积信号,综合分析脉动信息进行分类。舌诊部分由数字摄像机装置、光源、罩口组成;舌诊模块通过数字相机模拟医师望舌诊过程,对受试者的舌面进行图像采集,采集到的图像进行数据分析后获得清晰准确的舌图并提供色彩统计结果。闻声诊装置由数字声音采集麦克和声卡组成。软件系统由脉诊采集分析软件、舌诊采集分析软件、四诊合参辅助诊疗软件组成。中医四诊合参诊断功能集成在仪器的软件模块中。

8.2.2　构建基于物联网的中医诊疗系统

中医药在预防保健上具有独特的优势,让更多的患者能够享受到中医药保健治疗带来的独特疗效及优势,是开展中医药物联网技术应用的关键。利用信息化技术、物联网技术把患者、医生、经验等进行有机地组合,通过先进的终端采集设备,如中医四诊信息采集器等能够全面地采集患者的四诊信息,通过计算机技术,利用现代大数据分析技术、人工智能技术进行中医辨识,再给予根据大数据分析、结合了若干专家、医生诊疗经验总结分析得出的可靠的治疗及预防保健指导,是物联网医疗技术在中医诊疗中最为重要的意义如图 8.4 所示。

构建基于物联网的中医诊疗系统具有重要的现实意义。这样中医医疗机构能够在物联网支撑下更加便捷地服务患者,记录患者的生命体征、四诊资料、通过整合分析后得到患者健康信息,从而为服务患者提供更好的支持。医生可以通过中医诊疗系统及时为患者提供诊疗服务、健康咨询、随访教育等。

随着我国经济发展、人口老龄化、环境等原因的共同作用,医药卫生保健也已成为我国最为重要的市场。亚健康、慢性病已经成为严重危害人民健康的主要问题,日益引起重视。

尽管远程医疗已经被逐步用到医学,但还仅仅是开始。远程医疗的起源如同我们在古代远程医疗系统中描述的那样,它是构成现代医学科学的基础。远程医疗在开始之时,是为了解决它的始发地到目的地的一种治疗方法。开发诊疗系统后能较好地切合当前需求,具有广阔的市场前景及社会意义。通过开发中医诊疗系统能够更好地发挥中医药特色,在中医治未病理论指导下,"未病先防、既病防变、瘥后防复"的指导下,为以肺病、癌症、糖尿病为主的慢性疾病的中医药防治提供新的信息化手段。通过中医诊疗体系,医师

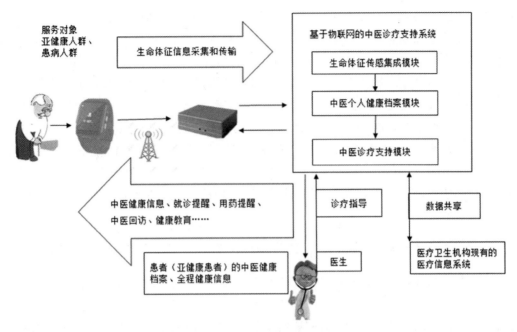

图 8.4 基于物联网的中医诊疗系统结构

可以实时、动态地了解患者的健康及诊疗信息，从而更加个性化地制订治疗、保健方案。同时患者也能够及时便捷地获得相应的指导信息，为更好地实行我国中长远中医药规划目标提供了更好的手段和平台。

8.3 物联网与中草药

8.3.1 物联网跟踪中药种植

传统中药材讲究道地药材，是指在特定自然条件、生态环境的地域内所生产的药材。因为生产较为集中，栽培技术、采收加工也都有一定的要求，所以同种药材较其他地区所产者品质佳、疗效好。例如云三七、川黄连、苏薄荷、辽细辛、凤丹皮，以及"浙八味""四大怀药"等都是闻名遐迩的道地药材。

然而，近年来一些农村地区纷纷放弃粮食生产，选择了"短、平、快"的中药材项目。由于缺乏药材种植经验，以及部分药农受不正当利益驱动，没能把好药材生产的源头，所以出现了药材质量下降、农药残留超标、生产无人监管、种养无章可循的局面，致使药材市场上鱼龙混杂，大量非道地产区生产的伪劣药材打着道地药材的名义招摇过市，严重影响中药质量。面对这种困境，物联网提供了很好的解决方案。

应用物联网技术在生产过程中，可将物品贴上或内置电子标签。电子标签具有生产工艺简单和技术难度高的特点，而且不能复制，可为每个标签提供全球唯一的编码。电子标签可以看作是传统条码标签的升级版,可将物品的信息直接储存至标签内并加密,可有效地防止随意篡改信息。该方法为我们将道地药材的产地、种植情况、产地加工情况写入电子标签提供技术支撑。这类电子标签将伴随着药材转运、销售、使用的全过程,随时可以通过特定的设备读取标签内的信息,从而可以有效地杜绝"道地药材'不道地'"的现象,更好地保护高质量的道地药材。

目前,市面上主流的电子标签为无线射频识别标签,容量为几十至几百 K 字节,可以用来充分存储药材产地、种植、加工等信息,成本低廉,用于一些贵重药材和大包装药材。随着技术的发展,还可以在药材生长过程中加贴具有传感器功能的电子标签,随时监控药材生长过程中温度、湿度、土质等外部环境因素的变化,从而为生产出优质的中药材提供种植参数。

8.3.2　物联网监测中药饮片和中成药生产过程

中医药是指在中医学理论指导下用于预防、诊断、治疗或调节人体功能的医学,中药是中医使用的主要武器。被中医临床使用的和生产的中成药原料并不是原药材,而是经过加工炮制的中药饮片。以往,中药饮片的质量一直是限制中医药发展的瓶颈。其原因是中药炮制的技术门槛较低,此外,从外观上很难区分经过规范程序炮制的优质饮片和简化工序炮制出来的劣质饮片,但其临床疗效却有着天壤之别。例如,制何首乌炮制时需将生何首乌加黑豆汁拌匀,然后置于容器长时间内蒸至呈棕褐色,才可以达到补肝肾、益精血、乌须发的作用。但目前市场上,少数不法分子为了降低成本使其利益最大化,仅将生何首乌用少量黑豆汁拌匀,然后晾干,亦可变成棕褐色。但这样炮制出来的何首乌不但补益作用大减,还有诱发腹泻、伤肝的不良反应。

物联网技术的出现,为避免这种现象提供了方便,可要求市面上销售的中药饮片都加贴电子标签。这样一些非专业户及小作坊,由于技术水平跟不上必然遭到淘汰。同时还要求在电子标签内储存饮片性状、指标成分的含量及生产过程的参数,如辅料用量、炮制时间、炮制温度等。由于监管部门和使用单位可以随时抽检和进行质量控制,可极大地规范饮片生产企业的行为,从而使饮片的质量得到保证。

以后,随着网络技术的现代化,还可通过电子标签,直接连接生产企业的数据库,调阅该样品的生产过程录像,或连接到生产企业的摄像头,对生产过程进行全时空监控,更大限度地保证质量。

与饮片相比,物联网可以使中成药的生产线更加自动化,让每一粒胶囊、每一个药片的生产的全过程都在电脑的全时空监控之下,从而使生产出的中成药质量更加可靠,成本更加低廉。

8.3.3　物联网控制中药质量

尽管经过数千年的临床使用,以及近几十年来的药理药效研究,中药的疗效已经得到认可,但是中药产品迟迟无法和国际接轨,其中主要原因是尚无有效的可靠的质量控制手段。现行的中药质量控制方法是对一个主要成分进行定量,2～3 个成分进行定性,结合性状鉴别,定量的成分还往往只有下限,没有上限。而中药的疗效来自整个复方中药制剂的作用,这一点已经达成共识,其中不但包括活性成分的数量和含量,还包括不同成分间的组成比例。在寻求解决这个矛盾,以便综合评价中药质量的过程中,恰逢其时地出现了中药指纹图谱技术。现在又发现,如果中药指纹图谱技术能和物联网结合,则可使中药的质量控制产生质的飞跃。

中药指纹图谱技术是指采用一定的分析手段,对大样本的某种中药(包括中药材、中药饮片和中成药)所含的化学成分信息进行归纳处理,得到由一组特征性成分组成的共有模式图谱。这为质量控制提供了可靠的方法,如要判断后续具体样品的质量,只需与共有模式比对即可,超过指定的相似度即为合格。目前,中药指纹图谱的应用还相当有限,主要是因为建立指纹图谱的共有模式需要大量的样本,这不但耗费较大的人力物力,而且有些指纹图谱建立者为生产企业,立场有所偏颇。因此,如果要建立国家法定标准,最好由国家相关职能部门牵头建立指纹图谱,并在互联网上建立指纹图谱平台。实际工作中,具体使用者只需按照要求,将待测样品的特征性图谱上传至指纹图谱平台,即可自动得到用来判断质量的相似度值。由此可见,指纹图谱具有天然的与物联网结合的特性。

在物联网技术平台上,可将中药的特征性图谱储存于电子标签内,供各种使用者读取使用。中药经销商和医院,可直接读取标签内的信息并上传至指纹图谱平台进行比对。各级监管部门可以检测标签内的特征性图谱和实际情况是否相合,并把结果提供给网络平台,供其他用户参考。随着手机与物联网功能不断融合,中药的终端使用者可以直接用手机读取电子标签内的信息,并上传至网络,相应的中药质量平台会自动反馈所购中药的质量情况。如果分析手段能进步发展,还可在中药的包装内置入具有分析功能的传感器,全时空监控中药的质量变化,并自动上传至云平台或网络平台。在这样平台的全时空管理下,一定可以保证患者服用的是疗效可靠、质量稳定的中药产品。

8.3.4 物联网追踪中药流通

由于涉及人体健康,中药不是一般商品,在流通领域中的经营、管理、储存、价格制定等均比一般商品复杂而特殊。正是因为情况复杂,而且流通环节复杂,致使流通环节也是出现问题较多的一个环节。例如,在紫菀里拌入泥土,在当归中掺入独活,在徐长卿中混入白薇等,这些形形色色的掺杂行为,大大降低了中药的质量和中医的信誉。同时,储存不当也会明显影响中药质量。一些药材可因存放时间延长而使有效成分损失,尤其是含挥发性成分的药材,在存放过程中会因有效成分随香气而流失,明显影响质量。对于有些中药,如陈皮、吴茱萸、狼毒,则需长时间储藏才能降低不良反应。此外,储存时的温度、湿度、光线等因素控制不当,还会直接导致中药产生走油、霉变等变异现象。由于中药的终端用户对这些伪劣中药缺乏辨别能力,加之职能部门的监管力度不够,而且也难以全时空监督,导致市场上这些伪劣中药泛滥。

物联网技术的出现为解决这些问题提供了有效方法,每个中药的电子标签里都可有其独特的编码和记录，包括中药的生产日期等信息。这些电子标签同时还可通过读写器与网络连接。在使用时，读写器读到的有效或非法信息都会自动通过网络反馈给服务器。服务器接到非法信息后就会自动报警，并通过电子标签的编号确定信息来源，使企业和监管部门在第一时间掌握相关问题并做出反应。在监管部门和使用单位平时对市场的中药进行例行检查时，也可将结果上传至服务器，以达到全时空监控中药质量的变化。物联网还可以对中药的使用情况和库存量进行监测和管理，如库存量低于一定值，会自动通知生产企业立即生产和使用单位购买，使中药的流通加快，也可以在一定程度上缩短中药的储存时间，而避免发生质量下降的情况。

随着技术的进步，在不久的将来还可在电子标签内植入 GPS 模块和传感器模块。GPS 模块可对中药产品在流通环节所处的地点进行定位和记录，传感器模块则可对所处的环境进行监测和管理，从而在根本上杜绝由于人为因素导致的中药质量下降，使得老百姓真正能够用上放心的中药。

8.4　物联网与健康咨询

健康咨询指运用营养学、医学以及相关学科的专业知识，遵循健康科学原则，通过健康咨询的技术与方法，为求助者解除健康问题提供咨询服务。

我国目前人口的亚健康问题不容忽视，传统模式下的健康咨询模式面临严峻挑战。如何通过物联网技术满足人们多样化、个性化、智慧化的需求，为全社会提供便利的健康咨询服务，成为全社会普遍关注的问题。基于物联网技术的老年居家健康管理设备的出现为老年人及家庭提供便利，今后将日渐代替功用缺乏、操作繁杂、不便于携带的健康管理传统落后产品。居家老人足不出户便可以使用智能血压仪、智能健康手环、智能疾病监测仪等产品，将生成的医疗数据通过物联网技术传送到医疗保健服务中心，保障疾病得以有效率的防治。因此，基于物联网技术进行健康咨询具有重要的现实意义。

物联网为健康管理和健康咨询提供了更多可能性。比如可穿戴式设备的使用，让医院可以实时监测慢性疾病患者的各项身体指标，不需要患者跑去医院检查，在家就可以完成日常健康数据的上传。受益于互联网远程医疗，优质医疗服务下沉基层，提高了医疗机构的服务质量和水平，降低了医疗成本。可以说物联网带动了卫生健康服务模式的转变。物联网把传感器、大数据、人工智能结合在一起，这样的融合健康产业将迎来新的机遇，在传感器和大数据的推动下，将建立起一个健康大数据平台，健康为核心数据，运用人工智能帮助人们做健康管理，处理这些数据，推动传统医疗进入智慧医疗的时代，使精准医疗变得可能。物联网的可穿戴设备如图 8.5 所示。

数据智能时代下的大健康产业必然是以医疗健康数据资产运营为核心的产业融合创新，其核心是高效、安全、精确地汇聚和处理用户个人信息数据与常见病的介绍与处方。将智慧医疗应用于医疗健康产业中的每一个环节并充分创造价值，以实现精细化的医疗健

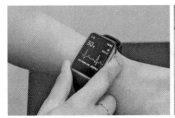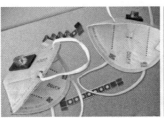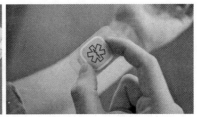

图 8.5　智能手表、智能口罩和慢性病监测设备

康监管、医学研究、疾病诊断和家庭保健服务，随着大数据与大健康产业的不断融合创新，让医疗健康产业变得更智能、更便捷、更人性化，让人们足不出户即可享受健康咨询服务。

8.5　物联网与智慧医疗

智慧医疗通过物联网实现患者与医务人员、医疗机构、医疗设备之间的互动。及时采集医疗信息，准确、快速地进行处理，使整个医疗过程更加高效、便捷和人性化。

智慧医疗是近年来兴起的一个医疗专业名词。智慧医疗的主要作用就是提供一种全新方式的医疗服务，在医疗过程中，利用一些现代化技术如物联网技术，使得医疗的过程更加智能化。对于一些具有慢性疾病病史的患者可以有效地将他们的病例及病史进行信息化管理，因此智慧医疗在预防疾病方面提供了很大的帮助。与此同时，智慧医疗一定程度上也解决了有些地方看病难的问题。我国的医疗资源分布极其不均匀，很多乡镇都没有规模较大的三甲医院，而智慧医疗可以有效地将医疗资源提供给这些地方，让乡镇、区县的居民也能享受远程会诊带来的好处。

智慧医疗可以有效解决资源稀缺和分布不均匀的问题。我国人口众多，近年来老龄化问题严重，但是我国的医疗卫生资源仅占全世界的 2%，医疗资源严重短缺的情况下其分配也很不均匀。大部分的优秀专业人才和专业的医疗设备还有高新的技术都集中在一些大城镇，在很多贫困地区和偏远山区基本没有正规医院，而智慧医疗可以通过远程问诊等方式有效解决这些问题。其次，可以提高看诊效率。由于很多医疗资源都集中在大城市，在一些偏远地区，人们看病长途跋涉，耗时甚多，加之有些疾病治疗时间比较长久，多次的挂号等待、重复检查、就诊医生的不确定因素等都会增加就医困难。智慧医疗是对传统医疗方式的革新，在预约挂号、信息共享等技术的支持下，可以有效解决这些问题。随着人们生活水平的不断提高，大多数人就医更加倾向去一些医疗条件好，或是知名专家所在的医院，因此在大型医院中经常出现床位爆满、药物短缺、专家预约人数过多等现象，而地方医院的医疗卫生资源却得不到有效利用。智慧医疗可以通过远程会诊、远程查房等有效地分配医疗资源，从而在一定程度上避免这些问题的产生。

智慧医疗涵盖健康监控、疾病治疗和药品追踪等方面，涉及很多技术，其中独具特色的是医用传感器体域网技术。

8.5.1　医用传感器

医用传感器可以视为一套信息变换装置,用于生物医药领域,它可以将人体的生理信息转换成为与之有确定函数关系的电信息,它作为医学仪器与人体之间的重要环节,在医疗诊断、健康监控、医学仪器研制、医学研究和疾病治疗等方面占有非常重要的地位,是一门十分综合的科学和技术。下面介绍几种常用的医用传感器(见图8.6)。

1.体温传感器

体温传感器的种类很多,常用的包括接触式的电子体温计和非接触式的红外热辐射式温度传感器等。电子体温计利用某些物质的电阻、电压或电流等物理参数与环境温度之间存在的确定关系,将体温以数字的形式显示出来。与传统的水银温度计相比,电子体温计具有测量时间短、测量精度高和读数方便等特点。红外热辐射式的温度传感器根据普朗克辐射定律进行工作,即当物体的温度高于绝对零度时,都要以电磁波形式向周围辐射能量,其辐射频率和能量随物体的温度而定。人体也会向外辐射红外线能量,当体温改变时,所辐射的红外线能量就会改变。红外辐射式的温度传感器就是根据检测人体表面的辐射能量而确定体温的。

2.电子血压计

电子血压计是一种测量动脉血液收缩压和舒张压的仪器。电子器件一般采用科氏音法原理,利用袖带在体外对动脉血管加以变化的压力,通过体表检测体内的血压值。通常使用袖带充气,阻断动脉血流,然后缓慢放气,在阻断动脉点的下面是否出现血流。当开始监听到科氏音,即开始有血流通过时,袖带内的压力为动脉内压;当血流完全恢复正常时,袖带内的压力为动脉舒张压。

3.脉搏血氧仪

脉搏血氧仪利用血液中的氧合血红蛋白和还原血红蛋白的光谱性,用不同波长的红光和红外光交替照射被测试区(一般为指尖或耳垂),通过检测红外光的吸光度变化率之比推算出动脉血氧饱和度。脉搏血氧仪提供了一种无创伤测血氧饱和度的方法,可以长时间监测,为临床提供了快速、便捷、安全、可靠的测定方式。血氧仪还可以检测动脉脉动,因此也可以计量患者的心率。

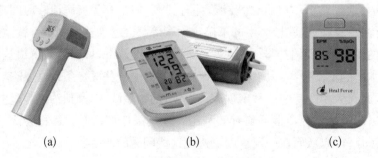

(a)　　　　　　　　　(b)　　　　　　　　　(c)

图8.6　常用的医用传感器

(a)体温传感器;(b)电子血压计;(c)脉搏血氧仪设备

8.5.2　体域网和身体传感网

体域网(body area network，BAN)的范围只有几米，连接范围仅限体内、体表及身体周围的传感器和仪器设备。无线体域网(wireless BAN，WBAN)是人体上的生理参数收集传感器或移植到人体内的生物传感器共同形成的一个无线网络，其目的是提供一个集成硬件、软件和无线通信技术的泛在计算平台，为健康医疗监控系统的未来发展提供必备的条件。WBAN 的标准是 IEEE 802.15.6TG，该标准制定了 WBAN 的模型，分为物理层、数据链路层、网络层和应用层。

体域网技术目前一般用于组建身体传感网(body sensor network，BSN)。BSN 特别强调可穿戴或可植入生物传感器的尺寸大小，以及它们之间的低功耗无线通信。这些传感器节点能够采集身体重要的生理信号(如温度、血糖、血压和心电信号等)、人体活动或动作信号，以及人体所在的环境信息，处理这些信号并将它们传输到身体外部附近的本地基站。

根据所在的人体位置，可将 BSN 中的传感器节点分为 3 类：

(1) 植入体内的传感器节点，包括可植入的生物传感器和可吸入的传感器。

(2) 可穿戴在身体上的传感器节点，如血糖传感器、非入侵血压传感器等。

(3) 在身体周围并且距离身体很近的用于识别人体行为的周围环境节点。

基于以上分类，根据传感器节点的监控/监测目标，BSN 网络有 3 种：仅包含第 1 类传感器节点的植入式 BSN 网络；仅包含第 2 类传感器节点的 BSN；由以上 3 类传感器节点任意组合的混合式 BSN。

BSN 的系统架构分为 3 个层次。第 1 层包含一组具有检测功能的传感器节点或能够测量和处理人体的生理信号或所在环境信息，然后将这些信息传送给外部控制节点，还可以接受外部命令以触发动作。第 2 层是具有完全功能设计的移动个人服务节点，进一步还包括汇聚节点或基站，用于负责与外部网络的通信，并临时存储从上面的数据，以低功耗的方式管理各个传感器节点或设备，接收和分析感知数据，更新用户程序。第 3 层包括提供各种应用服务的远程服务器，例如医疗服务器保留的电子医疗记录，并向这些用户、医务人员和护理人员提供相应的服务。

8.5.3　智慧医疗应用案例

智慧医疗主要分为三种应用场景：医疗保健、简化医院护理和公共卫生。

1. 医疗保健

医疗健康硬件一般分为两类：医疗类硬件，提供体温、血糖、血压和心电等医疗参数的监测功能，专业性强；健康类硬件，提供运动步数、心率、睡眠和体重等健康参数的监测功能，适用性更广。有代表性的健康类硬件包括手环、腕表、智能手机和电子秤等设备。

1) 常见的智能手环系统

典型的智能手环系统由 5 个模块组成(见图 8.7)，可以实现步数、睡眠质量等健康指

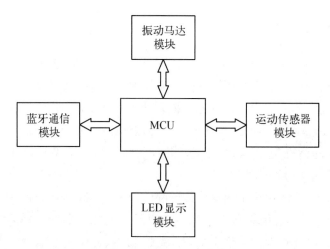

图 8.7   智能手环系统框图

标方面的检测,并可利用手机配套的应用软件实时查询健康数据等。

MCU 微控制器是核心,智能手环系统对 MCU 的处理性能和拓展性能要求低,但是对于低功耗、小体积的要求非常高,所以一般选用超低功耗的单片机。

运动传感器是最为重要的传感器模块,基于运动传感器可以感知人体运动情况,从而利用软件编程实现运动计步、睡眠质量检测等功能。

智能手环由于体积限制,一般不具有触摸屏、按键等输入模块,通过蓝牙与智能手机通信,连接手机上的专门应用进行控制。

振动马达和 LED 显示模块用于人机交互,通过振动及灯光的方式完成消息提醒、状态显示等功能。

2)产后女性可穿戴传感器

联合国儿童基金会在 2008 年的报告中指出,产妇死亡率是 2.5%。未受过良好教育的女性更容易忽视对自己健康的管理,因为她们对身体健康方面掌握的知识很少。因为有这种情况的发生,所以城镇医疗中心注册的孕妇更应该佩戴有无线射频识别的传感器。这类传感器可以将任何微小的、不在正常范围内的数据通知给病人和城镇医疗中心的医务人员,如果监测数据偏离正常数据,医务人员将能够及时赶到患者身边,为患者进行医疗救助。城镇医疗中心的医生可以通过网间连接计算机接收到的来自患者的数据,也就是说,即便在没有互联网的情况下,移动互联设备也可以很快地传送信息。

3)预防肥胖的食物跟踪装置

儿童肥胖也是一个世界性的问题。在过去的 30 年内,美国的儿童肥胖比例上升了12%。在物联网技术的应用下,一些食品将会被贴上智能标签,标签上会涵盖能够被移动设备读取的信息,所有的食品信息将被移动设备跟踪,并且这些食品信息会被传送给专门的医生。此外,用户可以通过增强现实应用程序来接收每一餐的信息。一种远程网络服务器将会被创建,用来存储增强的内容。健康顾问可以利用基于网络的系统向终端向用户提供正面的或负面的反馈。这意味着在将来医生或家庭成员可以利用物联网防止孩子走上肥胖的道路。

2. 简化医院护理

物联网还可以对人们的健康和老年人护理进行实时监测。医疗数据上,可以构建医学影像、档案和报告等资料库,方便医疗数据共享;就医过程上,可以提供在线预约、缴费、诊疗和查询等服务,更好地服务患者;医疗健康硬件上,可以开发具有健康监测和管理功能的智能硬件,促进个人维持良好的健康状态等。

如何在医院护理中使用物联网?通过相应的物联网平台可以监控多达 1 200 张床位,一次处理 80 张床位请求,并跟踪其他患者需求,这样,医院的工作人员就能准确地知道一张床什么时候被腾出来了,以及它在什么地方被腾出来了,这使得医院一半的急诊室病人在急诊室等候的时间减少了几个小时。

21 世纪,人口老龄化是一个明显的社会趋势。因此,一项基于远程医疗的技术系统被研发了出来。这种系统可以用一些常见的电子设备来收集老年人的面部表情、身体运动和手势图像。此外,该系统配备了麦克风来接收语音信息,收集到的信息将会被存储在计算机中。当病人出现异常的面部表情或身体出现任何剧烈的、不符合常理的运动时,监控系统能够迅速识别。当收集到的信息被传送到医院时,医疗顾问会根据用户的情况对其进行提醒。如果有必要的话,病人家属也将会被告知病人需要适当的治疗。

3. 公共卫生

新冠肺炎疫情对各国应急管理体系及突发公共卫生事件应对能力提出了极大的挑战。本节介绍基于物联网的医疗健康服务信息系统,旨在实现对社区居民健康的全生命周期管理以及提高社区医院的医疗服务水平和公共卫生服务质量。系统主要分三部分:一是基于健康小屋的公共卫生服务健康管理,二是社区医院的信息集成,三是与区级公共卫生系统的信息交换。基于物联网技术和现代医学信息技术,社区居民可通过免费自助型的健康小屋(含移动健康一体机)进行多项健康检测,在公共卫生服务健康管理微信小程序实时查看检测结果,并可与社区医生实时互动;社区居民在社区医院就诊的信息及检查检验报告可通过小程序实时查看,同时所有健康检测、就诊信息及检查检验报告实时传送到区级公共卫生系统;另外,社区医生可以在医生工作站通过信息系统从区公共卫生系统实时调取社区居民的健康档案,更好地掌握居民健康状况,提高诊疗质量。

考虑到医疗健康服务信息系统中数据获取的重要性,系统实现技术的框架基于物联网技术搭建。物联网指的是将无处不在的末端设备和设施通过各种无线或有线的长距离或短距离通信网络实现互联互通(M2M)、应用大集成(grand integration)以及基于云计算的 SaaS 营运等模式,在内网(Intranet)、专网(Extranet)或互联网(Internet)环境下采用适当的信息安全保障机制,提供安全可控乃至个性化的实时在线监测、定位追溯、报警联动、调度指挥、预案管理、远程控制、安全防范、远程维保、在线升级、统计报表、决策支持、领导桌面(集中展示的驾驶舱仪表盘)等管理和服务功能实现对"万物"的"高效、节能、安全、环保"的"管、控、营"一体化。

物联网在医疗上的应用,是通过传感器装置智能采集人体的生理和运动信息,再经过前端智能处理,通过网络传输,将健康信息送达信息处理中心存储,并借助云技术对信息进行决策分析(后端智能),最终实现一整套的智能网络。医疗健康服务信息系统中的物联网采用三层的技术架构,自下到上依次是感知层、传输层、应用层。

1)感知层

指信息感知层,主要由可穿戴式生理检测感知器、行为检测传感器等组成。这些传感器具有非入侵性、方便携带和使用、性能可靠稳定、无线(蓝牙、Wi-Fi、ZigBee 等)或部分有线传输等特点,可满足医疗健康信息采集的要求,它们以透明的方式获取居民的各种生理信息。

2)传输层

指网络传输层,负责数据传输与处理,在感知层检测到的数据,首先通过 ZigBee 或蓝牙或 Wi-Fi 等无线网络将数据传送到无线接收器,无线接收器通过有线网络传输到基站,基站再通过 Internet 网络将数据传送至云服务端。本文根据各传感器设备的实现需求,设计中使用 ZigBee、蓝牙或 Wi-Fi 等无线方式和有线网络两种类型。

3)应用层

指通过物联网技术与医疗信息技术相结合,通过设计信息显示交互端实时读取云服务器中接收的各项生理数据以及咨询互动,使社区居民在健康互动中更好地掌握自己的健康状况,提高医疗服务质量。

基于物联网的医疗健康服务信息系统,采用便携式传感器在信息感知层获得的生理参数,经 Wi-Fi、蓝牙或 ZigBee 的形式和 Internet 网络传输至云端,通过微信小程序实现社区居民的健康检测,并与社区医生实时互动,同时,社区居民健康检测结果、社区医院就诊信息可以实时交互到区公共卫生系统,形成居民健康档案,为各级部门及医护人员提供数据支持。本系统为社区医院公共卫生服务管理提供有效的方法,并使医患在线交流、健康信息共享、居民健康全生命周期管理成为可能。

8.6   物联网与学生心理健康监管

2019 年 11 月 5 日,联合国儿童基金会联合世界卫生组织发布信息,当时全球有 20％的青少年遭受心理健康问题的困扰。心理健康问题学生层出不穷,尤其是大学生的各种违法行为频频出现在报道上,已经引起教育主管部门和各高校的关注。一旦问题学生出现偏激行为,造成不良后果,高校才明白问题的严重性,而作为学生的直接管理者是辅导员,应关注心理疾病学生,合理引导,避免问题出现。物联网与学生心理健康监管系统如图 8.8 所示。

基于物联网技术的学生信息管理系统应用到高校学生管理中,可以有效提高管理效率和教学质量。学生信息管理系统将红外感应器、扫描系统、视频传导系统、全球定位系统等设备进行连接,通过将学生信息进行存储和交换,可以实现对学生的智能化识别、定

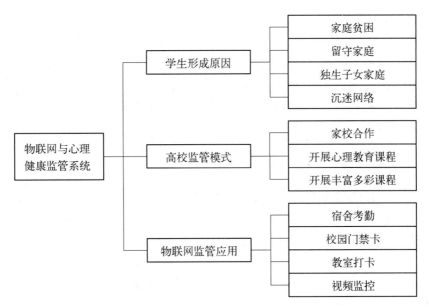

图 8.8 物联网与学生心理健康监管系统

位、监控。而校园一卡通作为学生信息管理系统的一部分,它通过传感器和无线通信实时采集大学生的各种信息,将学生信息传递到学生信息管理平台,经过数据处理完成人与人、人与物的信息交流。

应用基于物联网技术的学生信息管理系统对学生的心理健康问题进行监管,完善高校学生健康教育,有助于推动高校大学生素质教育和心理健康教育。

基于物联网技术的学生信息管理系统可以对心理健康问题学生在宿舍考勤、出入校园登记、教室打卡及视频监控方面的监控中发挥作用,它将一卡通的信息采集、视频监控、出入登记等结合起来,全面掌握学生动态,尤其在学校管理空档期了解学生在校行为,可以有效地提高管理效率。

1. 宿舍考勤

开展基于人脸识别方法的高校智能监控与安防系统分析与设计,具有很大的工程意义和应用价值。携带一卡通的学生回到宿舍,系统自动对进出的人员进行考勤,掌握学生在寝情况。学生信息管理系统应用到学生管理中,一卡通将采集到的学生信息实时反馈到学生信息管理系统中,有心理健康问题的学生在非规定时间外出,可以及时触发报警信息,该学生的信息及照片上传到数据处理中心,宿管人员及时掌握该同学信息,反馈给辅导员。

2. 校园门禁卡

校园卡是进出校园的钥匙,学生进出校园需要携带一卡通,系统自动对一卡通信息进行扫描,进出人员都有详细的数字记录,即使在周末等时间,学生进出学校的记录信息都可以有效地反馈给教师。对于超过规定时间没有回归的学生,学生信息管理系统可以发出警报信息,反馈给班主任,同时班主任可以及时对重点关注的心理健康问题学生进行相应处置。

3. 教室打卡

传统的考勤方式是教师在上课时点名,但当前高校很多课程多采取大教室上课,上课学生多,点名非常浪费时间,且一部分学生在点名之后,会偷偷离开教室,点名已经起不到监督学生的作用,反而浪费了学习资源。基于物联网技术的学生信息管理系统应用后,学生进入教室,系统自动对学生的身份进行扫描,完成签到活动,尤其是可以监督心理健康问题学生的上课情况。即使心理健康问题学生在上课的过程中离开,也会将数据的记忆反馈给班主任,及时开展相关处理。

4. 视频监控

学校安装视频监控系统,在楼顶、池塘边等危险场所,安保人员可以通过视频反馈信息,尤其是心理健康问题学生在危险地区时,可触发应急报警装置,一卡通上的信息上传到学生信息管理系统,安保人员及时采取相关措施,这种物联网技术的应用解决了校园隐患。

我们国家大学生心理健康的教育处于发展阶段,经过多年的发展,已经从无到有,从普通到重视,到研究方向比较全面。但是在新的经济和文化发展形势下,进行新型心理健康教育的研究成为当务之急。

 本章小结

本章围绕健康物联网的核心技术和对人类健康医疗的应用,介绍了物联网在中医养生和中医药管理领域的应用、物联网在健康咨询和智慧医疗领域的应用,特别阐述了物联网在大学生心理健康监管领域的应用。

 习题 8

1. 填空题

(1) 健康物联网是以(   )、智能卡、(   )、短距离无线通信为代表的物联网技术,进一步赋能保健、养老、医疗、公共卫生、社区服务等传统领域,促进形成主动健康、智慧养老、慢性病管理、传染病防控、健康社区等新业态的融合应用。

(2) 中国电子技术标准化研究院紧密结合健康产业数字化、信息化、智能化的发展趋势,以物联网新基建为视角和切入点,编写了(   )。

(3) 利用(   )等技术及时对中药煎药和中医诊疗中产生的海量信息进行处理,真正达到人与人的沟通和物与物的沟通。

(4) 中医四诊即(   ),中医四诊(   )是中医药应用物联网服务患者的基础工作。

(5) 物联网能够跟踪、检测、追踪中药草药的(   )、(   )和(   ),以此控制中成药的质量。

(6) 常用的医用传感器有(   )(   )(   )三种。

（7）无线体域网（Wireless BAN，WBAN）是人体上的生理参数（　　　）或移植到人体内的（　　　）共同形成的一个无线网络，其目的是提供一个集成硬件、软件和无线通信技术的泛在计算平台，为健康医疗监控系统的未来发展提供必备的条件。

（8）医疗健康服务信息系统中的物联网采用三层技术架构，自下到上依次是（　　　）、（　　　）、（　　　）。

2. 简答题

（1）什么是健康物联网？与移动医疗有什么区别？

（2）健康物联网的核心技术有哪些？

（3）物联网技术如何协助中医养生？

（4）无线传感网 WSN 和体域网 BAN 的区别和联系是什么？

（5）畅想智慧医疗将会怎样改变医疗卫生质量？

（6）如果你来设计基于物联网的大学生心理健康咨询系统，都包括哪些功能？

第9章 物联网的安全与管理

📅 **学习目标**

(1) 描述并列举物联网安全相关知识。
(2) 感受物联网的安全需求。
(3) 掌握物联网安全的关键技术。
(4) 关注物联网管理模型和方案。

📋 **思政目标**

《国家网络空间安全战略》指出:"维护我国网络安全是协调推进全面建成小康社会、全面深化改革、全面依法治国、全面从严治党战略布局的重要举措,是实现'两个一百年'奋斗目标、实现中华民族伟大复兴中国梦的重要保障。"启发学生理解领悟国家战略,面对机遇和挑战,好好学习,不负韶华。

物联网技术的发展创新,深刻改变着传统产业形态和社会生活方式,催生了大量新产品、新服务、新模式,引发了产业、经济和社会发展新浪潮。同时,数以亿计的设备接入物联网,物联网产业规模不断壮大,针对用户隐私、基础网络环境的安全攻击不断。据 Gartner 调查,近 20% 的企业或相关机构在过去三年内遭受了至少一次基于物联网的攻击,网络安全问题成为限制物联网服务广泛部署的障碍之一,所以物联网的安全管理和防护尤为重要。

9.1 物联网的安全架构

物联网的安全与管理涉及物联网的各个层次,鉴于物联网目前的专业性和行业性特点,与互联网相比,物联网的安全与管理显得更为重要。

物联网融合了传感器网络、移动通信网络和互联网,这些网络所面临的安全问题,物联网也不例外。与此同时,由于物联网是一个由多种网络融合而成的异构网络,不仅存在异构网络的认证、访问控制、信息储存和信息管理等安全问题,而且物联网的设备还具有数量庞大、复杂多元、缺少有效监控、节点资源有限和结构动态离散等特点,这就使得其安全问题较其他网络更加复杂。

物联网的体系结构分为 4 层,物联网的安全架构也相应地分为 4 层,如图 9.1 所示。物联网的安全机制建立在各层技术特点和所面临的安全威胁的基础之上。

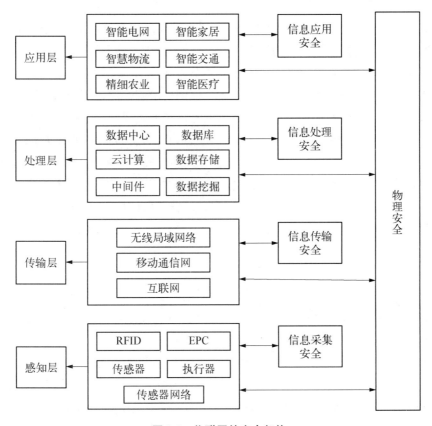

图 9.1 物联网的安全架构

物联网的安全包括信息的采集安全、传输安全、处理安全、应用安全和整个网络的物理安全。

(1) 信息采集安全需要防止信息被窃听、篡改、伪造和重放攻击等。主要涉及 RFID、EPC 和传感器等技术的安全。采用的安全技术有高速密码芯片、密码技术和公钥基础设施(public key infrastructure,PKI)等。

(2) 信息传输安全需要保证信息在传递过程中数据的机密性、完整性、真实性和可靠性,主要是各种通信网络和互联网的安全。采用的安全技术主要有虚拟专用网、信号加密、安全路由、防火墙和安全域策略等。

(3) 信息处理安全需要保证信息的处理和储存安全等,主要是云计算、数据中心等的安全。采用的安全技术主要有内容分析、病毒防治、攻击监测、应急反应和战略预警等。

(4) 信息应用安全需要保证信息的私密性和使用安全等,主要是个体隐私保护和应用系统安全等。采用的安全技术主要有身份认证、可信终端、访问控制和安全审计等。

物理安全需要保证物联网各层的设备(如信息采集节点、大型计算机等)不被欺骗、控制和破坏。主要涉及设备的安全放置、使用与维护,以及机房的建筑布局等。

9.1.1　感知层安全体系结构

感知层安全体系结构突出了管理层面在整个感知层安全体系中的地位,并将技术层面纳入管理层面,充分说明了安全技术的实现依赖于管理手段及制度上的保证,与管理要求相辅相成。体系中还将检测体系作为整个感知层安全体系的支撑,在检测体系中融合了对管理体系和技术体系的检测要求。技术层面的要求基本涵盖了当前感知层网络中存在的技术方面的主要问题。感知层安全体系的管理层面主要包括节点管理和系统管理两部分要求。其中节点管理具体包括节点监管、应急处理和隐私防护;系统管理具体包括风险分析、监控审计和备份恢复。技术层面主要包括节点安全和系统安全两部分,其中节点安全具体包括抗干扰、节点认证、抗旁路攻击和节点外联;系统安全具体包括安全路由控制、数据认证和操作系统安全。检测体系主要包括安全保证检查、点检测、系统检测、旁路攻击检测和路由攻击检测。

9.1.2　传输层安全体系结构

随着计算机网络的普及与发展,网络为我们创造了一个可以实现信息共享的新环境。但是由于网络的开放性,如何在网络环境中保障信息的安全始终是人们关注的焦点。在网络出现的初期,网络主要分布在一些大型的研究机构、大学和公司,由于网络使用环境的相对独立和封闭性,网络内部处于相对安全的环境,在网络内部传输信息基本不需要太多的安全措施。随着网络技术的飞速发展,尤其是互联网的出现和以此为平台的电子商务的广泛应用,如何保证信息在互联网的安全传输,特别是敏感信息的保密性、完整性已成为一个重要问题,也是当今网络安全技术研究的一个热点。

在许多实际应用中,网络由分布在不同站点的内部网络和站点之间的公共网络组成。每个站点配有一台网关设备,由于站点内网络的相对封闭性和单一性,站点内网络对传输信息的安全保护要求不高。站点之间的网络属于公共网络,网络相对开放,使用情况复杂,因此需要对站点间的公共网络传输的信息进行安全保护。

在网络层中,IPSec 可以提供端到端的网络层安全传输,但是它无法处理位于同端系统之中的不同的用户安全需求,因此需要在传输层和更高层提供网络安全传输服务。而传输层安全协议的特点就是:基于两个传输进程间的端到端安全服务,保证两个应用之间的保密性和安全性,为应用层提供安全服务。Web 浏览器是将 HTTP 和 SSL 相结合,因为技术实现简单,所以在电子商务中也有应用。在传输层中使用的安全协议主要是安全套接字层协议(secure sockets layer, SSL)。SSL 是由 Netscape 设计的一种开放协议,它指定了一种在应用协议和 TCP/IP 之间提供数据安全性分层的机制。

9.1.3　应用层安全体系结构

随着物联网应用的普遍,不仅很多企事业单位的发展依赖物联网平台,而且很多高档社区的建立也是基于物联网的应用。实际上，从构建伊始，物联网应用层的安全架构并不完善，甚至可以说岌岌可危。为了能够将物联网应用层的安全框架搭建起来，相关领域的研究人员耗费了不少资源。就以物联网模式下的物流信息系统的安全管理模式来看，无论是电子标签还是射频识别技术的普及应用，都需要安全管理为其扫清障碍。

在现代人的日常生活中，对物联网的应用频率越来越高，安全平台的搭建迫在眉睫。实际上，物联网应用层的安全架构及相关技术已经与平台对接，包括认证与密钥管理机制、安全路由协议、入侵检测、数据安全与隐私保护技术等，这些都是为了构建完善的物联网安全架构所做出的努力。尽管如此，面向物联网应用层的安全架构仍不能面面俱到，对此，业界专家提出一种基于安全代理的感知层安全模型，为依托物联网平台运作的各个应用终端提供优化服务。

面向物联网应用层安全架构的构建拟整合云服务，并且通过科学分析网络信息数据，保障物联网环境安全。云计算项目与物联网应用层安全架构的整合实践，是拓展该领域发展空间的重要策略。IT 业界的管理者们正在紧锣密鼓地钻研并实践面向物联网应用层的安全管理措施，在平台上构建起超级物联网应用体系模型，进而为广大物联网用户保驾护航。

9.2　物联网的安全威胁与需求

物联网结构复杂、技术繁多，面临的安全威胁的种类也就比较多。结合物联网的安全架构来分析感知层、传输层、处理层以及应用层的安全威胁与需求，不仅有助于选取、研发适合物联网的安全技术，更有助于系统地建设完整的物联网安全体系。经过对需求的分析，可以归纳出安全架构安全服务的理念：集中控制、系统管理、全面分析、快速响应。

9.2.1　感知层的安全

感知层的任务是全面感知外界信息，与传统的无线网络相比，由于感知层具有资源受限、拓扑动态变化、网络环境复杂、以数据为中心，以及与应用联系密切等特点，因而更容易受到威胁和攻击。

1. 感知层的安全威胁

感知层可能遇到的安全问题包括末端节点安全威胁、传输威胁、拒绝服务和路由攻击等。

1）末端节点安全威胁

末端节点包括传感器节点、RFTD 标签、近距离无线通信终端、移动通信终端、摄像头以及传感网络网关等。按照末端节点与网络的关系划分，有接入感知网络的节点和直接接入通信网络的节点。

感知节点本身的安全从脆弱性和安全威胁两个方面进行分析。

（1）物联网的末端节点的脆弱性表现在：

① 因为末端节点能力有限，所以更容易遭受拒绝服务（Denial of Service，DoS）攻击。

② 因为节点可能处于环境恶劣，无人值守，所以设备容易遭受破坏和丢失。

③ 设备相关信息失控，这是由于节点随机布放，上层网络难以获得布放节点位置信息以及拓扑信息。

（2）物联网末端节点的安全威胁包括：

① 非授权读取节点信息。由于感知节点被物理俘获或逻辑攻破，攻击者可利用简单的工具分析出感知节点所存储的机密信息，攻击者可使感知节点不工作。

② 假冒感知节点。攻击者通过假冒感知节点，向感知网络注入信息，从而发动多种攻击。如监听感知网络中传输的信息，向感知网络中发布假的路由信息或传送假的数据信息、进行拒绝服务攻击等。

③ 节点的自私性威胁。感知节点之间本应协同工作，但部分节点不愿消耗自己的能量或是有效的网络带宽为其他节点提供转发数据包的服务，影响网络的效率或使网络失效。

④ 木马、病毒、垃圾信息的攻击。这是由于终端操作系统或应用软件的漏洞所引起的安全威胁。

⑤ 与用户身份有关的信息泄露。包括个人信息、使用习惯、用户位置等，攻击者综合以上信息可进行用户行为分析。

2）传输威胁

任何有机密信息交换的通信都必须防止被窃听，存储在节点上的关键数据未经授权也应该禁止访问。传输信息主要面临的威胁有以下几种：

（1）中断。路由协议分组，特别是路由发现和路由更新消息，会被恶意节点中断和阻塞，攻击者可以有选择地过滤控制消息和路由更新消息，并中断路由协议的正常工作。

（2）拦截。路由协议传输的信息，如"保持有效"等命令和"是否在线"等查询，会被攻击者中途拦截，并定向到其他节点，从而扰乱网络的正常通信。

（3）篡改。攻击者通过篡改路由协议分组，破坏分组中信息的完整性，并建立错误的路由，造成合法节点被排斥在网络之外。

（4）伪造。无线传感网络内部的恶意节点可能伪造虚假的路由信息，并把这些信息插入到正常的协议分组中，对网络进行破坏。

3）拒绝服务

拒绝服务主要是破坏网络的可用性，减少、降低执行网络或系统执行某一期望功能能力的任何事件。如试图中断、颠覆或毁坏感知网络，另外还包括硬件失败、软件 bug、资源耗尽、环境条件等。包括在网络中恶意干扰网络中协议的传送或者物理损害传感节点，消耗传感节点能量。

4）路由攻击

路由攻击是指通过发送伪造路由信息，干扰正常的路由过程。路由攻击有两种攻击手段,一种是通过伪造合法的但具有错误路由信息的路由控制包,在合法节点上产生错误的路由表项,从而增大网络传输开销、破坏合法路由数据或将大量流量导向其他节点以快速消耗节点能量。还有一种攻击手段是伪造具有非法包头字段的包,这种攻击通常和其他攻击合并使用。

2. 感知层的安全需求

感知层的安全需求应该建立在感知网络自身特点、服务节点特征及用户要求的基础上,一般的感知网络具有低功耗、分布松散、信令简练、协议简单、广播特性、少量交互甚至无交互的特点。因此安全应建立在利用尽可能少的能量及带宽资源,设计出既精简又安全的算法、密钥体系和安全协议,解决相应的安全问题。针对感知层特有的安全需求,具体的解决方案如下:

(1) 感知层节点常常应用在无人看管的场合,因此,并不能保证节点设备绝对安全,但可以通过增加设备的冗余来提高整个系统的抗毁性。

(2) 根据用户的实际需求,通过对称密码或非对称密码的方案实现节点之间在通信前的身份认证。

(3) 通过限制网络的发包速度和同一数据包的重传次数,来阻止利用协议漏洞导致以持续通信的方式使节点能量资源耗尽的攻击。

9.2.2　传输层的安全

物联网的传输层主要用于把感知层收集到的信息安全、可靠地传输到信息处理层。在信息传输中,可能经过一个或多个不同架构的网络进行信息交换。大量的物联网设备接入传输层,也使其更容易产生信息安全问题。

1. 传输层的安全威胁

传输层可能遇到的安全问题有传输的安全问题、隐私的泄露问题、网络拥塞和 DoS 攻击、密钥问题等。

(1) 传输的安全问题。传输的安全问题是通信网络存在的一般性安全问题,会对用户数据和网络信令的机密性和完整性产生威胁。信息在传输过程中面临的威胁主要有中断、拦截、篡改和伪造 4 种情况。

(2) 隐私的泄露问题。由于一些物联网设备很可能处在物理不安全的位置,这就给了攻击者窃取用户身份等隐私信息的机会。攻击者可以根据窃取的隐私信息,借助这些设备对通信网络进行一些攻击。

(3) 网络阻塞和 DoS 攻击。由于物联网设备数量巨大,如果通过现有的认证方法对设备进行认证,那么信令流量对网络来说是不可忽略的,很可能会带来网络拥塞。网络拥塞会给攻击者带来可乘之机,从而对服务器产生拒绝服务攻击。

(4) 密钥问题。传统的通信网络认证是对终端逐个进行认证,并生成相应的加密和完整性保护密钥。当网络中存在大量的物联网设备时,如果也按照逐一认证产生密钥的方式,则会给网络带来大量的资源消耗。同时,未来的物联网存在多种业务,对于同一用户的同一业务设备来说,逐一对设备进行认证并产生不同的密钥也是对网络资源的一种浪费。

2. 传输层的安全需求

传输层的网络安全需求并不是物联网研究范畴下的新课题,早在各种通信网络标准制定和通信网络建设初期,安全问题就已被相关组织所关注,并制订了一系列的标准算法、安全协议和解决方案。针对不同的网络特征及用户需求,采取一般的安全防护或增强的安全防护措施基本能解决物联网通信网络的大部分安全问题。

通信网络的安全需求主要包括以下几个方面:接入鉴权;话音、数据及多媒体业务信息的传输保护;端到端和节点到节点的机密认证、密钥协商与管理机密性算法选取的有效机制;在公共网络设施上构建虚拟专网(VPN)的应用需求;用户个人信息或集团信息的屏蔽;各类网络病毒、网络攻击和 DoS 攻击的防护等。

9.2.3　处理层的安全

处理层对接收到的信息加以处理,要求能辨别出哪些是有用信息,哪些是无用信息甚至是恶意信息。处理层的安全性能同样取决于物联网的智能程度。

1. 处理层的安全威胁

处理层可能遇到的安全威胁包括信息识别问题、日志安全问题、配置管理问题和软件远程更新问题。

(1)信息识别问题。物联网由于某种原因可能无法识别有用的信息,无法甄别并有效防范恶意的信息和指令。导致出现信息识别问题的情况有:超大量终端提供了海量的数据,使得系统来不及识别和处理信息;智能设备的智能失效,导致效率严重下降;自动处理失控;非法人为干预造成故障;设备从网络中逻辑丢失;等等。

(2)日志管理问题。在传统网络中,各类业务的日志审计等安全信息由各业务平台负责。而在物联网环境中,终端无人值守,并且规模庞大,对这些终端的日志等安全信息进行管理成为新的安全问题。

(3)配置管理问题。攻击者可以通过伪装成合法用户向网络控制管理设备发出虚假的配置或控制命令,使得网络为节点配置错误的参数和应用,向节点执行器发送错误的命令,从而导致终端不可用,破坏物联网的正常使用。

(4)软件远程更新问题。由于物联网的终端节点数量巨大,部署位置广泛,人工更新终端节点上的软件十分困难,因此需要远程配置和更新。提高这一过程的安全保护能力十分重要,否则攻击者可以利用这一过程将病毒等恶意攻击软件注入终端,从而对整个网络进行破坏。

2. 处理层的安全需求

处理层的安全需求主要体现在对信息系统和控制系统的保护上,包括以下几个方面:对信息系统数据库信息的保护,防泄露、篡改或非法授权使用;有效的数据库访问控制和内容筛选机制;通过安全可靠的通信确保对节点的有效跟踪和控制;确保信息系统或控制系统采集的节点信息及下达的决策控制信息的真实性,防篡改、假冒或重放;安全的计算机信息销毁技术;叛逆追踪和其他有效的信息泄露追踪机制;对信息系统及控制系统的安全审计;等等。

9.2.4　应用层的安全

应用层利用处理层处理好的信息完成服务对象的业务需求。应用层的安全问题就是物联网业务的安全问题,关注更多的是物联网中用户的安全影响。

1. 应用层的安全威胁

物联网应用层主要面临以下安全问题:

(1)隐私威胁。大量使用无线通信、电子标签和无人值守设备,使得物联网应用层隐私信息威胁问题非常突出。隐私信息可能被攻击者获取,给用户带来安全隐患,物联网的隐私威胁主要包括隐私泄露和恶意跟踪。

(2)业务滥用。物联网中可能存在业务滥用攻击,例如非法用户使用未授权的业务或者合法用户使用未定制的业务等。

(3)身份冒充。物联网中存在无人值守设备,这些设备可能被劫持,然后用于伪装成客户端或者应用服务器发送数据信息、执行操作。例如针对智能家居的自动门禁远程控制系统,通过伪装成基网络的后端服务器,可以解除报警,打开门禁进入房间。

(4)应用层信息窃听/篡改。由于物联网通信需要通过异构、多域网络,这些网络情况多样,安全机制相互独立,因此应用层数据很可能被窃听、注入和篡改。此外,由于射频识别网络的特征,在读写通道的中间,信息也很容易被中途截取。

(5)抵赖和否认(用户劣性)。通信的所有参与者可能否认或抵赖曾经完成的操作和承诺。例如,用户否认曾经发送过某封电子邮件。

(6)重放威胁。攻击者发送一个目的节点已接收过的消息,来达到欺骗系统的目的。

(7)信令拥塞。目前的认证方式是应用终端与应用服务器之间的一对一认证。而在物联网中,终端设备数量巨大,当短期内这些数量巨大的终端使用业务时,会与应用服务器之间产生大规模的认证请求消息,这些消息将会导致应用服务器过载,使得网络中信令通道拥塞,引起拒绝服务攻击。

2. 应用层的安全需求

安全问题及安全需求研究需结合各个应用层次分别开展研究,如针对智能城市、智能交通、智能物流、智能环境监控、智能社区及家居、智能医疗等应用,其安全问题及安全需求存在共性及差异。

共性的安全需求包括以下几个方面:对操作用户的身份认证、访问控制,对行业敏感信息的信源加密及完整性保护,利用数字证书实现身份鉴别,利用数字签名技术防止抵赖,安全审计。

差异性体现在物联网不同应用系统的特性安全需求上,这需要针对各类智能应用的特点、使用场景、服务对象和用户的特殊要求,进行有针对性的分析研究。

9.2.5　控制管理方面的安全威胁和需求

1. 控制管理方面的安全威胁

（1）远程配置、更新终端节点上的软件应用问题。由于物联网中的终端节点数量巨大，部署位置广泛，人工更新终端节点上的软件应用则变得更加困难，远程配置、更新终端节点上的应用则更加重要，因此需要提高对远程配置、更新时的安全保护能力。此外，病毒、蠕虫等恶意攻击软件可以通过远程通信方式置入终端节点，从而导致终端节点被破坏甚至进而对通信网络造成破坏。

（2）配置管理终端节点特征时安全问题。攻击者可以伪装成合法用户，向网络控制管理设备发出虚假的更新请求，使得网络为终端配置错误的参数和应用，从而导致终端不可用，破坏物联网的正常使用。

（3）安全管理问题。在传统网络中，由于需要管理的设备较少，对于各种业务的日志审计等安全信息由各业务平台负责。而在物联网环境中，由于物联网终端无人值守，并且规模庞大，因此如何对这些终端的日志等安全信息进行管理成为新的问题。

2. 控制管理方面的安全需求

基于物联网所构建的信息系统或控制系统主要面临的安全问题包括对海量节点的有效管理及跟踪控制，包括对信息系统数据库信息的保护，防泄露、篡改或非授权使用；通过安全可靠通信确保对节点的有效跟踪及控制；确保信息系统或控制系统采集的节点信息及下达的决策控制信息的真实性，防篡改、假冒或重放；对信息系统及控制系统的安全审计；等等。

9.3　物联网安全的关键技术

作为一种多网、多技术融合的网络，物联网安全涉及各个网络的不同层次和各种技术的不同标准。针对互联网、移动通信网、RFID 和数据中心等的安全研究已经经历了很长时间，物联网将这些成熟的安全技术应用到自身的安全体系中是十分必要的。另外，对于一些安全研究难度比较大的网络和技术，如传感网等，则需要重点考虑相应的安全技术。

9.3.1　密钥管理技术

密钥系统是安全的基础，是实现物联网安全通信的重要手段之一。密钥是一种参数，它是在将明文转换为密文或将密文转换为明文的算法中输入的数据。密钥管理是处理密钥自产生到最终销毁的整个过程的所有问题，包括密钥的产生、存储、备份装入、分配、保护、更新、控制、丢失、吊销和销毁等。其中分配和存储是比较棘手的问题。密钥管理不仅影响系统的安全性，而且涉及系统的可靠性、有效性和经济性。

密钥管理需要进行的工作包括：产生与所要求安全级别相称的合适密钥；根据访问

控制决定应该接受密钥的实体；用可靠的办法将密钥分配给开放系统中的用户；利用其他渠道发放密钥，如网上购物支付等采用的手机短信密码，有时甚至需要进行人工的物理密钥的发放，如网上银行采用的 U 盾。

密钥管理系统有两种实现方法：对称密钥系统和非对称密钥系统。

对称密钥系统如图 9.2 所示。在对称密钥系统中，加密密钥和解密密钥是相同的。目前经常使用的一些对称加密算法有数据加密标准（data encryption standard，DES）、三重 DES（3DES 或 TDEA）和国际数据加密算法（international data encryption algorithm，IDEA）等。

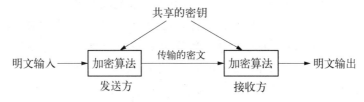

图 9.2　对称密钥系统

非对称密钥系统也称为公钥密钥系统，有两种模型：加密模型和认证模型，如图 9.3 所示。非对称密钥系统有两个不同的密钥，它可将加密功能和解密功能分开。一个密钥称为私钥，它被秘密保存。另一个密钥称为公钥，不需要保密，供所有人读取。非对称密钥系统的加密算法也是公开的，常用的算法有 RSA（以 rivest、shamir 和 adleman 这 3 个人命名）算法、消息摘要算法第 5 版（message digests，MD5）和数据签名算法（digital signature algorithm，DSA）等。

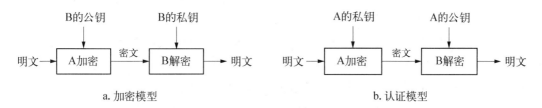

图 9.3　非对称密钥系统

加密模型用于信息的保密传输，发送者使用接收者的公钥加密，接收者收到密文后，使用自己的私钥解密。

认证模型用于验证数据的完整性和数字签名等，例如，目前互联网上大型的文件一般会附上 MD5 值，供下载完成后验证文件的完整性，同时也防止对文件的篡改。在认证模型中，发送者使用自己的私钥加密，接收者使用发送者的公钥解密。由于只有发送者知道自己的私钥，其他人很难生成同样的密文，因此，可用于数字签名。

对称密钥系统和非对称密钥系统各有优缺点。对称密钥系统的算法简单，但在管理和安全性上存在不足。非对称密钥系统的算法比较复杂，加解密时间长，但密钥发放容易，安全性高。互联网不存在计算资源的限制，非对称和对称密钥系统都可以使用。而在物联网中,无线传感器网络和感知节点存在计算资源的限制,对密钥系统提出了更多的要求,应该综合考虑对称与非对称密钥系统。

针对物联网尤其是无线传感器网络的特性,物联网密钥管理系统面临两个主要的问题:一是如何构建一个贯穿多个网络的统一密钥管理系统,并与物联网的体系结构相适应;二是如何解决无线传感器网络的密钥管理问题,如密钥的分配、更新和组播等问题。

在无线传感器网络中,密钥的建立和管理过程是其保证安全的首要问题。无线传感器网中的密钥管理方法根据密钥的节点个数可以分为对密钥管理方案和组密钥管理方案。根据密钥产生的方式又可分为预共享密钥模型和随机密钥预配置模型。另外还有基于位置的密钥预分配模型、基于密钥分发中心的密钥分配模型等。

实现统一的密钥管理系统可以采用两种方式:一是以互联网为中心的集中式管理方式。由于互联网的密钥分配中心负责整个物联网的密钥管理,一旦传感器网络等其他网络接入互联网,通过密钥中心与传感器网络汇聚节点进行交互,实现对网络中节点的密钥管理;二是以各自网络为中心的分布式管理方式,在此模式下,互联网和移动通信网比较容易解决,但无线传感网络由于自身特点的限制,密钥管理系统的设计在需求上有所不同,特别要充分考虑到无线传感器网络传感节点的限制和网络组网与路由的特征。因此,解决无线传感器网络的密钥管理就成了解决物联网密钥管理的关键,无线传感器网络的需求主要体现在:密钥生成或更新算法的安全性;前向私密性;后向私密性和可扩展性;抗同谋攻击;源端认证性和新鲜性。

9.3.2 虚拟专用网技术

在建设企业专网时,企业的异地局域网之间的互联有 3 种方法:自己铺设线路,租用电信网专线,采用虚拟专用网技术。前两种方法都比较昂贵。

虚拟专用网(virtual private network,VPN)是指依靠互联网服务提供商(internet service provider,ISP)和其他网络服务提供商(network service provider,NSP)在公用网络上建立专用数据通信网络的技术。在虚拟专用网中,任意两个节点之间的连接并没有传统专网所需的端到端的物理链路,而是架构在公用网络服务商所提供的网络平台之上的逻辑网络,用户数据在逻辑链路中传输。

根据用途的不同,VPN 通常有 3 种解决方案:远程访问虚拟网(access VPN)、内联网虚拟网(intranet VPN)和外联网虚拟网(extranet VPN)。用户可以根据自身需求和VPN 的以下特点进行选择。

(1) 安全保障。虽然实现 VPN 的技术和方式很多,但所有的 VPN 均可保证通过公用网络平台传输数据的专用性和安全性。VPN 在非面向连接的公用 IP 网络上建立一个逻辑的、点对点的连接,称为隧道,利用加密技术对经由隧道传输的数据进行加密,以保证数据仅被指定的发送者和接收者了解,从而保证了数据的私有性和安全性。

(2) 服务质量保证。VPN 可以根据不同要求提供不同等级的服务质量保证,并且可以通过流量预测与流量控制策略,按照优先级分配带宽资源,实现带宽管理,使得各类数据能够较合理地先后发送,并预防阻塞的发生。

(3) 可扩充性和灵活性。VPN 能够支持通过 Intranet(内联网,企业内部网络)和 Extranet(外联网,企业间的公共合作网络)的任何类型的数据流,方便增加新的节点,支持多种类型的传输媒介,可以满足同时传输语音、图像和数据等新应用对高质量传输及带宽增加的需求。

(4) 可管理性。VPN 管理主要包括安全管理、设备管理、配置管理、访问控制列表管理、可服务质量管理等内容。无论从用户角度还是从运营商角度,都可以方便地进行管理和维护。VPN 的上述特点十分适应物联网构建的要求。VPN 的核心优势是安全,在物联网的传输层中应用 VPN,可以有效地保证信息传递过程中数据的安全性。

VPN 应用了 4 项安全技术:隧道技术、加解密技术、密钥管理技术,以及使用者和设备身份认证技术。

在物联网中,VPN 需要扩展到远程访问,这就对 VPN 的安全提出了更高的要求。例如,远程工作人员可能会通过个人计算机进入网络,接触和操作网络核心内容,从而给攻击者提供了机会。虽然远程访问过程中加密隧道是安全的,连接也是正确的,但是攻击者可以通过入侵远程工作的计算机来达到破坏网络的目的。一旦入侵成功,攻击者便能够远程运行 VPN 客户源软件,进入到整个网络中。因此,必须有相应的解决方案堵住远程访问 VPN 的安全漏洞,使远程访问端与网络的连接既能充分体现 VPN 的优点,又不会成为安全的威胁。具体的解决办法有:在所有进行远程访问的计算机上安装防火墙并配备入侵检测系统;监控安装在远端系统中的软件,并将其限制只能在工作中使用;安装要求输入密码的访问控制程序;对敏感文件进行加密等。

9.3.3 认证技术

认证是指使用者采用某种方式来"证明"自己确实是自己宣称的人,网络中的认证主要包括身份认证和消息认证。

身份认证用于鉴别用户身份,使通信双方确信对方身份并交换会话密钥。身份认证包括识别和验证。识别是指明确并区分访问者的身份;验证是指对访问者声称的身份进行确认。在身份认证中,保密性和及时性是密钥交换的两个重要问题。为防止假冒和会话密钥的泄密,用户标识和会话密钥等重要信息必须以密文的形式传送,这就需要事前已有能用于这一目的的主密钥或公钥。在最坏的情况下,攻击者可以利用重放攻击威胁会话密钥,或者成功假冒另一方,因此,及时性可以保证用户身份的可信度。

消息认证用于保证信息的完整性和抗否认性,使接收方可以确信其接受的消息确实来自真正的发送方。在很多情况下,用户双方并不同时在线,而且需要确认信息是否被第三方修改或伪造,这就需要消息认证。广播认证是一种特殊的消息认证形式,在广播认证中,一方广播的消息被多方认证。

常用的认证方法有用户名/密码方式、IC 卡认证方式、动态口令方式、生物特征认证方式及 USB 密钥认证方式。常用的认证机制包括简单认证机制、基于 Kerberos 网络认证协议的认证机制、基于公共密钥的认证机制,以及基于挑战/应答的认证机制。这些方法和机制各有优势,被应用在不同的认证场景中。

在物联网的认证过程中,传感器网络的认证机制比较重要。传感器网络中的认证技术主要包括基于轻量级公钥的认证技术、预共享密钥的认证技术、随机密钥预分布的认证技术、利用辅助信息的认证和基于单向散列函数的认证等。

互联网的认证是区分不同层次的,网络层的认证就负责网络层的身份鉴别,业务层的认证就负责业务层的身份鉴别,两者独立存在。但在物联网中,业务应用与网络通信紧紧地绑在一起,认证有其特殊性。例如,当物联网的业务由运营商提供时,那么就可以充分利用网络层认证的结果而不需要进行业务层的认证。当业务是敏感业务如金融类业务时,一般业务提供者会不信任网络层的安全级别,而使用更高级别的安全保护,此时就需要进行业务层的认证。

9.3.4　访问控制技术

访问控制是对用户合法使用资源的认证和控制,按用户身份及其所归属的某项定义组来限制用户对某些信息项的访问,或限制对某些控制功能的使用。访问控制是信息安全保障机制的核心内容,是实现数据保密性和完整性的主要手段。访问控制的功能主要有防止非法的主题进入受保护的网络资源,允许合法用户访问受保护的网络资源,以及防止合法用户对受保护的网络资源进行非授权的访问等。

访问控制可以分为自主访问控制和强制访问控制两类,前者是指用户有权对自身所创建的访问对象(文件、数据表等)进行访问,并可将对这些对象的访问权授予其他用户和从授予权限的用户收回其访问权限;后者是指系统(通过专门设置的系统安全员)对用户所创建的对象进行统一的强制性控制,按照预定规则决定哪些用户可以对哪些对象进行何种类型的访问,即使用户是创建者,在创建一个对象后,也可能无权访问该对象。

访问控制技术可分为入网访问控制、网络权限控制、目录级控制、属性控制和网络服务器的安全控制。对于系统的访问控制,有几种实用的访问控制模型:基于对象的访问控制模型;基于任务的访问控制模型;基于角色的访问控制模型。目前信息系统的访问控制主要是基于角色的访问控制机制及其扩展模型。

在基于角色的访问控制机制中,一个用户先由系统分配一个角色,如管理员、普通用户等,登录系统后,根据用户的角色所设置的访问策略实现对资源的访问。显然,这种机制是基于用户的,同样的角色可以访问同样的资源。对物联网而言,末端是感知网络,可能是一个感知节点或一个物体,仅采用用户角色的形式进行资源的控制显得不够灵活,因此,需要寻求新的访问控制机制。

基于属性的访问控制是近几年研究的热点。如果将角色映射成用户的属性,就可以构成属性和角色的对等关系。基于属性的访问控制是针对用户和资源的特性进行授权,不再仅仅根据用户 ID 来授权。由于属性的增加相对简单,随着属性数量的增加,加密的密文长度随之增加,这对加密算法提出了新的要求。为了改善基于属性的加密算法,目前的研究重点有基于密钥策略和基于密文策略两个发展方向。

9.3.5 入侵检测技术

入侵检测就是鉴别正在发生的入侵企图或已经发生的入侵活动。入侵检测是对入侵行为的检测，它通过收集和分析网络行为、安全日志、审计数据、关键点信息，以及其他网络上可以获得的信息，检查网络或系统中是否存在违反安全策略的行为和被攻击的迹象。入侵检测作为一种积极主动的安全防护技术，提供了对内部攻击、外部攻击和误操作的实时保护，在网络系统受到伤害之前拦截入侵行为。

从检测事件的性质来说，入侵检测主要分为异常入侵检测和误用入侵检测。

（1）异常入侵检测是基于行为的检测方法，是根据入侵行为的异常特性识别入侵。它检测与可接受行为之间的偏差。如果可以定义每项可接受的行为，那么每项不可接受的行为就可能是入侵。首先总结正常操作应该具有的特征（用户轮廓），当用户活动与正常行为有重大偏离时即被认为是入侵。这种检测模型漏报率低，误报率高。因为不需要对每种入侵行为进行定义，所以能有效地检测未知的入侵。

（2）误用入侵检测是基于知识的检测技术，它根据攻击模式等入侵形式特征识别入侵。检测与已知的不可接受行为之间的匹配程度。如果可以定义所有的不可接受行为，那么每种能够与之匹配的行为都会引起告警。收集非正常操作的行为特征，建立相关的特征库，当检测的用户或系统行为与库中的记录相匹配时，系统就认为这种行为是入侵。这种检测模型误报率低，漏报率高。对于已知的攻击，它可以详细、准确地报告出攻击类型，但是对未知攻击却效果有限，而且特征库必须不断更新。

目前主要的入侵检测技术有以下几种：基于人工免疫系统的入侵检测方法，基于神经网络的入侵检测方法，基于遗传算法的入侵检测方法，基于聚类的入侵检测方法，基于专家系统的入侵检测方法，基于分布式协作与移动代理技术的入侵检测方法。

在物联网中，接收到的数据按指数增长，并且广泛使用加密技术，传统的入侵检测系统不能识别加密后的数据，无法形成有效的检测机制。除此之外，还存在不能很好地与其他网络安全产品相结合等问题。因此，入侵检测技术需要不断改进分析技术，增进对大流量网络的处理能力并向高度可集成性发展。

9.3.6 容侵容错技术

容侵是指在网络中存在恶意入侵的情况下，网络仍然能够正常运行。容错就是当由于种种原因在系统中出现了数据、文件损坏或丢失时，系统能够自动将这些损坏或丢失的文件和数据恢复到发生事故以前的状态，使系统能够连续正常运行的一种技术。容侵容错技术在网络、数据库及应用系统中都有十分重要的应用。而对于物联网、无线传感器网络的容侵容错性是十分重要的安全保障。

无线传感器网络的安全隐患在于网络部署区域的开放性和无线电网络的广播特性，攻击者往往利用这两个特性，通过阻碍网络中节点的正常工作，进而破坏整个网络的运行,降低网络的可靠性。无人值守的恶劣环境导致无线传感器网络缺少传统网络中的物理上的安全,传感器节点很容易被攻击者俘获、毁坏或妥协。现阶段无线传感器网络的容侵技术主要集中于网络的拓扑容侵、安全路由容侵,以及数据传输过程中的容侵机制。

由于传感器节点在能量、存储空间、计算能力和通信带宽等诸多方面都受限,而且通常工作在恶劣的环境中,因而传感器节点经常会出现失效的状况。无线传感网的容错性体现在当部分节点或链路失效后,网络能够对传输的数据进行恢复或者使网络结构自愈,从而尽可能地减小节点或链路失效对无线传感器网络功能的影响。目前无线传感器网络容错技术的研究主要集中在网络拓扑中的容错、网络覆盖中的容错及数据检测中的容错机制等。

9.3.7 隐私保护技术

隐私就是反映使用者日常行为的信息。网络隐私权是指公民在网络上的个人数据信息、隐私空间和网络生活安宁受法律保护,禁止他人非法知悉、侵扰、传播或利用的权利。在现代社会中,隐私的保护不仅是安全问题,也是法律问题,欧洲通过了《隐私与电子通信法》,对隐私保护问题给出了明确的法律规定。

在物联网的发展过程中,大量的数据涉及个体的隐私问题,如个人出行路线、消费习惯、个体位置信息、健康状况和企业产品信息等,如果无法保护隐私,物联网可能面临由于侵害公民隐私权而无法大规模广泛应用的问题。因此,物联网中的隐私保护是其面临的一项重要挑战。

物联网中的很多技术都与隐私保护有关,如射频识别、传感器网络、互联网、数据管理和云计算等。物联网中隐私侵犯的主要特点有:侵犯形式多样性,侵权主体多元化,侵权手段多样化与智能化,以及侵权后果严重化与复杂化。

网络隐私保护技术主要从两个方面来考虑:基于用户的匿名技术;基于服务商的隐私政策。此外,隐私保护还包括对等计算、基于安全多方计算的隐私保护、私有信息检索、位置的私有保护、时空匿名和空间加密等方式,将这些技术合理地应用在物联网中,对物联网的隐私保护有着重要意义。

匿名技术的实质是隐藏用户的身份或信息,主要包括洋葱路由(类似洋葱,沿途路由器层层加密)、代理服务器和信息隐蔽(把信息接入其他宿主中,使监管者不易察觉)等匿名方法,主要应用于以下场合中。

(1)移动通信。移动通信在为用户提供随身携带、使用方便的同时,也为攻击者跟踪使用者留下了隐患,因此采用匿名技术实现隐蔽的网络连接是十分必要的。隐蔽连接包括两个方面:位置隐蔽性,用以保证用户的位置与行踪秘密;数据来源/目的的隐蔽性,用以实现用户身份的匿名性。

(2)互联网。互联网匿名技术的应用包括匿名电子邮件、隐蔽浏览和消息发布,以及匿名网络通信系统等。匿名电子邮件利用简单邮件传输协议(SMTP)和相应的匿名连接协议组合而成。隐蔽浏览和发布系统是采用超文本传输协议(HTTP)的转递代理,通过代理过滤掉 HTTP 头中有关用户的信息,实现隐蔽的网页浏览和消息发布。匿名网络通信是一种综合性的隐蔽网络连接系统,采用的是匿名链迭代协议(把多个代理串接起来),可实现隐蔽的远程登录、网页浏览、邮件发送、电子支付和匿名拍卖等功能。

(3) 匿名移动代理。匿名移动代理是指代表某一匿名用户沿一个指定的路径做某个特定信息处理的软件模块,主要由软件代码和信息库组成,所做处理包括信息采集或商务协商。为保证代理的匿名性和可识别性,由代理服务中心和分级证书机构生成代理的软件代码并签发数字证书。移动代理所具有的信息加密和签名具有安全保障,其隐蔽路径一般通过洋葱路由方法实现。

服务商的隐私政策就是内容服务提供商或网络服务提供商制定的隐私条款,接受其服务就必须接受其隐私条款,提供相应的用户信息。服务商有义务保护用户的信息,但众多的服务商提供的隐私政策各有不同,用户难以理解,通常也不会细读。因此,需要一种自动化的技术使用户能够更好地保护隐私。例如,由万维网联盟(World Wide Web Consortium,W3C)制订的隐私偏好平台(platform for privacy preferences,P3P)就是一种用于浏览网站的隐私保护技术,具备 P3P 能力的浏览器会判断用户设置的隐私权偏好是否与网站的数据收集做法相匹配。

9.4　物联网的管理模型和解决方案

国际电联(ITU)和国际标准化组织(ISO)提出了网络管理的五大功能,即故障管理、配置管理、计费管理、性能管理和安全管理。其中故障管理使管理中心能够监视网络中的故障,并能对故障原因进行诊断和定位;配置管理用来定义网络、初始化网络、配置网络、控制和监测网络中被管对象的功能集合;计费管理,即记录用户使用网络的情况,统计不同线路、不同资源的利用情况,建立度量标准,收取合理费用;性能管理的目标是衡量和调整网络特性的各个方面,使网络的性能维持在一个可以接受的水平上;安全管理即对网络资源及重要信息的访问进行约束和控制。

目前的计算机网络和通信网络都是按照这 5 个功能进行管理的,物联网也不例外。然而,物联网有许多新的特点,如物联网的接入节点数量极大、网络结构形式多异、节点的生效和失效频繁,以及核心节点的产生和调整往往会改变物联网的拓扑结构等。因此,物联网的管理还应该包括以下几个方面的内容:传感网中节点的生存和工作管理,传感网的自组织特性和传感网的信息传输,传感网拓扑变化及其管理,自组织网络的多跳和分级管理,自组织网络的业务管理等。

物联网的网络管理主要从其自组织、分布式特性入手,建立网络管理模型,提出相应的网络管理解决方案。

9.4.1　物联网的自组织网络管理

无线传感器网络是物联网感知层的核心技术之一,它是一种自组织网络(Ad Hoc 网络,简称自组网),其主要特点是无线、多跳和移动。现有的网络管理体系及系统结构都是面向固定网络的,在动态网络环境下都难以保证完成正常的网络管理任务,即它们的移动性和抗毁能力差。因此,物联网的自组织网络管理是物联网能否成功运行的关键。

物联网的自组织网络管理可分为拓扑管理、移动性管理、功率管理、QoS 管理和网络互联管理等几个方面。

1. 拓扑管理

由于自组网的拓扑是动态变化的,因此,要求拓扑控制算法不仅能在初始时建立具有某种性质(或者优化目标)的网络拓扑结构,而且在拓扑变化时,算法能够重构网络,保障网络的连通性,并且以较小的开销维护网络已有的属性。

通过拓扑管理,物联网可以达到以下目的:提高网络的业务性能,即提高吞吐量;保证网络的连通性,提高网络的可靠性能;实现功率的优化,从而降低总功率和平均功率;保障网络的服务质量。

2. 移动性管理

由于自组网节点的移动性会造成网络拓扑的动态变化,因此,对网络节点的移动性管理是十分必要的。为了更好地组织和管理移动节点,可以采用分群的策略。群的划分应遵循以下原则:采用不固定的群结构和群首;群首的功能完全由管理者控制;群的规模要适中,群中群首与一般成员间的距离以一跳为好;需要周期性地分群或修改群结构,并对群的划分进行刷新,但重新分群不应过于频繁,在网络发生突变的情况下,及时改变网络的结构。

在自组网中,采取分群策略有助于简化管理者的管理任务。为了不过多增加网络负荷,仅当网络拓扑结构发生显著变化时,才对其做出响应。

3. 功率管理

在物联网中,功率控制管理不仅针对终端设备,而且更多地针对由电池供电的网络节点。在无线传感器网络中,很多路由协议和分簇算法考虑了功率管理,并且在 MAC 层加入了休眠机制。由于节点在休眠模式下消耗的能量远小于节点发射、接收和空闲时消耗的能量,因此,应该使节点尽量处于休眠状态,但为了保证数据的正常传输,必须提供合理的唤醒机制。

在无线传感器网络中,通过降低传感器节点无线通信发射功率,功率管理提供了降低功耗的方法。在保证网络的双向连通性的条件下,尽量降低节点发射功率是功率管理的基本目标。对节点自身的计算和传感资源的动态管理也是功率管理的一个重要方面。

4. QoS 管理

为了使自组网适用于各种实时业务应用,如话音信息和多媒体信息,网络必须具有 QoS 管理机制。在互联网中,最常用的 QoS 机制有集成服务和区分服务两种。集成服务的思想是预留一定的资源。区分服务的思想是区别对待不同类型的数据。自组网可以对这两种机制加以修改,资源预留时根据用户所要求的带宽范围决定数据流的接入与否。当网络趋于拥塞时,每个接入流只保证最小要求带宽;当网络空闲时,逐步扩大使用带宽。QoS 资源管理协议可以和 QoS 路由算法联合起来提供服务质量保证。

5. 网络互联管理

自组网的互联管理包括自组网之间的互联、自组网与 IP 网或蜂窝移动网的互联等，与其他网络互联，自组网只能作为末端网络，即只允许出自本网节点或终结于本网节点的数据流通过。两个自组网通过 IP 网互联时，IP 网作为通信隧道传输自组网的数据。

9.4.2　物联网的分布式网络管理模型

网络管理一般采用管理者—代理的管理模型。管理者是运行在计算机上的组应用程序，它从各代理处收集设备信息，供网络管理员和网管软件进行处理。代理是运行在被管理的设备内部的一个应用程序，用于监控设备。

互联网使用的网络管理协议是简单网络管理协议（simple network management protocol，SNMP）。SNMP 是一个面向对象的协议，可以管理网络中的所有子网和设备，以统一的方式配置网络设备、控制网络和排除网络故障。SNMP 网络管理系统由管理者、代理、管理信息库 MIB 和 SNMP 协议 4 部分组成。

物联网是一种异构集成网络，不能直接全面使用 SNMP，但可以采用同样的管理者—代理模型。在分布式网络管理模型中，有些代理也担当管理者的部分功能。物联网分布式网络管理模型由网管服务器、分布式网络代理和网关设备组成，其中，分布式网络代理是基于自组网的监测、管理和控制单元，具有网络性能检测与控制、安全接入与认证管理、业务分类与计费管理等功能，监测并管理各分布式网络代理中的被管理设备。分布式网络代理的功能模型如图 9.4 所示。

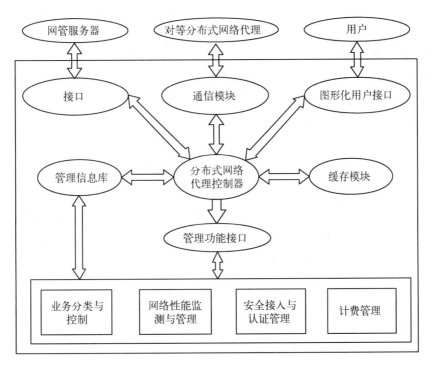

图 9.4　分布式网络代理功能模型

分布式网络代理作为物联网分布式网络管理模型中物联网网络监测、管理和控制系统的核心，是其所在管理群内唯一授权的管理者。各分布式网络代理应能动态地发现其他的分布式网络代理，在数据库级别上共享网管信息，并且能实现相互间的信息发送和传递，完成彼此之间的定位和通信；同时还要负责维护物联网管理网络的正常运行，实时维护分布式网络代理节点及其备用节点的创建、移动、退出及网络重构；最后还要能够实现与用户和网管服务器的交互与管理策略的制定。

分布式网络代理之间是以自组织的方式形成管理网络，按预先制定的通信机制共享网管信息。各分布式网络代理定时或在网络管理服务器发送请求时，传递相关的统计信息给网管服务器，大大减轻了网管服务器的处理负荷，也减少了管理信息的通信量。此外，即使管理站临时失效，也不影响分布式网络代理的管理，只是延缓了相互之间的通信。用户还可通过图形化用户接口进行配置管理功能模块，提高用户可感知的 QoS。

在物联网管理模型中，网络监测与控制系统的作用是评估网络的服务质量及动态效率，从而为网络结构调整优化提供参考依据。其基本功能是连续地收集网络中的资源利用、业务传输和网络效率相关参数，如收集网络路由、网络流量、网络拓扑和业务传输的状况，进行分析汇聚和统计，形成汇聚报告，同时根据用户和网管服务器的性能监测管理要求，执行监测配置，并按此配置进行监测控制，实现统计运算、门限告警和监测报告，并根据监测管理策略设置监测参数。对于不同的网络拓扑结构，其搜索算法、网络形成机制、节点加入/离开机制、网络波动程度和网络结构等都不尽相同，所以必须按照实际网络特性制订不同的拓扑发现策略和测量方法，实现拓扑测量。

为了实现物联网网络监测、管理与控制的模型，需要研究适合分布式网络代理之间交换信息的通信机制，研究适合于分布式网络代理网络的拓扑结构、路由机制、节点定位和搜索机制，研究节点加入、离开及邻居节点的发现机制，并引入相应的安全和信任机制，提高网络的相对稳定性、恢复弹性和容错能力，以实现分布式管理系统对于分布式网络代理网络动态变化的适应能力和健壮性。自组织的分布式网络代理通信网络平台要监控网络间的通信控制和信息传输，协调网络通信，保证网络间数据传输的可靠与安全。

9.4.3　物联网的网络管理解决方案

基于物联网的自组织特性，以及节点地位的对等性和有限的节点能力，集中式网络管理方案不能适应其实际管理的需要，因此，目前物联网的网络管理方案以自组网的分布式网络管理为主，其网络管理方案大致可分为以下 3 类：基于位置管理的方案、基于移动性感知的管理方案，以及基于代理和策略驱动的管理方案。

1. 基于位置管理的方案

基于位置管理的方案主要有采用分簇算法的网络管理（clustering algorithm applied to the network management，CAANM）方案、分布式位置管理（distributed location management，DLM）方案和基于 Quorum 机制的管理（management with uniform quorum system，MUQS）方案。

CAANM 基于 SNMP,采用与 Ad Hoc 网络管理协议(Ad-hoc network management protocol,ANPM)类似的结构,不同之处主要体现在,管理者除了可以直接与代理通信外,还可以与簇首节点进行信息交互。

DLM 方案是一种分布式位置管理方案,使用的是种格状的分级寻址模型,不同级别的位置服务器携带不同级别的位置信息,当节点移动时,只有很少一部分的位置服务器进行更新,在 DLM 中,每个节点具有唯一的 ID,并能通过全球定位系统 GPS 获知自身的位置。在每个节点传输范围相同的情况下,DLM 要求网络最小分区的对角线长度要小于节点的传输范围。

MUOS 方案在逻辑上使用了两级结构,将网络中的节点分为骨干节点和非骨干节点。这种两级结构只用于移动性管理,路由协议仍在整个平面上进行,即多跳路由可以跨越骨干节点和非骨干节点。

2. 基于移动性感知的管理方案

基于移动性感知的管理方案有局部转发位置管理(locally forwarding location management,LFLM)方案和组移动性管理(group mobility management,GMM)方案。LFLM 方案是一种能感知节点运动的管理方案。在 LFLM 中,使用了一种混合的网络结构,总体上分为两级,第一级是由网络中的节点构成组,每个组具有组头;然后由这些组头组成第二级,采用第一级中组的构成方法,在第二级中又形成队。LFLM 是对传统分级网络中基于指针位置管理方案的一种改进。

GMM 方案是一种基于节点组移动性的管理方案,通过观察节点群组的运动参数,如距离、速度及网络分裂的加速度等,来预测网络的分裂。GMM 的运动模型比较准确,主要是因为采用了组运动加速度这个参数,从而提高了对节点运动速度的估计准确度,同时也提高了对网络分裂和融合预测的准确性。

3. 基于代理和策略驱动的管理方案

基于代理和策略驱动的管理方案有游击管理体系结构(guerrilla management architecture,GMA)方案等。这是一种基于策略的管理方案,网络中能力较高的节点称为管理节点,承担智能化的管理任务,采用两级结构,管理者进行策略的控制和分配,游击式的管理节点通过相互协同完成整个网络的管理。

4. 各种网络管理方案的比较

在上述 3 类管理方案中,基于位置的管理方案更为简单,适用于节点移动性较低的网络。随着网络节点移动性的增加,管理开销上升较快,同时管理效率迅速下降。

基于移动性感知的管理方案由于要完成移动性感知,因此对节点处理能力要求相对更高,同时由于移动性的计算将会增加能量的消耗。由于在实际的网络中,节点的运动行为往往不是孤立出现的,并具有一定的群组运动特性,因此,这种方案具有较好的适用性。

基于代理和策略驱动的管理方案是目前适用范围最广的方案,它注重管理策路如何交互,由于其策略代理具有复制和迁移等特性,使其能适应网络的动态变化,具有较高的管理效率。

本章小结

本章从感知层、传输层、处理层和应用层 4 个层面系统阐述物联网安全体系架构和物联网的安全威胁与安全需求,在此基础上讲解了密钥管理、认证、访问控制等网络安全关键技术。最后,系统描述物联网的自组织管理、分布式网格管理模式和网络安全管理解决方案。

 习题 9

简答题

(1) 为什么说物联网的安全具有特殊性?

(2) 物联网安全的核心是什么?

(3) 物联网感知层可能遇到的安全问题有哪些?

(4) 物联网应用层的共性安全需求有哪些?

(5) 为什么说物联网的隐私保护是一项重要挑战?

(6) VPN 应用的安全技术有哪些?

(7) 误用入侵检测有哪些特点?

(8) 简要介绍物联网的管理内容。

第 10 章　物联网医学的应用前景

学习目标

(1) 关注并感受物联网在健康家居和智慧医疗方面的应用。
(2) 描述健康家居物联网应用案例。
(3) 学习智慧医疗应用案例。
(4) 检索物联网医学的应用前景,如医学机器人。
(5) 通晓物联网医学在流行病学中的应用研究进展。

思政目标

物联网医学的应用前景广阔,健康家居、智慧医疗、精准医疗,尤其在康复医疗和疫情中医学机器人的独特应用更是无人替代。但是也存在安全隐患,如果将来你是商家代表或者技术服务人员,需要生命健康至上的仁心大爱,让产品更安全地服务于人。

随着物联网设备的普及,智能家居、健康护理和移动医疗领域发生了巨大变革,在医疗保健行业,许多医疗机构开始采用基于物联网的嵌入式开发医疗设备,以解决偏远地区缺乏医生的问题。基于物联技术研发实行面向医务人员的"智慧医疗"、面向患者的"智慧服务"和面向医院的"智慧管理"等,联合协同打造新生态模式,成为未来健康发展新趋势。

10.1　物联网医学在健康家居中的应用

健康家电是 21 世纪开始进入人们生活的新型电器产品。它主要利用控制、检测、数据分析、网络控制以及数据呈现技术等,通过各种传感器结合嵌入式处理器以及各种网络互联技术,形成对人们生活和健康状态进行监控、分析和管理的智能化电器设备。根据目前已经呈现的产品形态,将健康家电分为 6 大类产品,主要包括医疗保健、康复护理、健康监测、环境监测、净化处理和美容保健等。

10.1.1　净化家电的工作原理

物联网的核心在于传感技术的数据采集、移动运算技术的数据处理以及移动网络技术的数据通信及云端的数据分析和处理。在家庭净化家电的应用中,家庭净化家电的状态及效能信息可以通过流量、温度、湿度、空气质量、水质质量等传感器来监测状态并通过本地系统进行简单的处理和分析。为了提供更为精准的数据分析和处理,采集的数据可以利用移动互联网络传输到云端进行进一步的处理和分析,可以结合用户过往数天、数月、数年的数据信息进行分析和比较,通过数据来拓展应用。例如,可以分析用户家庭的空气和自来水的质量变化情况,家庭中的用水情况等,再结合相关的行业标准信息,为用户提供更加精准的家庭环境健康情况信息。此外,家电接入物联网后,用户可以通过网络实现对家电的控制访问和状态监控。这样可以为用户提供更加便捷和高效的交互控制方式。总之,物联网的应用将会给家用净化家电带来更多样化的应用模式和优秀的交互体验。

10.1.2　家用净化电器

空气净化器和水净化器是家用净化电器的两类主要产品。净化器需要对家庭空气环境和水质环境的状况进行有效的监测,当环境参数超出标准时,启动净化处理并实时监控净化处理前后的状态,及时为用户提供净化后的空气和水。表 10.1 是空气净化器和净水器的主要监测参数列表,包括环境状态、工作状态、净化效果和设备状态等监控信息。环境状态监控主要是对电器工作环境信息的监控,及时了解周围环境状况,进行分析并启动相应工作状态。在工作状态监控过程中,可以及时根据外部环境以及内部工作状态来调整电器工作状态,匹配最佳净化处理性能。净化效果是监控的主要任务,将直接影响用户体验、产品效能以及净化效果,通过直观显示的方式将表示净化效果的主要参数呈现给用户,以达到快速、直观了解净化效果的目的。设备状态监控是指及时了解设备各个部件的工作情况,一方面可以及时发现问题并预警;另一方面也可以将设备工作状态实时采样存储以用于云端平台的进一步数据分析。总之,通过利用传感器和高性能数据处理平台可以实现对家庭健康电器设备各种状态的监控和控制,从而提高产品的数据处理和呈现能力,为用户提供更加智能化的体验和服务。

表 10.1　空气净化器和净水器检测指标

监测参数	空 气 净 化 器	净 水 器
环境状态	空气 $PM_{2.5}$,VOC,温度,湿度等	原水状况(TDS)、原水温度等
工作状态	大风量快速净化、自适应净化、低速睡眠状态净化、滤芯状态、防伪加密等	净化制水、杀菌消毒、加热、制冷、滤芯状态、防伪加密等
净化效果	$PM_{2.5}$ 和 VOC 去除效果,温度和湿度等状态	净化后水质状况(TDS)、纯水温度等状态
设备状态	功率、风机转速、传感器、网络等状态	功率、泵、阀、传感器、网络等状态

10.1.3　健康检测和护理

物联网科技带来了全新的运动、健身方式,可以使用运动手环或是智能手表来监测每天的运动量,在家中放置一台新型的智能体重秤,可以获得更全面的运动监测效果。类似Withings 的产品,内置了先进的传感器,可以监测血压、脂肪量甚至是空气质量,通过应用程序为用户提供健康建议。另外还可以与其他品牌的运动手环互联,实现更精准、更加无缝化的个人健康监测。

不仅仅是运动、健身监测,物联网技术也已经辐射到个人健康护理领域。包括欧乐B、Beam toothbrush 都推出了智能牙刷,牙刷本身通过蓝牙 4.0 与智能手机连接,可以实现刷牙时间、位置提醒,也可根据用户刷牙的数据生成分析图表,估算出口腔健康情况。

另外,类似 GoBe 血糖分析仪等家用自检设备,也在近期获得了实质性的进展,有望实现无创伤(无采血)检测血糖,届时老人、病患就可以足不出户,通过这些设备实现基础的自我护理及保健应用。

10.1.4　智能供暖

智能供暖设备在智能家居设备的应用之中采用智能模式,依据不同的受众舒适度对不同的人群采用不同模式,所以不同的供暖模式可以让用户更好地享受供暖。另外将云计算与中央空调的运行控制系统相结合,来实现节能环保。上述的智能供暖系统考虑到了用户的舒适度和资源的节约,但是在安全方面略显不足。相较于传统供暖系统,绿色智能的供暖设备不仅解决了供暖、环保等问题,而且让用户得到了更加人性化的良好体验感。

智能供暖健康家居系统整体架构:主要分为加热模块、控制模块以及供暖模块。加热模块主要是将生物燃料采用自热式分解模块进行分解,产生生物油作为燃料进行加热,同时配备了温度控制模块以及报警模块确保分解过程安全。其次就是控制模块,为本系统的主体模块,用于实现各种供暖策略,及保护措施,其可以对另外两个模块进行实时控制,同时可以接收用户远程控制信息,配以液晶显示器便于实时观察。最后一个是供暖模块,对于供暖端采用远程监控模块及报警模块,可以实现防止儿童或者老人的误触,同时又可以让用户自行确认供暖等功能是否正常实施。

系统运行流程:当开机运行时首先进行系统自检,当组件出现异常时,进行报错显示,在屏幕上显示相应错误代码。正常情况则进入运行状态,开始读取传感器温度值,通过程序设定阈值进行判决,依据当前室温与屋外温度等环境因素选择相应的供暖策略,并设定运行时间,实现最大程度供暖与节能的平衡。通过判断按键是否按下来进行报警范围设定,这里可以给用户一定的自主选择权。当系统处于长时间运转过程中,在屏幕上实时刷新当前温度值,假如处于超限状态,则进行声光报警提示,同时启动恒温设备来保证室温与系统安全,在一定延时后,继续读取传感器中的温度数值。

10.2　物联网在智慧医疗的应用

伴随着物联网技术的不断创新与发展,其在医疗领域的应用也具有广阔的发展前景。

它把无线技术带来的便捷性、移动性、高速和安全性融入医疗健康领域的各个环节中,改变了传统的医疗管理模式,大大提高了医院的服务质量和管理水平。而随着医疗物联网的技术创新和产品的不断成熟,其在医疗健康领域的应用潜力也逐步增强。智慧医疗是医疗物联网未来发展的新方向,包括健康监测、慢病管理、家庭监护等。

10.2.1　智慧医疗的物联网相关技术

1. 医疗信息感知

目前,绝大多数医疗信息都可以通过医用传感器感知或采集。医用传感器就是一种电子器件,特指应用于生物医学领域的传感器,能够感知人体生理信息,并将这些生理信息转换成与之有确定函数关系的电信号。体温传感器、电子血压计、脉搏血氧仪、血糖仪、心电传感器和脑电传感器是智慧医疗中最常用的传感器。

2. 医疗信息传输

1)无线人体局(区)域网

无线人体局(区)域网(体域网)利用近距离无线通信技术,将穿戴或植入人体的集中控制单元和多个微型的传感器单元连接起来。典型生理传感器有穿戴式或植入式两类,比如心电图传感器、血压传感器、血氧传感器、体温传感器和行为感知器等。无线人体局域网主要针对健康监护应用,可以长期、持续地采集和记录如糖尿病、哮喘和心脏病等慢性病人的生理参数,并在需要时为病人提供相应的服务,如在发现心脏病人的心电信号发生异常时及时通知其家人和医院,在发现糖尿病人的胰岛素永平下降时自动为病人注射适量的胰岛素。

2)无线局域网

在移动医疗护理应用中,护士利用手持移动终端设备,可以快速将病人的相关信息通过医院无线局域网传输到医院信息系统的后台数据库中,也可以根据病人的唯一标识号从后台数据库中读取病人的住院记录、化验结果等信息。无线局域网也可以接入广域网,将数据和信息传送到远端服务器。在远程医疗应用中,通过布设在家庭的无线局域网,可以将居家老人的实时生理数据、活动记录和生活情况等传送到医院数据中心进行分析,并在发生紧急情况时通知家人或值班医生。此外,无线局域网还可用于室内定位。

3)广域网

广域网适用于医疗信息的远距离传输,主要用于远程医疗、远程监护、远程咨询等应用中的信息传输。

3. 医疗信息处理

医疗信息具有多模特性,包括纯数据(如体征参数、化验结果),信号(如肌电信号、脑电信号等),图像(如 B 超、CT 等医学成像设备的检测结果),文字(如病人的身份记录、症状描述、检测和诊断结果的文字表述),以及语音和视频等信息。医疗信息处理涉及图像处理技术、时间序列处理技术、数据流处理技术、语音处理技术和视频处理技术等多个领域。

10.2.2　智慧医疗的管理和服务对象

1. 智能医疗监护

智能医疗监护是指通过感知设备采集体温、血压、脉搏等多种生理指标，对被监护者的健康状况进行实时监控。

1）移动生命体征监测

将移动、微型化的电子诊断仪器，如电子血压仪、电子血糖仪等植入被监护者体内或者穿戴在被监护者身上，持续记录各种生理指标，并通过内嵌在设备中的通信模块以无线方式及时将信息传输给医务人员或者家人。移动生命体征监测可以不受时间和地点的约束，既方便了被监护者，还可以弥补医疗资源的不足，缓解医疗资源分布不平衡的问题。

2）医疗设备及人员的实时定位

在医疗服务过程中，对于医务人员、患者、医疗设备的实时定位 可以很大程度地改善工作流程，提高医院的服务质量和管理水平，可以方便医院对特殊病人（如精神病人、智障患者等）的监护和管理，可以对紧急情况进行及时处理。

3）行为识别及跌倒检测

行为识别系统用于计量用户走路或者跑步的距离，从而计算运动所消耗的能量，对用户的日常饮食提供建议，保持能量平衡和身体健康。跌倒检测系统是对一些特殊人群特别是高血压患者等进行意外摔倒的检测，并迅速报警。

2. 远程医疗

远程医疗监护系统支持家庭社区远程医疗监护系统、医院临床无线医疗监护系统、床旁重患监护和移动病患监护。远程医疗监护系统由监护终端设备和无线专用传感器节点构成一个微型监护网络。医疗传感器节点用来测量体温、血压、血糖、心电、脑电等人体生理指标。传感器节点将采集到的数据，通过无线通信方式发送至监护终端设备，再由监护终端上的通信装置将数据传输至服务器终端设备上，远程医疗监护中心的专业医护人员对数据进行观察，提供必要的咨询服务和医疗指导，实现远程医疗。

3. 医疗用品智能管理

1）药品防伪

射频识别电子标签识别技术在药品防伪方面的应用比较广泛。生产商为生产的每一批药品甚至每一个药瓶都配置唯一的序列号，即产品电子代码。通过射频识别标签存储药品序列号及其他相关信息，并将射频识别标签粘贴在每一批（瓶）药品上。在整个流通环节，所有可能涉及药品的生产商、批发商、零售商和用户等都可以利用射频识别读卡器读取药品的序列号和其他信息，还可以根据药品序列号，通过网络到数据库中检查药品的真伪。

2）血液管理

基于射频识别技术的血液管理实现了血液从献血者到用血者之间的全程跟踪与管理。献血者首先进行献血登记和体检，合格后进行血液采集。每一袋合格的血液上都被贴上射频识别标签,同时将血液基本信息和献血者基本信息存入管理数据库。血液出入库时,可以通过读卡器查询血液的基本信息,并将血液的出入库时间、存放地点和工作人员等相关信息记录到数据库中。在血库中,工作人员可以对库存进行盘点,查询血袋的存放位置,并记录血液的存放环境信息。在医院或患者使用血液时,可以读取血液和献血者的基本信息,还可以通过射频识别编码从数据库中查询血液的整个运输和管理流程。

3)医疗垃圾处理

医疗垃圾监控系统实现了对医疗垃圾装车、运输、中转、焚烧整个流程的监控。当医疗垃圾车到医疗垃圾房收取医疗废物时,系统的视频就开始监控收取过程;医疗垃圾被装入周转桶,贴上射频识别标签并称重,标签信息和重量信息实时上传到监控系统;医疗垃圾装车时,垃圾车开锁并将开锁信息汇报到监控系统;在运输过程中,通过 GPS 定位系统实时将车辆位置进行上报;在垃圾中转中心,将把垃圾车的到达时间和医疗垃圾的分配时间上报;焚烧中心将上传垃圾车的到达时间,并对垃圾的接收过程进行视频监控,焚烧完毕后将对医疗垃圾周转桶的重量进行比对,并将信息上传给监控系统。

4. 医疗器械智能管理

1)手术器械管理

为每个手术包配置一个射频识别标签来存储手术器械包的相关信息,包括手术器械种类、编号、数量、包装日期、消毒日期等,医务人员可以通过手持或台式射频识别读写器对射频识别标签进行读取或写入,并通过网络技术与后台数据库进行通信,读取或存入手术器械包的管理信息,实现手术器械包的定位、跟踪、监管和使用情况分析。

2)医疗器械追溯

随着医学技术的发展,植入性医疗器械在临床医疗中的应用越来越广泛。这类医疗器械被种植、埋藏、固定于机体受损或病变部位,以支持、修复或替代机体功能,包括心脏起搏器、人工心脏瓣膜、人工关节、人工晶体等。植入性医疗器械属于高风险特殊商品,其质量的可靠性、功能的有效性直接关系到接受植入治疗患者的身体健康和生命安全。

5. 智能医疗服务

1)移动门诊输液

移动门诊输液系统实现了门诊输液管理的流程化和智能化,可以提高医院的管理水平和医务人员的工作效率,改善了病人身份及药物的核对流程,方便护士在输液服务过程中有效应答病人的呼叫,改善门诊输液室的环境,并为医务人员的工作考核提供依据。护士利用扫描枪对病人处方上的条码进行扫描,根据条码到医院信息系统中去提取病人的基本信息、医嘱和药物信息等,打印病人佩戴的条码和输液袋上的条码。输液时,护士利用移动终端对病人条码和输液袋条码进行扫描和比对,并将信息传输到医院信息系统进行核对,以确认病人信息和剂量执行情况。该系统使用双联标签来保证病人身份与药物匹配,减少医疗差错。同时分配病人座位号,在输液过程中实现全程核对,保证用药安全。

2)移动护理

移动护理可以协助和指导护士完成医嘱,提高护理质量、节省医务人员时间、提高医嘱执行能力、控制医疗成本,使医院护理工作更准确、高效、便捷。患者佩戴的射频识别标签可记录患者的姓名、年龄、性别、药物过敏等信息,护士在护理过程中通过便携式终端读取患者佩戴的射频识别信息,并通过无线网络从医疗信息系统服务器中查询患者的相关信息和医嘱,如患者生理指标、护理情况、服药情况、体温测量次数等。护士可以通过便携式终端记录医嘱的具体执行信息,包括患者生命体征、用药情况、治疗情况等,并将信息传输到医疗信息系统,对患者的护理信息进行更新。

3）智能用药提醒

智能用药提醒通过记录药物的服用时间、用法等信息,提醒并检测患者是否按时用药。亚洲大学的团队研发了一款基于射频识别的智慧药柜,用于提醒患者按时、准确服药。使用者从医院拿回药品后,为每个药盒或药包配置一个专属的射频识别标签,标签中记录了药的用法、用量和时间。把药放入智慧药柜时,药柜就会记下这些信息。当需要服药时,药柜就会发出语音通知,同时屏幕上还会显示出药的名称及用量等。使用者的手腕上戴有身份射频识别标签。如果药柜发现用户的资料与所取的药品的资料不符合,会马上警示用户拿错了药。如果使用者在服药提醒后超过 30 min 没有吃药,则系统会自动发送消息通知医护人员或者家属。

4）电子病历

电子病历用于记录医疗过程中生成的文字、符号、图表、图形、数据、影像等多种信息,并可实现信息的存储、管理、传输和重现,不仅可以记录个人的门诊、住院等医疗信息,还可以记录个人的健康信息,如免疫接种、健康查体、健康状态等。

10.2.3　智慧医疗应用案例

1. 5G+智慧医疗在青少年脊柱健康筛查中的应用

青少年脊柱健康筛查,传统筛查方式 X 线影像可以提供清晰的脊柱图像,但存在电离辐射危害,不适合长期跟踪测量。可以采用光学三维人体背部测量系统来采集青少年的背部 3D 形貌图,单人采集数据量达到 1G,需要通过移动化、高带宽的网络和 AI 人工智能等新技术提供有效支持。5G 网络传输,在跨地域、大范围、高频次的工作环境中将高清数据实时上传,结合人工智能系统将实现实时数据采集、实时诊断、实时评估、实施随访、实时指导。

以深圳为例,全市约有在校中小学生 150 万人,每年需脊柱侧弯检查的青少年高达 100 万人数众多的需求。通过 5G+智慧医疗的远程诊断的方式,融合开展青少年脊柱侧弯筛查,可以解决以下问题:

（1）解决传统的检测存在的工作量大、X 光机对青少年的电离辐射危害等问题,同时解决专业骨科医生不足问题。

（2）对于脊柱侧弯的干预十分个性化,短则需要几年,长则需要十几年。利用 5G 网络的优势结合人工智能,可实现实时评估、实时指导、高频次数据采集与分析。从而彻底解决患者寻求帮助需要到医院的问题,把形体治疗融入日常生活。

（3）可以对孩子们的日常运动与坐立行走的姿势提出建议，将极大地有利于青少年良好的生活与运动习惯的建立，减少脊柱及运动系统疾病的发生。

（4）可进一步建立综合 3D 扫描、步态分析、运动捕捉技术为一体的脊柱及运动健康监测站，放置在学校、社康、公共场所，对于改变颈肩腰腿痛等脊柱疾病高发的情况将起到十分积极的作用。

2. 中西医结合智慧医疗在肾病科中的应用

随着现代社会的压力不断增加，慢性肾衰竭患者的发病率越来越高，成为威胁我国国民生命安全的主要疾病之一，在治疗上具有较大的难度，如果治疗干预不及时，疾病不断进展会引发严重的不良事件。智慧医疗是新兴的管理方法，把患者的档案资料信息化，再利用物联网技术，使得医院、医护人员及设备仪器之间可以实现互动，达到智能化的境界，有助于医院优化对患者的管理流程，提高医护人员的工作效率。

实验对比：某医院把 2018 年 4 月—2019 年 4 月 300 例肾病科进行治疗的慢性肾衰竭患者作为研究对象，随机分成观察组和对照组各 150 例。对照组使用中西医治疗方案，观察组添加智慧医疗方案。

（1）入院时调查患者的基本情况，填写患者的基本信息，通过沟通交流了解患者对于疾病的认知情况，评估患者的健康管理能力，根据调查结果分析并制定干预方法。借助智慧医疗信息化管理平台，住院过程中医护人员可以通过扫描患者的腕带载入其相关信息，平台会在相应时间提醒医护人员进行治疗工作和护理工作，同时医护人员能够借助系统进行药物信息的核实。住院期间的所有治疗操作和护理操作均记录在系统当中，并对应操作者，医务人员和护理人员可以通过系统进行线上交流，医务人员能够实时输入医嘱，而护理人员也能够及时反馈结果。

（2）出院后借助智慧医疗平台对患者进行线上健康管理监督，以视频的方式监督患者进行相关功能训练，发现问题时立即进行指导。接近复诊时间时，平台会同时提醒患者和医务人员，医务人员可以在适当的时间再次提醒患者，从而为患者的健康管理提供保障。由医务人员在平台中上传有关疾病知识、功能锻炼视频及饮食干预知识等，每周进行一次线上座谈会，对患者提出的问题给予解答，鼓励患者之间多多沟通交流，分享经验，从而提高患者的健康管理依从性，有助于提升患者的健康管理效果，延缓病情恶化。

对比实验结果可得，观察组理解宣教内容、知道管理方法、重视健康管理及坚持自我管理占比高于对照组，满意状况高于对照组。原因可能是中西医联合智慧医疗能够减少西药治疗给肾脏代谢所带来的负担，减少不良反应的发生，同时能够从整体上调节患者的气血功能，促进肾脏局部血液循环，从而使得患者的肾脏功能得到有效改善，临床症状也有所缓解。加之智慧医疗系统的应用，优化了医护人员的诊疗流程和护理流程，通过系统所实现的延续性护理，能够有效监督患者出院后的健康管理行为，一方面能够让患者对医院管理有更高的依从性，另一方面可以督促患者正确管理，进一步促进了患者肾功能的改善。

10.3　物联网与精准医疗

进入 21 世纪,现代科技和生物医学的迅猛发展极大地推动了临床医学领域全面的理念革新与技术进步,各个临床专业领域的发展也都体现着追求和表达"精准"的共同趋势。在药物治疗方面,基因测序技术、群体药动学模型、血药浓度监测等精准化药学手段,在提高药物疗效的同时显著降低了药物的不良反应;在肿瘤治疗方面,循证医学理念和方法的应用、肿瘤分子生物学特性的认知、基因组医学技术的发展,促使肿瘤的治疗由过去大剂量细胞毒药物的应用,转向靶向治疗、免疫治疗和肿瘤疫苗等疗效好且损伤小的治疗方法;在肿瘤放疗领域,近期发展起来的三维适形放疗、调强放疗、质子放疗等技术,在显著提高了靶区剂量分布的同时,减少了对周围组织的损伤。事实上,在现代医学进步及高新科技发展的时代背景下,分子影像技术、数字医学技术、生物材料和组织工程技术、基因组医学技术、干细胞与再生医学技术、医学大数据等先进科技手段与传统医学方法的整合应用与集成创新,都在显著提高疾病预测、防控、诊断、治疗和康复等医疗实践过程的确定性、预见性和可控性,从而全面推动传统经验医学向着以最小化医源损害和最大化健康效益为目标的现代精准医疗理念和范式的转变。

10.3.1　我国的精准医疗

早在 2006 年,董家鸿教授就捕捉到现代科技推动下传统医疗范式的转换趋势,在国际上率先提出了精准肝切除和精准外科的理念,积极倡导和推动传统经验外科向现代精准外科的范式转变和技术革新。由于"精准"的理念集中体现了现代科技(包括医学)的发展方向,因此,董家鸿教授进一步提出精准医疗的理念。

精准医疗这一科学的医疗范式以传统经验医学的精髓为根基,整合了循证医学、基因组医学、数字医学、基于数据的医疗、整合式医疗、个体化医疗等诸多先进医学元素,显著提升了疾病预测、防控、诊断和治疗等医疗实践过程的确定性、预见性和可控性。但是,精准医疗不等价于高新技术的集合应用,而是强调针对确定的病人和病情精确选择和应用适宜诊疗方法,避免盲目应用或滥用高新技术手段带来的额外医源性损害和医疗资源浪费。以基因组学技术为例,它是精准医疗中众多重要技术元件之一,但并不是实现精准医疗的充分必要条件。基因组信息需同表观遗传学、代谢组学、临床表型(症状、体征、生化、影像和病理学特征)进行高效整合形成完整的个体生物学数据集,才能满足对疾病异质性的实证分析需求,从而为精准医疗提供依据。同样,精准医疗也不能简单地等同于个体化医疗,而是标准化与个体化相统一的医疗模式。个体化医疗强调每个患者都需要因人因时因地而异地制订独一无二的诊疗方案。一方面,精准医疗是通过甄别同种疾病中具有不同特质的小众疾病亚型,给予已知的、标准化的、被证明有效的干预治疗,并非同一疾病的不同患者都需要独一无二的治疗方法;另一方面,针对特定的个体患者,在疾病分型论治的基础上结合患者独有的生理、病理、心理和社会特征，量身定制兼顾疾病共通性和患者异质性的"大同小异"的诊疗方案。

基于高度确定性的精准医疗是在控制疾病与控制医源损害的相互制衡中，对医疗实践进行全要素、全流程、全局性的系统优化，实现以病患最佳康复为目标的最佳临床实践。与精准医疗不同，以经验为主导的传统医疗实践具有显著不确定性，这正是其诊疗过程难以控制和干预结果难以预见的原因。传统医疗常存在片面强调单要素、碎片式、局限性改良医疗实践的倾向，难以顾全以病患最佳康复为目标的诊疗过程的系统优化。

10.3.2　美国版的"精准医疗"

2014 年，当致力于电子病历（electronic medical record，EMR）分析，借以寻找癌症机转与治疗方法的大数据公司 Flatiron Health 获得 Google 创投（Google Ventures）高达 1.3 亿美元投资后，个人化精准医疗（personalized medicine）随即成为热门主题。

2015 年 1 月，美国"精准医疗"计划的启动，掀起了全球精准医疗的热潮。根据美国国立癌症研究所（national cancer institute，NCI）定义：精准医疗是将个体疾病的遗传学信息用于指导其诊断或治疗的医学。其背景是基于基因组学研究，人类发现某些基因的改变可以导致某种疾病发生的机制，并且，如果人们改变此基因，那么又可以预防该疾病的发生或对其进行治疗。显然，美国的"精准医疗"与董家鸿教授提出的"精准医疗"在内涵上存在着显著差异。

在精准医疗强势展开下，不仅仅只有过去生物信息上基因体学、转录体学上的数据探勘或是电子病历医疗健康数据分析，物联网的发展也同时通过移动设备与消费型穿戴式设备，大举进入个人化健康促进与医学上疾病研究领域。各种轻巧却具备多种感测设备的随身穿戴式设备逐渐普及于消费电子商品市场，各家厂商发展出丰富的产品功能，不仅能记录活动频率，更能侦测活动强度、睡眠状态、作息规律，甚至能取得穿戴者 24 h 的心跳状态与压力疲劳状态，并利用这些生理数据进行健康促进的提醒与建议。

向来以创新设计为准则的苹果公司，在这一波趋势的发展下当然不会缺席，除了在 2015 年正式上市首款穿戴式设备 Apple Watch 智能手表外，更针对医学健康研究开放 iPhone 应用程序接口（application programming interface，API），推出开放源码的软件架构 ResearchKit，通过 ResearchKit，研究人员与软件开发人员得以在 iOS 系统中快速开发 App 并且直接存取 iPhone 具备的各项传感器。ResearchKit 的精神，在于通过 iPhone 的普及招募大量志愿者参与研究实验，借助更多人的个人化健康、医疗大数据搜集，进行规模更大更多元的研究。

ResearchKit 的功能主要分为三大类别，问卷调查（Surveys）、知情同意书（Consent）与活动测验（Active Tasks）模块，研究人员可以通过问卷调查模块快速设计研究问卷并且借助 App 发布与统计记录，而知情同意书模块更贴心地让研究人员能自定义研究知情同意条文并提供志愿者进行数字签名，以确保研究符合人体实验规范的要求。此外活动测验（Active Tasks）模块更是研究人员极佳的调查工具，通过 iPhone 的内建功能，便可以通过 iPhone 5、 iPhone 5s、iPhone 6、iPhone 6 Plus 和 iPod touch 每天甚至每小时频繁、规律地采集数据,记录人们的日常作息与生活变化,并且搭配内建的 GPS、加速传感器、气压计与陀螺仪等先进传感器甚至 Apple Watch,可以更客观、正确与精准地将数据量化并且传送至 ResearchKit app,这是过去医疗保健、公共卫生研究人员从未有过取得如此巨量量化数据的机会。

通过与 ResearchKit 共同合作的研究发布,可以看到各种医学研究的创意,如西奈山伊坎医学院(Icahn School of Medicine at Mount Sinai)与康奈尔大学威尔医学院(Weill Cornell Medical College)推出的 Asthma Health,通过 iPhone 设备记录个人位置、个人每日活动与志愿者记录每日气喘触发原因,并提供地区气温与空气污染信息以及卫教信息供志愿者进行参考。此外约翰霍普金斯大学(Johns Hopkins University)则通过 ResearchKit 整合 iPhone 与 Apple Watch 所获得的信息,开发出应用 App:EpiWatch,针对罹患癫痫疾病的志愿者进行生理数据侦测,记录志愿者在癫痫发作时的生理、心跳数据,借以作为未来癫痫发作的预警与预防。此外罗彻斯特大学(University of Rochester)则是与 Sage Bionetworks 共同合作,通过 ResearchKit 开发出 mPower App,测量志愿者的灵活性、平衡性、记忆力与步伐等,借以了解个人的生理信息变化与帕金森综合征之间的关联。

10.3.3　物联网将"健康医疗"推向"精准医疗"

在智慧医疗领域,智慧的人体健康体征数据测量、采集、分析与干预是物联网与医疗健康领域跨界融合的一个热点领域。如今,"智慧医疗"正在逐渐走进百姓的生活,庞大"大健康"产业来临,前景广阔。在国家层面,健康中国升级为国家战略,在未来五年,智慧医疗将迎来黄金发展时期,融合物联网、云计算、人工智能等技术,推动健康服务产业进入新时期。

目前市场上已涌现出如迈瑞、中兴、倍泰等多个集多项身体检测功能于一身的专业医疗级的健康数据采集终端,在业内人士看来,通过"云+端"的物联网概念,将体检向社区和家庭延伸,可以形成连续的历史健康数据记录,为居民(特别是老年人)和家庭建立电子健康档案。

医生、家庭可通过无线网络传输方式,将居民的健康信息上传至健康服务"云",社区医生、医院和居民自己可通过访问健康云,获取他们想要的健康保健信息和服务,比如生活习惯测评或远程问诊服务。专业医疗服务机构也能根据更多的个体及整体的数据样本来改进医疗健康的分析、诊断和干预过程。未来,更多的传统医疗仪器通过"触网"实现"智能化连接",打通服务产业链成为一大趋势。

在智慧医疗某些领域,物联网的核心是把设备本身运行以及用户使用行为数字化并和云端大规模运算能力结合。以可穿戴设备为例,预防老年人的跌倒事故,为老年人设计的一款设备会在每秒 100 次的频率采集 10 多个维度的身体动作数据,每台设备每天采集超过 1 亿个数据点。

这些看似无序的原始数据通过运动算法的分析,形成了对人一天行为的基本描述:例如坐立时的肢体移动幅度,行走时的步伐、步频、停歇频率,前后左右平衡度等数十个新的数据维度。用这个模型结合机器学习的方法,把老人在发生跌倒事故前几天可能发生的行动姿态上非常细微的变化识别出来,对老人和看护者提供预警,达到防患于未然的效果。

在这样一个数据采集、分析、训练、预测的闭环的场景,物联网把传感器、大数据、人工智能完美地结合在一起了。随着互联网、人工智能、生命科学和大数据的融合,生命健康的爆发将获得前所未有的机遇,在传感器和大数据的推动下,以"健康"为核心建立起一个健康大数据平台,运用人工智能技术处理这些数据,帮助人们做健康管理,推动医疗进入智慧医疗时代,也使得"精准医疗"变为可能。

个人化精准医疗,这个过去无数研究者憧憬期盼却遥不可及的梦想,在现今仪器设备、网络通信与大数据分析处理技术发展迅速的时代里,已经逐渐成为可以实现的目标,相信不久的未来也终将普及于健康促进与医疗模式中。

10.4 医疗机器人

医疗机器人是指用于医院诊所的医疗和辅助医疗的机器人,主要用于患者的手术、救援、转运和康复,是一种智能型服务机器人。医疗机器人技术集合了医学、机器人学、生物力学、机械学、机械力学、材料学、计算机视觉、计算机图形学、数学分析等诸多学科,是机器人研究领域的一个热点。目前,越来越多的医疗机器人,特别是外科手术机器人和康复机器人,已经从实验室研究阶段走向临床应用阶段。据调查显示,2014 年全球医疗自动化技术市场价值高达 484 亿美元,预计到 2022 年将接近翻倍,达到 952 亿美元。日新月异的医疗机器人不仅影响医学领域,更成为世界经济市场的潜力股,受到世界各国的高度重视。

近年来,美国、欧盟、日本和韩国等相继启动了机器人计划并划拨专项资金用于医疗机器人的研发和应用,如美国国防部曾开展了一项名为"telepresence surgery"的技术研究,以用于手术培训、解剖教学及战场模拟。2011 年美国发布了"美国国家机器人计划",其中包括美国国立卫生研究院(NIH)要大力支持机器人在手术、医疗干预、假肢、康复、行为治疗、个性化护理和提高健康水平方面的研发应用。欧洲曾在医疗机器人研究领域开展过一项计划,其重点研究手术机器人及虚拟医疗技术仿真在临床实践中的应用,最近欧盟又公布一项全球最大的民用机器人研发计划,即"火花"计划,其在医疗机器人方面鼓励和资助科研机构和公司开发更多的医疗机器人用于临床。日本发布的《机器人新战略》,强调了机器人在医疗护理领域的重要性,将推进机器人在医疗护理等领域的开发和应用。韩国也发布了《机器人未来战略 2022》,要求推进机器人与各个领域的融合应用,强调重点发展医疗机器人、救援机器人等。我国也非常重视医疗机器人的发展,在国家"863"计划等项目资助下,在手术机器人和康复机器人研究上取得一定成果,但与发达国家相比还有一定差距。

10.4.1 医疗机器人的特点和分类

医疗机器人主要用于患者的医学诊断、外科治疗、康复护理、医院服务、医疗救援及医护教学培训等方面,其种类繁多,与其他机器人相比,医疗机器人具有以下几个特点:

（1）医疗机器人的作业对象是人、人体信息及相关医疗器械，要求医疗机器人的研发需综合医学、生物、药学、工程及社会学等各个学科领域的知识。

（2）以患者为作业对象的医疗机器人，必须具备对变化状况的调节性、对作业对象的柔软性，以及对危险的可控性等。

（3）医疗机器人的工作环境多样化，包括医院、街道、家庭及非特定的多种场合，需具有识别、导航及规避能力，以及智能化的人机交互界面。在需要人工控制的情况下，还要具备远程操作功能。

（4）医疗机器人的材料选择和结构设计必须安全可靠，重点要易消毒和灭菌。

（5）医疗机器人之间及医疗机器人和医疗器械之间要有或预留通用的对接接口，包括人机交互接口、临床辅助器材接口、信息通信接口及伤病员转运接口等。

医疗机器人是机器人领域一个非常特别的分支，以医学为需求来源和服务对象，既传承了机器人学的技术优势，又与新兴工业技术和信息技术密切相关，对医疗卫生和社会发展具有巨大的潜在影响。医疗机器人是指各种用于外科手术、医学培训、康复治疗、假体和残障人士辅具等的机器人设备。根据服务对象的不同，医疗机器人可分为外科机器人、康复机器人和助老助残机器人等，如图 10.1 所示。其中，外科机器人主要用于外科手术的

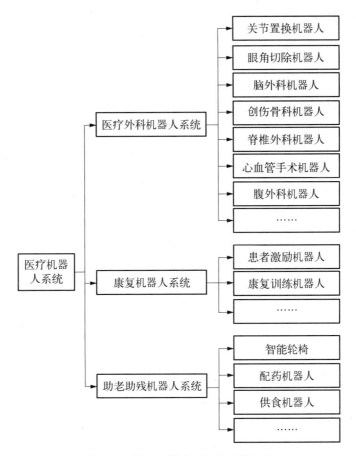

图 10.1　医疗机器人系统的功能分类

诊断、治疗和评估;康复机器人主要用于神经运动康复及训练的临床治疗;助老助残机器人主要用于减少老年人/残疾人对他人的依赖程度,提高生活质量。这其中,外科机器人研究受到了最多关注,在医疗机器人研究中占据主要地位。

10.4.2　医疗外科机器人

医疗外科机器人是医疗机器人中发展最早和应用最广的分支。此类机器人能够从视觉、触觉和听觉上为医生进行手术操作提供支持,扩展医生的操作技能,有效提高手术诊断与评估、靶点定位、精密操作和手术训练的质量,缩短患者康复周期。

医疗外科机器人作为典型的工程学和医学交叉研究案例,其定义也多有侧重。英国帝国理工大学的 Davies 将外科机器人定义为"一种功能强大的、具有人工感知的计算机控制操作器,可通过再编程来移动和定位工具,执行各种外科任务";而美国约翰霍普金斯大学的 Taylor 则认为外科机器人是"用于外科的机器人系统,首先是计算机集成外科系统,然后才是医疗机器人"。上述两种定义分别从功能性和系统性角度阐述了医疗外科机器人系统。考虑到机器人被广泛用于临床手术的术前规划术中操作和术后校验的全过程,从系统性角度来分析医疗外科机器人系统,能够更好地评价机器人的功能、性能和操作规范。作为一类典型的智能化和自动化系统,医疗外科机器人的运行过程亦遵循"感知/推理/操作"三原则,即建模、规划和执行三个阶段。建模阶段主要完成图像的采集、处理和特征分析,规划阶段主要是确定手术实施策略,执行阶段则是借助手动或者自动化器械及设备辅助医生实现手术。

医疗外科机器人的研究内容集中在系统设计、系统集成和临床应用等方面,主要包括:

(1) 机器人机构研究:研究新型的机器本体,以拓宽机器人辅助外科的应用范围。

(2) 机器人控制研究:从系统整体安全性和科学性上选择运动路径,以提高机器人的运动精度。

(3) 图像引导和路径规划研究:借助图像处理、虚拟现实与可视化、网络通信等技术,提高手术规划效果,增强机器人手术过程中的虚拟临场感觉。

(4) 人机交互技术研究:研究操作者、机器人、患者等之间的人机交互操作机制、改善人机功效,以获得最优的系统操作性能。

(5) 临床应用研究:研究机器人系统在预临床或者临床环境下的操作性能,以确定机器人对实际手术环境的适应性和安全性。

1. 医疗外科机器人系统分类

医疗外科机器人系统的分类方法多种多样,但从功能角度来看,主要包括辅助定位系统和辅助操作系统;而从应用领域来看,又可分为神经外科关节外科、脊柱外科、创伤科、泌尿外科、显微外科等多种机器人系统。图 10.2 为外科机器人。

2. 机器人辅助定位系统

(1) 神经外科立体定向机器人系统。神经外科立体定向外科手术是近年来迅速发展的微创伤外科手术方法,但由于在手术中一直需要框架定位并支撑手术工具,从而给患者

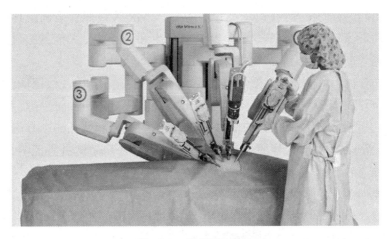

图 10.2　外科机器人

带来了一定痛苦和心理恐惧。另外人工调整导向装置,手续烦琐,消耗时间,精度有限。神经外科立体定向机器人在手术中主要用于导航定位和辅助插入手术工具,可以使患者摆脱框架的痛苦,同时神经外科立体定向机器人还具有操作稳定、定位精度高的优点。

　　(2) 脊柱外科机器人系统。由于脊柱的特殊解剖结构,手术的高精确性和安全性是首先考虑的问题。在目前的脊柱骨折手术治疗中,椎弓根螺钉是一种广泛使用的手术方法。在传统的临床手术中,需要在腰部开刀、暴露脊椎的后部,由于这个解剖是局部的,因此无法详尽地了解脊椎的形状和位置,以及脊柱前部的解剖组织结构,故在手术过程中,往往无法将椎弓钉置入最佳位置,有时甚至导致手术失败。据国外临床实验研究统计,腰段椎弓根螺钉置入的失败率为 20%～30%,其后果是产生神经根、脊髓、血管损伤,将给患者带来极大的痛苦。

　　手术导航系统通过对二维医学图像的重建和虚拟现实技术,使手术区域的解剖结构与手术器械在手术区域的空间位置相匹配,并显示在屏幕上,医生可多平面直观地观察手术操作过程,再加上辅助定位和操作机器人的引入,不仅提高了手术精度,而且提高了手术安全性。而且,在传统手术中,为了获得满意的手术效果,往往大量依靠术中 X 线透视,而过多的辐射不利于人体健康。手术导航手术通过虚拟成像和多坐标系间的配准技术,测定术中示踪器相对位置的改变,及时连续地在屏幕上显示手术器械所处的部位和方向,极大地减少了患者和手术室工作人员的 X 线辐射,从而保护了患者和医护人员。由于在术中无须再次透视,也缩短了手术时间。

　　(3) 创伤科机器人系统。在创伤骨科手术中,长骨骨折占有很大的比例,而目前对长骨骨折进行治疗最常采用的是闭合髓内钉内固定。闭合髓内钉内固定在骨折固定手术中的优点是创口小、固定好、愈合快,但是髓内钉的远端锁定在临床手术中却是一个重大难题。由于髓内钉插入长骨髓腔之后,远端螺孔的位置和方向无法确切获悉,因此,需要有外部锁定装置确定远端锁孔的位置,然而精度不高。目前虽然有很多人想通过研制高精度的机械定位装置来解决这个问题,但结果都不太理想。另外,在实际临床手术中,为了较准确地确定髓内钉的位置,在锁定过程中还要有多次 X 线照射来确定其位置,如果一次锁定不成功,还需要重新再来,这很容易造成医生和患者接受大剂量的射线照射,以及多次钻孔给患者带来的极大痛苦和损伤。

当在创伤骨科手术中引入导航系统以后,利用术中 C 臂实时 X 线图像,再由光电、电磁、机器人等不同的定位系统,能确定髓内钉远端孔的位置,并且通过导航系统的虚拟仿真,使得在术中能不断地调整螺钉的前进方向,让它的方向和螺孔的中心法线方向重合,提高了锁定的精度。目前,这样的导航系统已经成功应用于临床,并且证明其确实能有效地降低术中的辐射。

(4)放射外科机器人系统。放射手术是肿瘤治疗中的一种常见手段,其重点在于精确地定位肿瘤,以便将辐射剂量集中在肿瘤上,并将对周围正常组织的伤害减到最小。将机器人引入放射手术可以实现图像引导下的精确放射治疗。手术中,利用实时的 X 线图像确定肿瘤的位置,然后将该位置传输到手术机器人,利用机器人调整直线加速器的位置,使其对准肿瘤,这样可以有效地提高放射治疗的效果。

3.机器人辅助操作系统

(1)关节外科机器人系统。关节置换手术是关节外科的一种常见手术,在传统的关节置换手术中,医生根据患者术前的 X 线片,判断患肢力线,在术中凭借经验放置、切割、处理模块及假体,而由于骨骼变形等因素的影响,可能导致人工关节植入的位置出现错位,出现这种情况的概率为 2%～6%,手术失败后再重新植入的失败率会更高,而假体安放位置不妥、下肢力线不准确及软组织失衡等,会导致置换关节处的疼痛及假体的早期松动,从而大大影响手术效果。

在关节置换手术中引入计算机技术,对关节截骨的位置、假体大小、接入方向及位置等术前手术计划做出客观的指导,在手术中引入光电导航等跟踪设备,对手术过程进行实时监控,指导医生准确地进行每一项手术操作,不仅可以减少出现关节假体植入位置不正的概率,同时也可使假体安放精确地符合肢体力线,增加运动范围的"安全性"。据统计,通过计算机辅助可使安放的人工全关节的外展角和前倾角误差控制在 $\pm 1°$,且导航系统可使人工膝关节置换的假体优良率从传统的 15% 提升到 33%。另外手术导航系统还可以帮助外科医生检验体内关节和植入关节之间的相对运动的情况,以判断手术的效果。另外,在关节置换手术中,骨骼开口的位置、方向和大小十分重要。在传统手术中开口全凭医生的"感觉",无法精确控制开口的大小,这经常导致手术后联结处骨质愈合不理想,术后相当长的一段时间内不能受力。而引入机器人技术以后,利用对术前 CT 图像的三维重建来精确构造骨骼的三维模型,再利用机器人动作精度高、可控性强的特点,由机器人在医生的监控下"主动"地完成对骨骼的切削,可以大大提高开口操作的精度,使切削缝隙从传统的 1～4 mm 减小到 0.05 mm 以下,手术效果稳定性也大大提高。

(2)腔镜外科机器人系统。腔镜被广泛用于腹腔外科、泌尿外科、心脏外科等多种外科手术,并已经成为一种主流的手术方式。手术机器人系统在 21 世纪初被引入腔镜手术,已经在上述外科手术中的多种适应证中显示出了良好的临床优势。

手术机器人系统一般包括控制台、机器操作臂、三维视觉成像系统和腹腔充气装置等组成部分,操作臂通常有 3 个:1 个控制腹腔镜,另 2 个控制操作器械,可控制多关节的腔内操作设备,如分离钳、抓钳、剪刀、持针器等。

(3)显微手术机器人系统。眼睛是人类最重要的感觉器官,也是极其精密的器官之一,直径 20 mm 左右的眼球,其生理结构和功能都相当复杂,因此眼科手术对操作精度的要求是极其严格的。以视网膜修复手术为例,该手术要求能将激光瞄准到距目标 25 μm 的范围之内,以避免损伤视网膜血管。而一旦视网膜血管被损伤,将导致视网膜的血肿甚至失明。但仅凭借医生双手操作,将很难可靠地将手术机械瞄准到距目标 100 μm 范围内,并且当医生疲劳的时候,无意识的颤抖会让操作精度进一步降低。不仅如此,眼球本身还是一个运动的目标,生理运动速度高达 200 Hz,以上种种因素导致常规手术方式不能提供足够的手术精度,而这些要求对于机器人来说却是完全可以胜任的。当把计算机和机器人技术应用到这种手术中后,眼球本身的运动可以被追踪,这样医生看来眼球会是静止不动的;另外,医生的颤抖可以被过滤掉,这样系统可以达到 10 μm 的操作精度,这是徒手操作精度的 10 倍。

10.4.3　康复和服务机器人

康复机器人是康复医学与机器人技术完美的结合,它贯穿了康复医学、机器人学、生物力学、机械学、机械力学、材料学、电子学及计算机科学等诸多领域,是医疗机器人的一个重要分支。目前开发的康复机器人主要分为辅助型康复机器人和治疗型康复机器人两类。辅助型康复机器人主要用来帮助老年人和残疾人进行日常的工作和生活,部分补偿他们弱化的机体功能;治疗型康复机器人(见图 10.3)用来帮助患者完成各种主、被动的康复锻炼,恢复机体功能,同时减轻服务人员的劳动强度,以解决人工帮助锻炼达不到全身所有肌肉活动或关节长时间活动的问题。

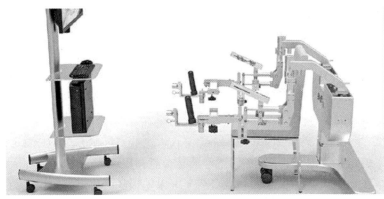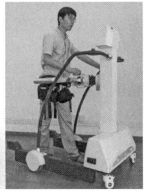

图 10.3　外骨骼康复机器人和助行机器人

医院服务机器人包括护理机器人、医院转运机器人,以及医院办公机器人等。该类机器人一般用来帮助护士完成相关的护理工作,包括患者翻身、更换床单等护理,以及食物、药品、医疗器械、病历的传送和投递,为医生提供医学数据和影像,与患者对话,同时用于危重病患者的特殊检查、挪动、转床、手术和麻醉前后的接送,避免患者再损伤(如图 10.4 所示)。

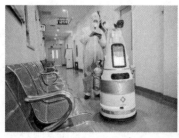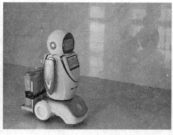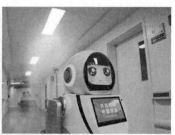

图 10.4 消毒机器人和运送药品机器人

另外,在远程医疗和智能药房方面也出现一些富有代表性的机器人。例如,美国 iRobot 公司和 InTouch Health 公司合作开发的远程医疗机器人 PR‐VITA,已经通过了 FDA 认证。该机器人可以通过 iPad 上的应用软件进行远程遥控,根据指令完成移动、避障、进出电梯等一系列任务,而且机器上装有高清的显示屏,以及电子听诊器和 B 超等诊断设备。医生通过机器人观察患者情况,询问患者病情,检测生命体征甚至进行 X 线透视。患者通过机器人上屏幕看见医生,并与医生进行沟通交流。这套系统可以帮助医生轻松地完成远程诊疗服务。此外,在多对多的一个系统架构下,医生通过无线网络,将其个人电脑与不同医院内的机器人进行互连,操作操纵杆控制机器人的移动,便可以在不同的医院为患者提供不受时间空间限制的远程会诊服务。2008 年,意大利 Health Robotics 公司推出了世界上第一款静脉输液配药机器人 i.v.STATION,这款机器人可以适用于医院配药房,为门诊、病房、重症监护室等提供无菌、安全、准确、快速的药物混合和药物配制服务。

我国在医院服务机器人领域起步较晚,但也取得一定的成绩。2003 年非典时期,为帮助护士在非典病房的工作,保障护士的健康安全,哈尔滨工程大学成功研制出了一款基于图像的无线遥控护士助手机器人。该机器人由车体、喷雾消毒器、无线遥控系统、摄像与无线图像传输系统、遥控监视器等组成,能执行病区消毒,为患者送药、送饭及生活用品等任务,还能协助护士运送医疗器械和设备、实验样品及实验结果等。中国科学院自动化研究也开发了一款“非典”护士助手机器人,它可以协助医护人员查房,运输医疗器械和实验样品,还可以为患者送药送饭,清理病区垃圾。2004 年,中国海洋大学智能技术与系统实验室和青岛医院附属医院联合研制了“海乐福”护士助手机器人。该机器人高 1.5 m,配有 4 个抽屉和 1 个储藏室,采用了红外导航、机器人环境模式识别和自动语言交流及无线通信等技术。通过智能系统识别主人下达的各项指令,机器人能够快速完成运送物品、导医等任务。同时它是自主式机器人,能进行路径规划,甚至可以把饭送到患者床位上。

在医院服务领域,转运机器人的研究亦受到越来越多的重视。据统计,在美国辞职的医护人员中,大约有 12% 的人因为长期从事患者的搬运而引起背部的损伤而不得不离开工作岗位。1996 年和 1998 年,英国和澳大利亚相继颁布了非人工搬运患者的政策,随后美国护理联合会也呼吁取消人工搬运患者,采用器械或机器人搬运患者,并于 2004 年在加利福尼亚州获得通过。2006 年由日本名古屋理研生物模拟控制研究中心开发的医用搬运工机器人 RI.MAN 首次亮相。它全身覆盖厚约 5 mm 的柔软硅材料,不仅外形柔软舒适,手臂躯体上还装有触觉感受器,使它能小心翼翼地抱起或搬动患者。该机器人身上有 5 个部位安装了柔软的触觉传感器,它还配置了视觉、听觉和嗅觉传感器,可根据声源定位并通过视觉处理找到呼唤它的人,理解声音指令,然后抱起患者。此外,该机器人还能通过嗅觉传感器来判断怀抱的护理对象的健康状况。2007 年,燕山大学王洪波教授和日本 Fumio Kasagami 教授共同研发出了医院转运机器人 C‐Pam,其采用接触点相对静止技术,整个床板分为 4 个独立的部分,通过调节 4 个部分的运动速度可以调整床板的角度。此外每个独立的部分又分为上下两层,通过电机和传动装置带动两个部分的相对运动,实现床板的行走,而与患者身体接触的部分处于相对静止的状态。这样可以实现不移动身体的任何部分,患者就可以在床与床之间进行转运。但是该机器人装配的传感器较少,自动化和智能化水平也相对较低。

10.4.4　救援机器人

救援机器人是为救援而采用先进科学技术研制的机器人,主要担任危险条件下的救援转运工作,能在火灾、地震和战场等各种场合迅速且安全地将伤病员救出,以及提供初期的医疗保障。因此救援机器人属于医疗机器人范畴,如图 10.5 所示。

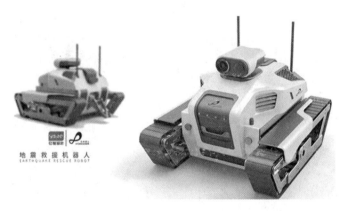

图 10.5　地震救援机器人

近年来,多发的地震、海啸、洪水等自然灾害,战争、恐怖袭击等突发事件,及潜在的核、化学、生物和爆炸物等严重威胁着人类的生命与财产安全。虽然人们对各种灾难的警觉和反应能力有所提高,但受灾难现场的非结构化环境的影响,救援人员难以快速、高效、安全地进行工作,且救援任务难度逐渐超出了救援人员的能力范围。因此,研发救援机器人已经成为保障国民经济安全的迫切需要,具有重大的战略意义。

各种灾难环境是不可预知的非结构环境,而在灾难发生后 72 h 的黄金抢救时间内,如何快速、高效、安全地救助被困人员,对救援机器人设计和研发提出了一定的要求。救援机器人结构设计要求简单紧凑,机动性强,续航力久,还要有强大的动力足以克服障碍将伤病员移动到安全地带;救援机器人需配备多种传感器,能够评估伤病员生命体征,精确地分析出现场的破坏和污染程度(粉尘、辐射、毒气等),对伤病员进行柔性转运,需避免在救援过程中对伤病员产生二次伤害;救援机器人需要面对复杂恶劣的环境,必须配有导航、图像采集和分析功能,避障避险能力,还要有一定的自主工作的能力,在恶劣情况下,能自主做出正确的选择;救援机器人要有一定的急救能力,如供氧、解毒和药物注射;救援机器人要和其他医疗设备之间预留通用对接端口等。

日本横滨警察署研发设计的机器人 Crawler,内部具有舒适的空间,可作为"舱体"将被困人员安全运出危险区域。"舱体"内装有传感器,在转移过程中检测伤者的出血量及各项生命体征。

2007 年美国开发出了战场救援机器人 Vecna BEAR,机器人上身采用液压伸缩装置,底部使用履带式驱动系统,运用了动态平衡技术,能够以上身直立的负重姿态保持 1 h 不变,从而避免因转运过程中产生的剧烈颠簸给伤员造成二次伤害。Vecna BEAR 的下部采用 Segway RMP 平台,将履带安装在其双腿和双脚上,不仅具有弯腰抱起功能,而且能在崎岖道路或楼梯上自如行驶。Vecna BEAR 身手敏捷,能够担负普通人无法承担的任务,在战场上,或火灾、爆炸、地震等灾害救援现场,可以抱起受伤士兵或伤员并送往后方安全地带,其行走时间长达 50 min,如图 10.6 所示。

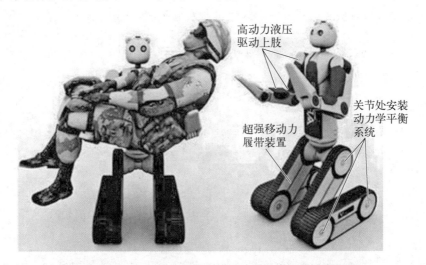

图 10.6　Vecna BEAR 机器人的设计图及战场救援演示图

美国南佛罗里达大学灾难救援机器人研究中心研制出安装有医学传感器的救援机器人 Bujold,这种机器人底部采用的可变形履带驱动具有较高的运动和探测能力,同时机器人能够在灾难现场获取幸存者的生理信息和环境信息,并将其传送到外界。

以色列装备了一款四轮救援机器人 Guardium,能够在危险的战场环境中将伤病员安全转运到后方。该机器人利用红外探测和视频摄像技术感知周围情况,自动搜救伤病员,还可以通过 GPS 系统进行路径规划,躲避危险障碍。在实践中,该机器人使得伤病员能够获得及时的救援,而且切实保障了医务救援人员的生命安全。

在我国,中国矿业大学研制出了国内首台煤矿搜集机器人。该机器人能够进行远程控制,同时配备的自主探测传感器能够感知周围的情况,搜集坑道稳定、可燃气体浓度、现场图像等信息,并将信息实时传输给地面指挥人员。此外,该机器人还携带食品、急救医疗用品和自救工具,帮助受困人员展开自救,为救援赢得时间。

10.4.5　其他医疗机器人

胶囊机器人,是经口摄取进入人体消化道进行医学检查和治疗的智能化的微型工具,是体内介入检查与治疗技术的新突破。美国 HQ 公司开发的可摄取胶囊体温计 CoreTemp 是最早通过美国 FDA 认证的胶囊机器人,其采用无线通信方式对患者的中心体温进行实时监测和记录。目前使用最为广泛的胶囊机器人是由以色列 Given Imaging 公司开发的 PillCam。这是一款微型的胃肠摄像机,其最新系统能以 14 帧/s 的速度将高清彩色图像发送给医生,能够方便快捷地为医生提供患者精确的胃肠道图像,减少患者胃肠道检查的痛苦。目前全球已有超过 25 万名患者使用过该机器人。此外,爬行摄像胶囊和游动摄像胶囊能够在消化道内主动移动病变区域。爬行摄像胶囊配有弹性"腿",能够在消化道爬行。而游动摄像胶囊在尾部装有数个微型螺旋桨,能够使其在消化道内"游动"。2013 年,我国安翰光电技术公司开发的胶囊机器人 NaviCam,已获得 FDA 颁发的医疗器械注册证,目前已在国内十余家医院使用。NaviCam 由巡航胶囊内镜控制系统与定位胶囊内镜系统组成,采用磁场技术对胶囊在体内进行全方位的控制。由中国金山科技公司开发的胶囊机器人,集 MEMS(微系统)技术、通信技术和自动控制技术于一体,医生可对机器人的姿态进行控制,对可疑的病灶进行多角度观察,并可以采集病变组织样本、释放药物等。

微型机器人和纳米机器人的研究展现出良好的发展前景。瑞典科学家研制的一种由多层聚合物和黄金制成的微型机器人,长 0.5 mm,宽 0.25 mm,外形酷似人的手臂,其肘部和腕部很灵活,有 2~4 个手指。这种微型机器人能拿起肉眼看不见的玻璃球,并能移动单个细胞或捕捉细菌。2010 年美国哥伦比亚大学的科学家成功研制出一种由 DNA 分子构成的纳米蜘蛛机器人,它能够跟随 DNA 的运行轨道自由行走、移动、转向及停止。我国中科院沈阳自动化研究所成功研制出一台纳米微操作的机器人原型机,可在纳米级水平上切割细胞染色体。此外,哈尔滨工业大学机器人研究所成功研制了纳米级精密定位系统,在这个系统支持下的纳米级高精密微驱动机器人,能对细胞和染色体进行显微手术。研究者提出,在不久的将来,纳米机器人能够在人体微观世界行走,随时清除人体中的一切有害物质,修复损坏的基因,激活细胞能量,使机体保持健康,从而延长寿命。

吞服式机器人是由患者将一块块 ARES 机器人(可重构装配腔内手术系统)吞入腹中,或由医生通过自然开口将其一块块放入人体,接着它们会在体内自行组装的一种手术机器人,如图 10.7 所示。患者要吞服 15 块不同的机器人组件,后者到达受损位置,

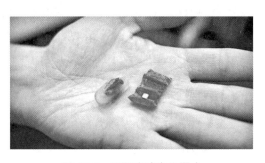

图 10.7　吞服式胶囊机器人

会自动组装成一个能够实施手术的较大工具。这种机器人能够使外科医生在少切口或根本不用切口的情况下对患者进行手术。

机器人患者,即医学教学模拟人,是新近发展起来的应用于临床教学的医学模型,已被广泛应用到医护人员的临床教学和培训中。这种模拟人拥有跳动的心脏、自主的呼吸,并能通过软件操作模拟各种疾病的病理体征。医学生可以在模拟人身上进行打针、缝皮等简单操作,也可以进行"现场"抢救和手术等各种医学技能的训练。医学生可以通过反复练习,掌握扎实的临床技能。美国研发的超级综合模拟人(human patient simulator,HPS)是目前最先进的医学模拟人,它从外表到内部结构均真实地模拟人体。在各种复杂软件调控下,它可以精确、逼真地模拟人的各种病理生理状况,是目前最真实、最接近临床教学需要的"患者"。

10.5　物联网医学在临床流行病学中的应用

"物联网医学"是把多种传感器嵌入和装备到医疗行业的设备中,将"物联网"与现有的互联网整合起来,实现医院、患者与医疗设备的整合,实现"云连知名专家,端享现代医疗"效果。与传统医学相比,物联网医学最大的区别在于全程监控用户(患者)的生理和病理生理状态。物联网医学更是一种态度,一种网络化思维和全局思维,利用信息技术和通信技术,提高局部地区或全球范围的卫生保健水平。物联网医学通过各种传感设备实时测量暴露和事件信息,并通过网络和电子设备实时传输和计算分析,对于临床流行病学的暴露和事件的测量将是革命性的突破。

10.5.1　为临床流行病学病因研究提供新工具

病因研究一直是医学界的研究重点之一,任何疾病的正确诊断、有效的预防、治疗措施及预后的估计都有赖于病因学基础。流行病学的病因定义是:那些使人群发病概率升高的因素就可认为是疾病的病因,其中某个或多个因素不存在时,人群疾病的发生频率就会下降。现代流行病学的病因观承认各事物之间的相互联系,不论因素与疾病之间的链接方式如何,与疾病发生有关的所有因素均可认为疾病的病因,这就充分强调了疾病的多因性。了解疾病的多因性对疾病流行的控制和预防具有重要的指导意义,有利于人们在诸多病因的链条或网络中,选择实际可行的关键环节采取措施,达到控制和预防疾病的目的。这些措施包括作用于外环境的某个因子(如防止水源受到污染,讲究饮水卫生,就可以使伤寒发病率大大下降),或改变机体的状况(如预防接种),或改变某种行为(如吸烟、饮酒、运动及饮食等)。

按来源病因可分为 4 类:

(1) 宿主方面:遗传因素是来自宿主方面最重要的病因之一,与疾病发生有关的宿主因素还有年龄、性别、心理、行为因素及免疫状况等。

（2）生物因素：是指能引起疾病的细菌、病毒及其他病原微生物、寄生虫、动物传染源和媒介节肢动物等。大多生物致病因素引起的疾病为传染性疾病。近年来许多研究表明，某些慢性非传染性疾病如肝癌、鼻咽癌、宫颈癌等的发生也与生物性致病因子有关。

（3）理化因素：包括化学因素（营养、化学药品、微量元素、重金属等）和物理因素（气象、地理、水质、大气污染、噪声、振动、电离辐射等）。

（4）社会因素：包括人口因素（密度、家庭等），政治经济（政策、劳动就业、社会资源配置、福利、交通、战争、社会灾害等）和文化习俗（教育文化、饮食习惯、宗教、民俗等）。

传统流行病学在研究暴露与疾病关系时，常常使用"黑箱"理论直接研究暴露与疾病或健康的关系。虽然发病和死亡测量可以直接反映人群疾病和健康状况，但由于"黑箱"的存在，使暴露与疾病关系的判断显得缺乏直接证据。全面测量患者的暴露或事件信息对于揭示暴露与健康事件的因果关系、明确某些疾病的诊断有十分重要的意义。传统流行病学方法通常只能在某一个时间点采集研究对象的暴露信息，而无法获得持续的详细信息。因此，传统方法通常以某一时点或某些时点的暴露水平代替总的暴露水平，这会给个体暴露水平的正确估计带来不确定的影响，从而影响研究结论的可靠性。

物联网医学可连续监测患者的人体特征参数、周边环境信息、感知设备和人员情况等。例如，物联网医学中的"血压计"即是连接于手机或内置于手机的血压监控设备或传感器，测得高血压患者连续的血压值之后，计算机会自动分析受检者血压状况是否正常，如果不正常，就会生成警报信号，通知医生知晓情况。物联网血压计所推出的功能包括：蓝牙自动接收数据、App 云平台实时同步；动画显示进程，图表分析健康走势，结果智能判定；历史记录统计分析；定时提醒测量血压或运动，人性化定制功能；用户指南、健康问答；分享互动，多用户共同管理。物联网"无处不在的连接"及其全时空特性为暴露水平的测量难题提供了很好的解决手段，可以更加全面阐明疾病自然史，即"健康—疾病连续带"和"暴露—发病连续带"，从而揭示"黑箱"秘密，制定更有效的防治疾病、促进健康的策略与措施，并评价其效果。

10.5.2　丰富临床流行病学的研究手段

物联网医学的应用和推广将丰富临床流行病学的研究手段，以前难以开展的研究可以通过物联网的方法来开展，在疾病的早期诊断和预警研究方面，物联网医学具有独特的优势。例如，利用物联网技术促进阻塞性睡眠呼吸暂停综合征的早期诊断和治疗的临床研究。阻塞性睡眠呼吸暂停综合征（obstructive sleep apnea hypopnea syndrome, OSAHS）主要表现为睡眠时打鼾并伴有呼吸暂停和低通气，夜间反复发生低氧血症、高碳酸血症和睡眠紊乱，常引起白天嗜睡、心脑血管并发症等，严重影响患者的生活质量和寿命。物联网医学"多功能睡眠监测系统"应用可穿戴无线传感设备采集受检者脑电、呼吸、血氧、体位、体动等信号，通过家庭网关接入服务系统，自动进行多导睡眠分析，实现睡眠呼吸暂停综合征的检查和监护，并提供预警。

物联网用于肺癌的早期诊断，也在迅速推广之中。中国肺癌 5 年存活率低的原因主要与"缺乏普及筛查肺结节、缺乏科学鉴别诊断方法、缺乏统一判读标准、缺乏专家把关",从而致使诊断时间延误有关。物联网医学技术可以纠正、弥补这四个缺乏,并提供最佳解决方案。物联网医学技术利用其独特的联网、信息挖掘和拓展功能,不但适合筛查肺结节、方便采集和储存信息,而且还可对收集的海量信息进行深度挖掘,进行科学鉴别诊断和随访,从而大幅提高肺癌早期诊断和早期治疗率。

前瞻性临床流行病学研究(如队列研究或临床试验研究)中,需要对研究对象进行一定时间的随访,提高依从性、控制失访率是随访成功的关键。在疾病随访和管理中物联网医学手段可能优于传统手段,或者可与传统手段互补,给临床流行病学研究者和医疗卫生工作人员提供更多选择。物联网使得研究对象能够有更多机会与医生进行交流,获得专业的医疗健康指导,因而能强化患者的主动意识,激发研究对象的参与积极性和依从性。例如,Vilallonga 等进行了一项肥胖手术患者的随访研究,比较了标准随访和物联网随访的差异。所有肥胖症患者都接受了手术,按照自愿的原则及计算机知识水平、是否有 Wi-Fi 等因素,前瞻性分为标准随访组和物联网随访组。物联网随访组的患者使用连接 Wi-Fi 网络的体重秤(Wi-Fi scale)称量体重,每次站在 Wi-Fi 体重秤上时,体重秤自动产生体重指数、脂肪组织比例等参数。通过相应的账户,患者可以同其他账户、医生、Twitter、Facebook 等用户交流信息。如果患者的账户设置为信息共享,这些数据可及时传递到医生账户。医生可通过世界上任何一台联网计算机、iPad、iPhone 等终端获得患者信息。研究人员通过这种方式及 E-mail 完成随访。而标准随访组术后 1 周、1 个月、3 个月、6 个月、9 个月进行门诊随访。研究者对所有患者的随访满意度进行了调查。两组患者的体重减轻相近,对随访的满意度也都大于 90%。但是,相比于标准随访组,物联网随访组更能节省时间,并且他们认为没有必要去门诊随访。研究者的结论是:物联网随访具有良好的可行性,并且具有减少门诊随访次数、增加患者的参与热情、实现实时监护和管理等优势。

10.5.3　提高临床实验研究效果

临床试验尤其是随机对照试验(randomized controlled trial,RCT)虽然是评价防治效果较有效的方法,但是其设计要求较高,研究费时间、费人力、花费高,实施难度较大,实施过程的严格管理和质量控制是研究成败的关键。物联网医学为临床试验研究的受试者、研究者和申办者都带来诸多便利。在临床试验中借助物联网平台,可以使研究者实时了解受试者的各种生命体征信息。基于物联网技术的远程监护有许多代表性的产品和项目,如智能血压、血糖、心电实时监护系统等。它们都是借助物联网技术,用传感器检测患者的各种生理数据信息,通过网络最终传递到远程医疗监护中心。

以复旦大学附属中山医院开发的物联网肺功能检查平台为例,包括三个组成部分:

(1) 基于无线传感器网络技术的便携式无线传感肺功能用户(健康人或患者)终端。

(2) 基于手机的物联网医学医师终端。

(3) 物联网医学中心,具有可以接收和处理以上两种终端信息的无线通信技术和云计算框架的海量信息处理与挖掘系统。在临床试验中借助物联网平台，可以使研究者实时了解受试者的生理、病理信息或特殊检查结果。研究者对试验药物有效性和安全性的评价。从目前的若干随访节点扩展至整个临床试验过程，可获得的受试者研究数据完整、全面，更接近和反映临床使用的真实情况。

受试者依从性差是导致临床试验结果产生偏倚的一个主要因素，如何及时掌握受试者的真实服药情况，提高依从性，物联网技术提供了一种探索性的解决方案。"智能药盒"通过安装在药瓶上的传感器，实时判断患者是否服用了规定剂量的药物，如果患者没有取出药片及时服药，手机还会收到服药提醒短信。"智能药盒"能无线连接至云计算服务，收集药物使用量的数据，帮助医生或药师更好地掌控患者的服药情况。随着制造成本的降低和物联网技术的推广，"智能药盒"有望在药物临床试验中发挥重要作用。

此外，物联网技术在临床试验的多个环节中，如受试者身份、医疗、护理及定位等信息的识别方面，试验用药品物流、储藏等管理方面，不良事件监测等远程监护方面都有很多优势。目前，物联网技术在临床试验中的应用正处于快速成长和发展的阶段，更好地将物联网技术应用于临床试验工作中，将有助于产生高质量的研究，提高国内临床试验水平，推动我国临床试验的发展。

10.5.4　助推真实世界的临床医学

临床流行病学研究中 RCT 最受重视，RCT 纳入标准化的病例样本，应用标准化的治疗方案，采用随机、对照、盲法、客观的效应指标对试验结果进行测量和评价，以获取干预措施的治疗效力。严格执行的 RCT 具有很大的价值，其内部有效性强，提供了药品及治疗措施获准面市所必需的有效性和安全性方面的基本信息，但当将其结果应用到日常决策上时，RCT 效力不足的现象就很明显，绝大多数 RCT 对研究对象的选择、治疗措施的应用等均有严格的限定，所以其结论往往不适用于具有不同特征的患者，日常决策会出现一些高质量 RCT 结论缺乏临床实际应用价值的现象。因而 RCT 对临床治疗决策的指导仍然不够，需要更贴近临床的其他研究进行补充。近年来，真实世界的临床研究（real world research，RWR）引起广泛的关注。RWR 起源于实用性临床试验，是指在较大的样本量（覆盖具有代表性的更广大受试人群）的基础上，根据患者的实际病情和意愿非随机地选择治疗措施，开展长期评价，并注重有意义的结局治疗，以进一步评价干预措施的外部有效性和安全性。RWR 涵盖的范围较 RCT 更宽，除治疗性研究之外，还可用于诊断、预后、病因等方面的研究。RWR 的目的在于获得更符合临床实际的证据，使研究结果更易转化到临床实践中。

RWR 强调采用流行病学理论和方法进行临床观察性研究，如横断面研究或队列研究等。其中属于观察性研究的注册登记研究（registry study）在临床实践应用尤为广泛。注册登记研究是有组织、有计划地使用观察性研究方法来收集统一的数据，评估某一特定疾病、状况或暴露人群的特定结局，从而达到一种或多种预定的科学、临床或政策目的的一种研究形式。注册登记研究可以基于某种数据库，大多数依托于医院电子信息系统。例如,美国退伍军人健康管理所从事的一项有关糖尿病的注册登记研究,就是从患者电子医疗数据系统中不断更新数据,建立一个有关糖尿病的注册登记库。注册登记的类型可以是某种药物和器械登记,如接受髋关节假体的患者登记;也可以是健康服务登记,如中国肾移植科学登记系统;疾病或健康状况登记,如囊状纤维症患者登记等。

注册登记研究有如下基本特征:

(1) 属于观察性研究,针对真实世界进行的评价研究。

(2) 研究对象的纳入标准比较宽泛。

(3) 数据收集允许异质性和缺失数据的存在。

(4) 较全面的基线评价和描述,较长的观察周期,旨在产生科学假设。

注册登记研究为以后某个特定领域进行深入研究打下了基础,同时也能够为其他临床研究界定纳入和排除标准提供第一手临床资料信息。注册登记研究的目标是获得真实世界中效果的评价,它尽可能地纳入符合临床实际的所有人群,如多并发症者、多合并用药者及其他各种特殊人群。此外,对于医药安全性评价来讲,无法从伦理道德的角度通过RCT 进行验证,而注册登记研究已初步显现出作为该领域一种新型研究模式的优势。物联网可在日常真实生产、生活条件下进行实时的动态数据收集、传递,因而更有现实意义,尤其适合真实世界的临床研究,将为真实世界的临床研究随访、指标测量和结局的测量带来极大的便利。应用物联网技术开展临床注册登记研究将是今后值得探索的领域。

综上所述,与传统临床流行病学方法相比,物联网医学手段的优势体现在:

(1) 全时空,没有时间空间死角。随着相关技术的进步、网络的进一步普及、成本的降低、人民群众对于卫生保健质量期望的提高,以及卫生资源相对不足和分布不公平、政策等因素的影响,物联网医学必将进入医疗卫生领域甚至日常生活。未来临床流行病学研究可利用普及的医学物联网设施开展研究,或者可开发专用研究设备。这将是临床流行病学研究的趋势。

(2) 多维度,从二维数据拓展到多维、甚至全维度时空数据,可以更加全面地认识疾病的相关因素,进行因果关联分析。

(3) 研究对象参与的积极性。物联网使得研究对象能够有更多机会与医生进行交流,获得专业的医疗健康指导,因而能强化患者的主动意识,激发研究对象的参与积极性和依从性。

(4) 真实世界研究。物联网可在日常生产、生活条件下进行数据收集、传递,因而更有现实意义。规范的物联网数据的采集、存储、检索、共享等功能,联合电子病历等数据,将为流行病学提供大量可用数据,扩展流行病学研究空间,节省研究经费。

10.5.5　在临床流行病学应用中面临的挑战

物联网医学在临床流行病学中的应用尚未完全成熟,物联网医学的发展也尚处起步阶段,无论是技术还是管理方面均存在诸多问题,除了建立相应平台和体系外,更需考虑以下问题:

1. 信息安全和患者隐私保护问题

用户隐私与信息安全是物联网的重要挑战之一。研究对象的个人资料和临床试验进行过程中收集的数据均属保密信息,一旦泄露将会损害研究对象和研究者的合法权益。在互联网时代患者的个人信息更集中、更易得,物联网技术可以对研究对象进行身份识别、定位跟踪,一些私人敏感信息有可能被自动采集,受试者对自身信息泄露的担忧不可避免。一旦某项物联网医疗技术存在漏洞,无数患者的数据都将有被泄露的可能。因此在临床研究开展之前,就要做好漏洞设防与制度管控。一方面,应加快制定相关政策、法律法规,建立和完善安全保障体系;另一方面,应将物联网安全和隐私保护技术研发放在首要位置,提高技术水平,对用户访问网络资源的权限进行严格的认证和控制。

2. 成本和效益问题

恰当地应用物联网医学可以提高临床研究的效率、节约时间和经费。但是,目前我国不同地区和医疗机构的信息化水平参差不齐,不一定具备完善的物联网应用条件。物联网设备前期投入成本较大,后期维护费用也较高,势必增加临床研究的项目支出。但随着互联网普及程度的进一步提高,物联网技术的进一步发展,物联网建设成本将逐步降低。另外传感器的研发水平不高,能够真正市场化的、低成本的还较少,这也是限制物联网应用的重要环节。

3. 物联网标准问题

物联网标准的制订是物联网发挥自身价值和优势的基础支撑,当前物联网标准化在世界范围内尚处于发展的初期阶段,用户端的操作标准、传感设备的管理标准等亟待建立。应联合其他行业,加强物联网标准化建设,规范和推进产业健康发展,开展质量控制、严谨科学推广。

4. 研究对象的接受度

物联网仍然是正在快速发展的新鲜事物,研究对象接受和理解程度可能较低。只有不断优化技术、软件操作和管理流程,让使用者体会到实际应用中的便捷,真正从中获益,才能逐步提高使用者的接受度。

5. 互操作性和数据共享问题

采用开放性的标准,使不同厂商的终端产品能够相互通信。物联网采集的数据更新快、量庞大,数据的处理的标准化与规范化,不同数据库的链接与整合等,也是摆在整个行业面前的挑战。

6. 临床流行病学研究的质量控制问题

物联网医学应用于临床流行病学研究,会产生大量的、多维度的实时动态数据,警惕大数据也会产生虚假关联。更要遵循临床流行病学研究的基本标准和原则,做好科学的设计、严格的实施,正确地分析大数据信息,恰当地下结论和解释,尽量减少各种偏倚。

当前,医疗模式从"以疾病为中心"的生物医学模式向"以患者为中心"的生物—心理—社会医学模式转变。一方面,患者对健康的期望和医疗服务的要求越来越高,医疗服务的目的不再仅仅是解除病痛、维持生命,还包括恢复功能、提高生活质量、知情选择及卫生服务的公平性等。另一方面,在新的医疗模式下,世界各国的医疗费用不断攀升,卫生资源绝对不足、分布不均和使用不当并存,如何充分利用现有的资源,提高服务质量和效率,已成为每个国家面临的巨大挑战。各国医疗卫生决策和管理人员、医护人员、药厂、保险机构,以及患者和公众急需一种新的更有效的方法,指导他们做出科学的决策。而且,新的医学模式也需要医务人员改变思维方式和服务模式。物联网医学充分利用现代高科技,将现代医学和现代信息技术、通信技术等高新技术融为一体,有望大幅提高卫生保健服务的效率,为缓解我国目前卫生资源不足这一困境发挥积极作用。临床医学研究者应该意识到物联网医学时代的来临,有意识地利用这一新技术手段。这符合医学发展趋势,也符合医疗卫生政策的要求。

随着临床流行病学的发展和成熟,20 世纪 90 年代初发展起来了一门新型交叉学科——循证医学。循证医学是遵循现有最好的证据,兼顾经济效益和价值取向,进行医学实践的科学。经过 20 多年的发展,循证医学已成为一种新的医学实践模式,在临床实践和科研、公共卫生、宏观决策及医学教育等方面发挥越来越大的作用。循证医学和临床流行病学交叉融合,相互促进,仍是未来临床流行病学发展的重要方向。未来我国的临床流行病学和循证医学研究应该抓住物联网医学发展的大好机遇,立足我国人群,创造性地运用物联网医学开展临床研究,为循证医学提供更多高质量的研究证据。

总之,新的技术手段将不断进入医学研究和实践,成为临床流行病学的研究手段,促进该学科的发展、完善。反过来,临床流行病学的研究结果将决定新的技术是否能应用于临床实践,两者相互促进,可能带来新一轮的医学变革,促进临床实践和临床研究新模式的形成。

本章小结

本章围绕物联网在健康家居和智慧医疗的应用背景,宏观介绍物联网在健康家居的整体应用,然后介绍健康家居和智慧医疗的应用实例,旨在通过实例让读者认识物联网在健康和医疗方面的作用,最后通过医学机器人和流行病学研究,阐述物联网医学对医疗领域的巨大影响和促进临床研究新模式的社会价值。

习题 10

简答题

(1) 根据你的所见所闻,举例说明物联网在健康家居中的应用。

(2) 你觉得健康咨询最重要的是什么?

(3) 综述医疗机器人替代人类有哪些好处? 有哪些挑战?

(4) 结合新冠肺炎病毒的研究,谈谈物联网医学在临床流行病学研究中的应用。

附录 实 验

实验一 温度传感器实验

一、实验目的

1. 了解温度传感器(DS18B20)基本原理与应用。

2. 温度传感器(DS18B20)结构与温度采集方法。

二、实验原理

DS18B20 是一种数字式温度传感器，它能够直接读出被测的温度。仅需一条线（除电源外）即可实现与微处理器的双向通信，实现数字温度值的输出。测温范围为 $-40\ ℃\sim125\ ℃$，$-10\ ℃\sim85\ ℃$ 范围内精度为 $\pm0.5\ ℃$。广泛应用于工农业生产、交通运输、医疗卫生等数字测温和控制领域。

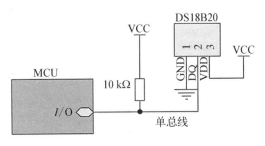

DS18B20 工作原理图

三、实验器材

DS18B20、DS18B20 插座、单片机、LED 数码管、蜂鸣器、USB 数据线（电源）、PC 机、杜邦线若干。

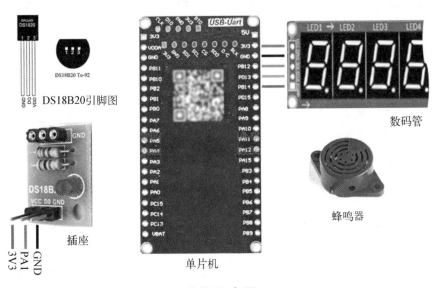

连 线 示 意 图

四、实验内容与步骤

1. 单片机与各元件按下表进行连接。

单片机引脚	元 件 引 脚	
3V3	VCC	
GND	GND	
PB12	SDI	LED 数码管
PB13	SCLK	
PB14	LOAC	
3V3	VCC	
PA1	DO	DS18B20 插座
GND	GND	
PB11	正(红线)	蜂鸣器
GND	负(黑线)	

2. 将 DS18B20 元件插入 DS18B20 插座(注意方向),连接 USB 数据线(电源),下载单片机程序。

3. 实验装置开始工作,观察数码管温度值的变化情况。

4. 适当提高 DS18B20 温度(可以用手捏住),超过 30 ℃时蜂鸣器报警;低于 30 ℃时自动解除报警。

实验二　光照度传感器实验

一、实验目的

1. 了解光照传感器的基本原理与工作特性。

2. 模拟与数字信号转换的基本原理。

二、实验原理

光伏电池是一种将光能转换成电能的器件,其原理是基于"光伏效应",即其表面有光线照射时吸收光能产生电压,一般用于太阳能发电系统。光伏电池输出电压随光照强度而变化,我们也可以把它用作光照度传感器。

三、实验器材

光伏电池、单片机、LED 指示灯、程序下载器、USB 数据线(电源)、杜邦线、PC 机等。

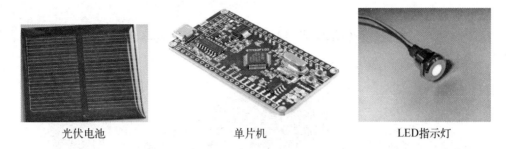

光伏电池　　　　　　　　　单片机　　　　　　　　　LED指示灯

四、实验内容与步骤

1. 将单片机与各元件进行连接：

光伏电池(＋)极—单片机 PA1

光伏电池(－)极—单片机 GND

LED 指示灯(＋)—单片机 PA5

LED 指示灯(－)—单片机 GND

2. 连接 USB 数据线(电源)，下载单片机程序。

3. 光伏电池检测环境光照度，当照度低于设定值时，LED 指示灯亮；照度高于设定值时，LED 指示灯灭。

实验三　加速度传感器实验

一、实验目的

1. 了解加速度传感器的基本原理与应用。

2. 三轴数字输出加速度传感器 ADXL345 编程方法。

二、实验原理

ADXL345 是三轴数字输出加速度传感器。具有分辨率高、从 $+/-2\,g\sim+/-16\,g$ 可变的测量范围、灵敏度高等特点，广泛应用于机械人、自动化设备、手机、游戏手柄等场合。

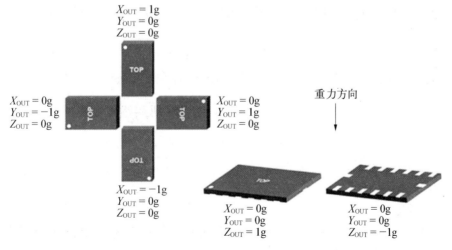

ADXL345 输出与相对重力方向的关系

三、实验器材

ADXL345 三轴加速度传感器、单片机、蜂鸣器、程序下载器、USB 数据线(电源)、杜邦线、PC 机等。

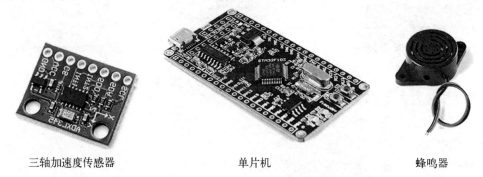

三轴加速度传感器　　　　　　单片机　　　　　　蜂鸣器

四、实验内容与步骤

1. 单片机与各元件按下表进行连接。

单片机引脚	元 件 引 脚	
PB6	SCL	
PB7	SDA	
3V3	VCC	ADXL345 模块
GND	GND	
PA6	正(红线)	蜂鸣器
GND	负(黑线)	

2. 连接 USB 数据线(电源),下载单片机程序,使用移动电源(手机充电宝)为实验装置的供电电源。

3. 实验开始时,要使三轴加速度传感器处于平衡静止状态。平稳拿起实验装置向前迈步,直到蜂鸣器报警为止。多人分次测试,看谁移动的距离最远。

实验四　射频识别自动识别实验

一、实验目的

1. 了解 RFID 系统的基本构成。

2. RFID 系统自动识别工作原理。

二、实验器材

读卡器、电子标签(IC 卡)、单片机、继电器、电子锁、12 V 锂电池、程序下载器、USB 数据线(电源)、杜邦线、PC 机等。

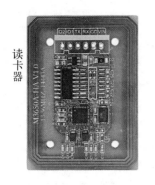

读卡器

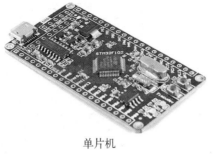

单片机

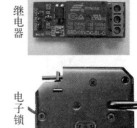

继电器

电子锁

三、实验内容与步骤

1. 实验连接。

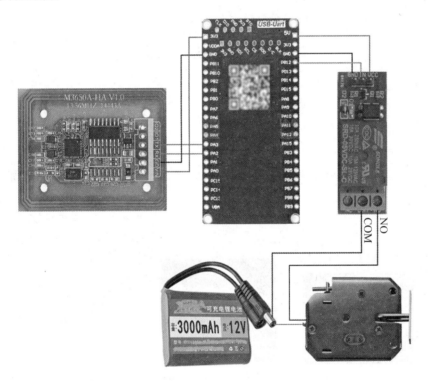

单片机引脚	元 件 引 脚	
3V3	VIN	
GND	GND	读卡器
PA2	RX	
PA3	TX	

续　表

单片机引脚	元　件　引　脚	
5V	VCC	
GND	GND	继电器
PB12	IN	
12 V 锂电池通过继电器的 COM、NO 端与电子锁控制线相连		

2. 连接 USB 数据线(电源),下载单片机程序,检查各连线是否正确,电源正常供电。

3. 用电子标签(IC 卡)靠近读卡器,如果能被识别,则电子锁打开。

4. 打开手机 NFC 功能,测试能否被读卡器识别。

实验五　GPS 地理定位实验

一、实验目的

1. 理解全球导航卫星系统工作原理。

2. 了解移动通信网络构成与原理。

二、实验器材

GPRS+GPS 模块、单片机、程序下载器、USB 数据线(电源)、5 V 移动电源、PC 机、杜邦线等。

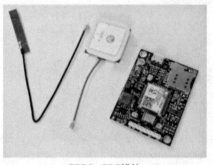

GPRS+GPS模块

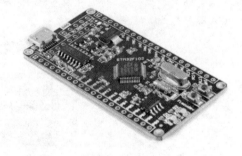

单片机

三、实验内容与步骤

1. 单片机与 GPRS+GPS 模块按下表连接。

单片机引脚	GPRS+GPS 模块
5V	VIN
GND	GND

续 表

单片机引脚	GPRS＋GPS 模块
PA3	TXD
PA2	RXD
GND	GND
3V3	EN
GPS－T	PB11
GPS－R	PB10
GPS－EN	GND

2. 将 SIM 卡插入卡座，下载单片机程序，使用 5 V 移动电源供电。

3. 学生分成三个小组：① 目标组；② 侦探组；③ 指挥组。其中目标组与侦探组之间不能有任何形式的通信，由指挥组负责与目标组和侦探组的通信。

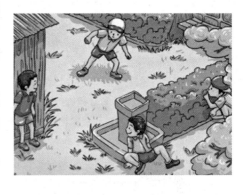

4. 实验装置通电正常工作后，目标组携带实验装置在校园内室外隐藏，指挥组派侦探组寻找目标组。

5. 指挥组向 SIM 卡发送特定短信，如"GPS"等，实验装置回复其所在位置的经纬度。

6. 指挥组用浏览器打开地图，输入经纬度进行定位，指挥侦探组寻找目标组。

参 考 文 献

[1] 韩毅刚,冯飞,杨仁宇.物联网概论[M].2版.北京：机械工业出版社,2019.

[2] 白春学,赵建龙.物联网医学[M].北京：科学出版社,2016.

[3] 薛燕红.物联网导论[M].北京：机械工业出版社,2020.

[4] 曾宪武,包淑萍.物联网导论[M].北京：电子工业出版社,2016.

[5] 魏旻,王平.物联网导论[M].北京：人民邮电出版社,2015.

[6] 周新丽.物联网概论[M].北京邮电大学出版社,2016.

[7] 杨运强.传感器与测试技术[M].北京：冶金工业出版社,2016.

[8] 陈小平,陈红仙,檀永.无线传感器网络原理及应用[M].南京：东南大学出版社,2017.

[9] 张宪,宋立军.传感器与测控电路[M].北京：化学工业出版社,2011.

[10] 杨玺.面向实时监测的无线传感器网络[M].北京：人民邮电出版社,2010.

[11] 刘云浩.物联网导论[M].北京：科学出版社,2010.

[12] 白春学.五步法物联网医学——分级诊疗的技术平台[J].国际呼吸杂志,2015,35(8)：561-562.

[13] 白春学.实用物联网医学[M].北京：人民卫生出版社,2014.

[14] 白春学.物联网医学分级诊疗手册[M].北京：人民卫生出版社,2015.

[15] 物联网在睡眠呼吸疾病诊治中的应用专家组.物联网在睡眠呼吸疾病诊治中的应用专家共识[J].国际呼吸杂志,2013,33(4)：241-244.

[16] 中华医学会呼吸病学分会睡眠呼吸障碍学组.阻塞性睡眠呼吸暂停低通气综合征诊治指南(2011年修订版)[J].中华结核和呼吸杂志,2012,35(1)：9-12.

[17] 中华医学会呼吸病学分会睡眠呼吸障碍学组.对睡眠呼吸疾病实验室的建立和管理及人员培训的建议[J].中华结核和呼吸杂志,2012,35(1)：19-23.

[18] EPSTEIN L J, KRISTO D, SROLLO P J JR, et al. Clinical guideline for the evaluation, management and long-term care of obstructive sleep apnea in adults[J]. J Clinic Sleep Med, 2009, 5(3)：263-276.

[19] YAGGI H K, STROHL K P. Adult obstructive sleep apnea/hypopnea syndrome：definitions, risk factors, and pathogenesis. Clinic Chest Med, 2010, 31(2)：179-186.

[20] 石玉娟,王孝瑢.物联网技术在高校心理健康问题学生上的监管应用研究[J].昌吉学院学报,2021(2)：89-92.

[21] 王利,贺静,张晖.物联网的安全威胁及需求分析[J].信息技术与标准化,2011(5)：45-49.

[22] 倪凌.5G+智慧医疗在青少年脊柱健康筛查中的应用[J].互联网+应用,2021.

[23] 李锦良,张福鼎.基于绿色生物能源的自热式智能供暖健康家居系统[J].电子测试,2021(11)：27-28.

[24] 朱珂.物联网技术在家庭健康家电中的应用[J].科技前沿,2021.

[25] 宣浙丽,王丽霞,方瑜.中西医结合智慧医疗在肾病科中的应用优势分析[J].中医药管理杂志,2021(4).

［26］　董家鸿.构建精准医学体系,实现最佳健康效益［J］.中华医学杂志,2015,95(31):2497-2499.

［27］　王岩.骨科精准医疗:应用与思考［J］.中华医学杂志,2015,95(31):2512-2514.

［28］　董家鸿,黄志强.精准肝切除——21世纪肝脏外科新理念［J］.中华外科杂志,2009,47(21):1601-1605.

［29］　我国将大力推进精准医疗理念［EB/OL］.人民网-科技频道,2015-04-21.

［30］　杨剑勇.物联网五大应用市场前景广阔［J］.金融经济,2018(23):51-53.

［31］　白春学.物联网医学在肺功能随访监测中的应用［J］.中华医学信息导报,2013,28(16):14.

［32］　白春学.物联网医学三加二式肺结节鉴别诊断法［J］.国际呼吸杂志,2014,34(16):1201-1202.

［33］　李航,陈后金.物联网的关键技术及其应用前景［J］.中国科技论坛,2011(1):81-85.